Dr. med. Ingfried Hobert

Mantra Medizin

vianova
Verlag Via Nova

Dr. med. Ingfried Hobert

MANTRA MEDIZIN

Die heilsame Kraft der Mantras
zur Stärkung der inneren Ausrichtung

Altes Wissen neu entdeckt

vianova
Verlag Via Nova

Ein Wort an die Leserinnen und Leser:

Dieses Buch soll dem Leser eine Hilfe zur Selbsthilfe geben. Es vermittelt eine Vielzahl sorgfältig recherchierter und erarbeiteter Informationen. Eine Garantie kann jedoch nicht übernommen werden. Die in diesem Buch enthaltenen Informationen und Empfehlungen stellen keinen Ersatz für eine ärztliche, psychiatrische oder psychotherapeutische Behandlung dar. Jede Anwendung der auf den folgenden Seiten dargestellten Informationen und Empfehlungen erfolgt im alleinigen Ermessen und in der alleinigen Verantwortung des Lesers. Weder der Autor noch der Verlag haften für etwaige Schäden, die vermeintlich direkt oder indirekt aus der Anwendung der im vorliegenden Buch enthaltenen Informationen entstanden sind.

---

2. Auflage 2024

Verlag Via Nova, Alte Landstr. 12, 36100 Petersberg

Telefon: (06 61) 6 29 73

E-Mail: info@verlag-vianova.de

Internet: www.verlag-vianova.de

Umschlaggestaltung: Guter Punkt, München

Bild ENLIGHTMENT: Ava Chiba DIVINE ART (S. 120)

Satz: Sebastian Carl, Amerang

Druck und Verarbeitung: Appel und Klinger, 96277 Schneckenlohe

ISBN 978-3-86616-517-5

„Gut und Böse, Freund und Feind gibt es nur im Geist. Jeder Mensch schafft eine Welt der Tugend und des Lasters, der Freude und des Schmerzes aus seiner eigenen Vorstellung. Diese Eigenschaften gehen nicht von den Gegenständen selbst aus, sie gehören zur Einstellung des Geistes. Was einem Menschen Freude ist, ist einem anderen eine Last. Die Gedanken lenken das Leben, formen den Charakter, bilden das Schicksal und beeinflussen alle anderen Menschen. Wenn das Potential, das in der Macht der Gedanken enthalten ist, erkannt wird, ist das der Anfang großen geistigen Wachstums des Individuums und der ganzen Menschheit."

- Swami Vishnudevananda

Inhaltsverzeichnis

Vorwort

von Deva Premal

Willkommen in der magischen Welt der Mantras!

Mein persönlicher Zugang zu Mantras ist praktischer Natur: Ich liebe das Singen und Chanten von Mantras, ich liebe es, sie mit anderen zusammen zu singen, und ich liebe die Stille und den Frieden, den ich dadurch erfahre.

Mir wurden Mantras – vor allem das Gayatri-Mantra – buchstäblich in die Wiege gelegt. Meine Eltern rezitierten schon während der Schwangerschaft das Gayatri-Mantra für mich und machten es zu meinem täglichen Ins-Bett-Geh-Ritual. Jeden Abend, als letzten Klang des Tages, sangen wir das Gayatri-Mantra dreimal und dann drehte ich mich auf die Seite und schlief ein. Ich wusste kaum, was ich da sang, außer dass es etwas mit „Reinigung" zu tun hatte.

Diese frühen Jahre sehe ich als das Pflanzen des Mantra-Samens in mir an, der dann später in meinem Leben zur Blüte kam und Miten, meinen Lebens- und Musikpartner, und mich so sehr gesegnet hat.

Inzwischen hat sich der Duft dieses Erblühens durch unsere Aufnahmen, Konzerte und Workshops auf der ganzen Welt verbreitet und viele Herzen in den Bann der Mantras gezogen, auch Menschen, die ihnen vielleicht sonst niemals begegnet wären.

Ganz berührend finde ich es, dass über die letzten 22 Jahre seit dem Erscheinen des Albums *The Essence*, auf dem das Gayatri-Mantra in zwei verschiedenen Versionen vertreten ist, so viele Menschen dieses relativ lange Mantra „inwendig" kennen.

Der Duft der Mantras hat auch viele Freunde in unser Leben gebracht. Einer von ihnen ist Dr. Ingfried Hobert. Wir trafen uns auf Korfu das erste Mal während unseres Gayatri-Festivals.

Dort kam Ingo eines Tages zu mir mit dem Vorschlag, eine Studie durchzuführen, die die Kraft der Mantras auch medizinisch und wissenschaftlich unterlegt und beweist. Und wir Menschen lieben ja wissenschaftliche Beweise! So war ich gleich dabei und seit diese Studie im Gange ist, bin ich immer wieder berührt davon, mit welchem Feingefühl und welcher Begeisterung er alles organisiert hat, sodass viele tausend Menschen daran teilnehmen konnten und immer noch können.

Ich bin Ingo sehr dankbar, dass er dieses Buch geschrieben hat, um über die Ergebnisse der Studie zu berichten und mit gut fundierter Information über die wissenschaftliche Seite der Mantramedizin aufzuklären – und mit „wissenschaftlich“ meine ich hier die altindische Wissenschaft, die sich in großer Tiefe mit den Wirkungen von Klang auseinandergesetzt hat.

Wie wir natürlich alle wissen, geht es letztendlich nur darum, die Mantras wirklich zu chanten und zu einem Teil unseres Lebens zu machen wie Medizin, die nur helfen kann, wenn wir sie einnehmen, nicht aber, wenn wir lediglich alle Informationen über sie haben.

Möge dieses Buch dich noch mehr dazu inspirieren, deinen eigenen Weg mit den heiligen Klangformeln zu finden.

Deva Premal
Valle Sagrado, Peru
April 2022

Über Deva Premal:
Die bekannten und äußerst erfolgreichen Mantra-Interpreten Deva Premal & Miten sind moderne Nomaden auf der Mission, die Mantramedizin für möglichst viele Menschen zugänglich zu machen. Mit ihren ursprünglichen Mantra-Chants, die weltweit für Bereiche wie Meditation, Yoga, Stressmanagement, Massage und Heilung eingesetzt werden, gestalten Deva Premal & Miten nicht nur spirituell-bewusstes Leben, sondern liefern auch wertvolle Werkzeuge für Bewusstheit, persönliches Wachstum und Gesundheit.

Sie bieten eine gute Alternative zur gegenwärtigen Musikkultur, in der Musik keine egogetriebene Performance, sondern ein Tor zu Kontemplation und innerem Frieden darstellt.

Geleitwort

von Ruediger Dahlke

Mantras als Heilmittel in der Medizin

Meine Beziehung zum Mantra-Chanten beginnt früh und ist insofern alt. Als vor Jahrzehnten Anhänger von Agnihotra uns im Institut von Thorwald Dethlefsen in ihr Feuerritual mit dem ellenlangen Mantra *Om Tryambakam* einwiesen, konnte ich das zu meinem und zum Erstaunen aller sofort wiederholen. Einige Jahre lang habe ich es dann zu Tagesbeginn angeleitet und vorgesungen und mich gewundert, wie viele zu so früher Stunde dabeiblieben.

Erst Jahrzehnte später habe ich auch als Arzt verstanden, was es mit uns machte. Ganz abgesehen von seiner Bedeutung für das Feuer- und Reinigungsritual der hinduistischen Tradition hat es unseren Ausatem enorm verlängert. Über meine Jahrzehnte mit dem „verbundenen Atem" wurde mir dessen Bedeutung immer bewusster und klarer. Er führt über intensives Atmen zu langen Atempausen und Erfahrungen außerhalb der Polarität bis hin zu Gipfel- und Einheitserlebnissen. Insgesamt bringt er uns dem langen Atem näher.

Bei meiner Schreibmeditation merkte ich über die Jahre, dass sie ebenfalls mit langen Gedankenketten und Sätzen meinen Ausatem verlängert, vielleicht einer der Gründe, warum ich sie so sehr schätze. Anlässlich des Schreibens der letzten Bücher *Heilsame Tugenden* und *Selbstheilung* wurde mir auch inhaltlich nochmals bewusst, wie wichtig der lange Ausatem medizinisch ist, wie er durch das Chanten von Mantras, Singen und auch freies Sprechen gefördert wird. All das führt zum sprichwörtlichen langen Atem der Sieger.

Seit ich ihn kenne, bevorzuge ich den Mythos des Ostens bezüglich unserer Lebenslänge. Während bei uns die Nornen der Germanen oder die Schicksalsgöttinnen der Antike den Lebensfaden spinnen, abmessen und abschneiden, kennt der Osten folgende Version: Ebenfalls drei Schicksalsgöttinnen teilen sich die Aufgaben, die Atemzüge zuzumessen, abzuzählen und uns zurückzuholen, wenn sie verbraucht sind. Das ergibt medizinisch mehr Sinn und bestätigt meine Erfahrung, dass die, die durchs Leben hecheln und hetzen, rascher (damit) fertig sind.

Warum aber ist das so?

Der Atem ist – wie alles in der Welt der Gegensätze – Ausdruck der Polarität, wie es Goethe so wunderbar in den zweierlei Gnaden beschreibt, die in ihm liegen: die Energie hereinholen und sich ihrer entladen. Der Ausatem steht für dieses Entladen und Loslassen von Anspannung und Stress, wie es uns auch die beiden gegensätzlichen Seufzer zeigen. Der Einatem-Seufzer beispielsweise vor einer Prüfung sorgt für Anspannung und Druck, der Ausatem-Seufzer danach für Entspannung und Loslassen.

Dieses Loslassen ist heute zum Zauberwort in der spirituellen Szene geworden und ständig werde ich gefragt, wie es am besten zu bewerkstelligen sei. Die Mantrameditation ist eine weit verbreitete Methode, aber das Chanten von Mantras ist natürlich der viel sicherere Weg, weil es den Atem wie nebenbei einbindet und den Ausatem verlängert.

Aber warum ist das so wichtig?

Medizinisch gehört der aktive Einatem zum archetypisch männlichen Sympathikus und der Ausatem zum archetypisch weiblichen Parasympathikus oder Vagus. Das heißt, dass wir, wenn wir den Ausatem verlängern, länger im Pol der Erholung und Regeneration bleiben, an dem so viele heute solchen Mangel leiden.

Ohne es recht zu bemerken, ist das Chanten von Mantras eine wundervolle Übung der Beruhigung und Entspannung. Wir sinken, je länger das Mantra und damit der Ausatem, umso tiefer in diesen Pol der Ruhe und Regeneration. Insofern bringt uns das Mantrasingen nicht nur spirituell, sondern nebenbei auch ganzheitlich voran.

So wie ich vielen Menschen mit dem Verschreiben von Filmen, wie in den beiden Büchern *Die Hollywood-Therapie* und *Die Spielfilm-Therapie* angedeutet, mehr helfen konnte als mit Pharmaka, kann die Mantrameditation, indem sie den archetypisch weiblichen Pol so weit in den Vordergrund bringt, zu einem wesentlichen Heilmittel werden. Ich freue mich über das neue und sehr inspirierende Buch meines Freundes Ingfried Hobert, dem es als Ganzheitsmediziner, seit ich ihn vor über 25 Jahren kennen- und schätzen gelernt habe, immer schon das wichtigste Anliegen war, die Krankheiten seiner Patienten an der Ursache aufzudecken und dort so effektiv wie möglich zu behandeln. Mit der Mantramedizin, die sich aus dem alten Wissen der Weltmedizin speist, formuliert er als Arzt einen wichtigen Eckpfeiler einer integralen Medizin der Zukunft. Mögen viele Menschen mutig und entschlossen die wertvollen Hinweise in diesem Buch in ihren Alltag integrieren.

Ruediger Dahlke
Peyia, Zypern
Dezember 2021

Geleitwort

von Remo Rittiner

Als ich von meinem langjährigen Freund Dr. Ingfried Hobert zum ersten Mal etwas über sein Buch *Mantra Medizin* hörte, war ich gleich sehr begeistert. Es ist einfach toll, wie Dr. Hobert es versteht, traditionelle bewährte Techniken der Weltmedizin auf den neuesten Prüfstand der Wissenschaft zu stellen und mit der ganzheitlichen Medizin zu verbinden. Mit großem Interesse habe ich seine Selbstheilungsstudie zur Mantramedizin verfolgt, die er zusammen mit Deva Premal durchgeführt hat, und die überaus positiven Ergebnisse der Teilnehmerinnen und Teilnehmer haben meine eigenen Erfahrungen bestätigt.

Es ist mir eine große Freude, ein Geleitwort zu diesem wertvollen Buch zu schreiben.

Vor 26 Jahren hörte ich in Chennai (Indien) zum ersten Mal indische Sanskritmantras, die mich tief berührt und inspiriert haben. Diese kraftvollen Töne wirkten auf mich gleichzeitig sehr beruhigend und energetisierend. Der Rhythmus der klassischen Rezitation der indischen Mantras zentrierte meinen Geist und ich spürte eine starke Verbindung zu einer höheren Kraft in mir. Als ich dann selbst von meinem indischen Yogameister in die klassische Mantrarezitation eingeführt wurde, konnte ich wundervolle Erfahrungen machen: vollständige Konzentration, Vibration und Schwingung im ganzen Körper sowie das Gefühl, ganz verbunden zu sein mit der göttlichen Kraft. Da ich als Kind manchmal die Rückmeldung erhielt, dass ich besser nicht singen sollte, weil meine Stimme sich unmusikalisch anhörte, war es für mich auch eine sehr heilsame Erfahrung, mit den Mantras meine eigene Stimmkraft zu entdecken und wertzuschätzen. Durch die langjährige Praxis der Mantrameditation empfinde ich meine Stimme harmonischer, kraftvoller und auch abwechslungsreicher.

Für mich sind die verschiedenen Mantras mit ihren vielfältigen Wirkungen wahrlich eine Schatztruhe, aus der wir alle viel Wertvolles für unser Leben bekommen. Mantras sind Medizin und Balsam für die Seele. In der heutigen Zeit mit ihren vielen Versuchungen und Ablenkungen können uns Mantras wirksam helfen, wieder präsent und zentriert zu sein.

Die Heilkraft der Klänge und neueste Erkenntnisse über neuronale Vernetzungen machen deutlich, wie Mantras auch als Medizin wirken können. Der Leser erfährt auch, was die Meditation in den verschiedenen Gehirnarealen bewirken kann und dass sie die Gehirnfunktionen deutlich optimiert und unsere Gedanken positiv verändern kann. Die Heilkraft des Singens und der Atmung wird so vermittelt, dass man gleich mit dem bewussten Atmen und Singen beginnen möchte. Die Ergebnisse der Mantra-Challenge sind einer der vielen Höhepunkte in diesem Buch. Die vielfältigen positiven Wirkungen bei den zahlreichen Teilnehmerinnen und Teilnehmern zeigen, weshalb Mantras schon so lange (5.000 Jahre) und von so vielen Menschen praktiziert werden. Da ich gerade selber eine Meditationsstudie über die Wirkung der Maitri-Herzmeditation durchführe, finde ich es sehr wichtig, dass in diesem Buch die verschiedenen Wirkungen der Mantras so ausführlich und fundiert vermittelt werden. Dem Autor gelingt es mit seiner wertvollen Mantra-Challenge, eindrücklich zu zeigen, dass Mantras auch in Zukunft eine wichtige Medizin sein können, und Menschen zu motivieren, regelmäßig Mantras zu praktizieren.

Die wirksamsten Mantras aus den verschiedenen Traditionen, ihre Bedeutung und Wirkung werden praxisnah zum direkten Nachmachen vermittelt. Sehr gelungen finde ich die Zuordnung der verschiedenen Mantras, wie zum Beispiel des bekannten Gayatri-Mantras, das mit Transformation verbunden wird. Hier erfahren die Leser und Leserinnen, welche Mantras Segnung, Frieden, Einheit, Liebe, Heilung und Gesundheit fördern. Schön ist auch, dass Mantras aus den verschiedenen Traditionen vorgestellt werden und ihre universale Kraft im Vordergrund steht. Der praktische Teil lädt ein, die Mantras gleich auszuprobieren und herauszufinden, welches jetzt gerade das passende Mantra ist. In meiner langjährigen Tätigkeit als Yogalehrer konnte ich selber immer wieder beobachten, wie unterschiedlich die Mantras bei den einzelnen Menschen wirken können. Aus diesem Grund ist es wichtig, auch einmal länger eine Mantrameditation zu praktizieren, um tiefgehende Erfahrungen zu erleben. Im Buch wird anschaulich erklärt, wie ein Mantra funktionieren kann und wie typische Fehler beim Praktizieren vermieden werden.

Des Weiteren findet man ganz viele wertvolle und inspirierende Tipps für den Alltag. Schon die früheren Yogis gaben die Empfehlung, durch Heilkräuter die spirituelle Entwicklung zu fördern. Deshalb gibt uns Ingfried Hobert viele wertvolle Tipps, welche Heilkräuterrezepturen die Meditation unterstützen können. Hier erfährt der Leser beispielsweise, wie der Darm und das Immunsystem gestärkt werden können, wie man Stress abbauen und einen erholsamen Schlaf finden kann. Außerdem werden auch Naturmedizinrezepturen vorgestellt, die bei häufigen Krankheiten wie zum Beispiel Herz-Kreislauf-Erkrankungen, Rheuma, Arthrose und Diabetes eingesetzt werden können.

Da ich selber seit vielen Jahren wunderbare Erfahrungen mit diesen Heilkräuterrezepturen gemacht habe, finde ich es immer wieder toll, wie Dr. Ingfried Hobert sein großes Wissen und seine langjährige Erfahrung in der Ganzheitsmedizin mit vielen Menschen teilt. In diesem Buch gelingt es ihm in seiner einzigartigen Weise, Schulmedizin, Mantras und Ganzheitsmedizin in einer fundierten und offenen Art und Weise zu vermitteln. Er ist ein Brückenbauer, der die Traditionen der Weltmedizin immer wieder auf den Prüfstand stellt, um Sinnvolles und Hilfreiches mit den neuen wissenschaftlichen Erkenntnissen zu verbinden. Das ist auch etwas, das uns persönlich seit vielen Jahren miteinander verbindet: die Vision einer wirklichen Ganzheitsmedizin zu möglichst vielen Menschen zu bringen.

Ich bin sicher, dass dieses Buch vielen Menschen den Zugang zu Mantras vereinfachen wird. Es wird auch vielen Menschen, die bereits Mantras in ihr Leben integriert haben, viele neue Erkenntnisse und Inspirationen schenken. In diesem Sinne möchte ich Dr. Ingfried Hobert von Herzen für dieses wichtige Buch danken. Es liegt auch mir am Herzen, dass Mantras als Medizin vielen Menschen helfen können in ihrem Heilungsprozess und ihrer spirituellen Entwicklung.

Mögen alle Wesen gesund, glücklich und frei sein.

Remo Rittiner
November 2021

Einführung

Seit Anbeginn der Menschheit begleiten uns Mantras als Wegbereiter, Türöffner und Geburtshelfer neuer, bisher nicht gedachter Gedanken. Schleier lüften sich, neue Betrachtungsweisen entstehen.

Eingebettet in ein drei Ebenen umfassendes Konzept sind sie Transformationsbeschleuniger hin zu strahlender Gesundheit, frischer Lebenskraft und neuen Gestaltungsräumen. Sie helfen uns, unsere visionären Kräfte zu bündeln, verbinden uns mit etwas Größerem und bringen unsere wichtigsten Schlüsselorgane ins Schwingen, sodass Neues auf allen Ebenen entstehen kann.

Mantramedizin basiert auf der vedantischen „Weisheitslehre des Lebens". Durch eine klare, hochschwingende Klangbotschaft sowie eine fein abgestimmte Versorgung mit hochwertigen Nahrungsmitteln und Heilkräuterrezepturen aus der Apotheke der Weltmedizin wird der innere Kompass neu ausgerichtet. Dadurch erhalten Sie erfrischende neue Zellinformationen für Transformation, inneres Gleichgewicht und Gesundheit. So kann ein Leben gelingen, das an seinen Ursprung anknüpft und Ihre mitgebrachten Potenziale in der schönsten Weise zum Florieren bringt.

Zum ersten Mal im Laufe der Geschichte ist es möglich, altes, lebensbejahendes Heilwissen und hochmoderne Wissenschaft effektiv miteinander zu verknüpfen. Es ist an der Zeit, die uns zur Verfügung stehende Erfahrung der Weltmedizin anzuwenden, um gut und sinnerfüllt zu leben.

Mantramedizin setzt an der Wurzel an, an der Krankheit und Leid in Gesundheit und Freude gewandelt werden können.

Unsere Welt bietet unendlich viel mehr ...

Spüren Sie auch manchmal, dass tief in Ihnen etwas Großes schlummert, das nur darauf wartet, sich zu zeigen? Nehmen Sie manchmal Momente absoluter Wachheit und Klarheit wahr? Momente, in denen Sie Frische und Kraft spüren, das Gefühl haben, alles zu verstehen, und über alles um sich herum wohlwollend schmunzeln? Zeiten, in denen Sie ahnen, dass tief in Ihnen etwas lebt, das dies alles weiß, und dass dieses Gefühl, das aus dem Bauch kommt, absolut richtig ist? Und dann ist es plötzlich wieder weg und das tägliche Allerlei hat Sie wieder fest im Griff.

Ahnen Sie immer häufiger, dass es Ebenen gibt, die Ihnen ein ganz neues Wissen vermitteln können? Echtes, authentisches Wissen, das alles erklären kann. Wissen, wer Sie wirklich sind und wie das Leben und diese Welt tatsächlich funktionieren. Wissen über Ihre Existenz im Zusammenspiel der Kräfte und über den Sinn Ihrer persönlichen Aufgabe und über noch unendlich viel mehr.

Haben Sie den Mut und sind Sie bereit für einen Trip in eine noch unbekannte Welt ... in Ihrem Inneren? Dort existieren Bereiche, in denen ganz andere Wahrnehmungen möglich sind, in denen Sie Ihre jetzige Umgebung neu sehen, verstehen und gestalten können. Ebenen, auf denen Leben wieder faszinierend und begeisternd wird, wo Wachheit und Klarheit Ihnen Glücksgefühle vermitteln und nicht Engstirnigkeit und dumpfe Ordnung (Tamas) regieren. Ebenen, auf denen Sie das sein und werden können, was Sie tief in sich spüren. Ebenen, die ständig expandieren und die Sie nach Ihren Vorstellungen formen können. Ebenen, die echte Freiheit bieten und nur darauf warten, von uns erkundet zu werden. Ebenen, auf denen unser Handeln weit mehr Wirkung zeigt und sich das erfüllen kann, wonach wir uns tief in uns sehnen.

Die Währung der neuen Ebenen ist eine neue Art von Faszination und Lebendigkeit gepaart mit Souveränität, Charakterstärke und einem wachsenden Verstehen der Funktionsweise der Realität und wie wir sie steuern können.

Sind Sie bereit, mutig und neugierig genug, die Magie Ihrer Möglichkeiten jetzt neu zu entdecken? Die Anbindung an das Wissen, das Sie entdecken werden, gibt Ihnen tiefe Erkenntnisse, die es Ihnen ermöglichen, Ihr Leben nach Ihren persönlichen Vorstellungen zu gestalten und sich grundlegend aus allen einengenden, unangenehmen Situationen zu befreien, damit Sie das in Ihnen angelegte Potenzial in seiner ganzen Schönheit zum Erblühen bringen können.

Sie haben direkten Zugriff auf diese Kräfte, die

- Sie uneingeschränkt ermächtigen, Ihr Schicksal selbst zu bestimmen und so zu formen, dass es Ihnen entspricht.
- Ihnen gänzlich neue Dimensionen an Freiheit, Stärke, Liebe, Glück, Souveränität, Wahrnehmung und Faszination öffnen.
- Ihnen einen untrüglichen Kompass geben, der anzeigt, wo Sie sind und wohin Sie gehen.
- Ihnen die immense Kraft geben, all das in sich zu finden und zu verwirklichen, was Ihnen wirklich wichtig ist und was Sie wirklich brauchen.

Wenn es einem Menschen nicht gelingt, ein inneres Bild davon zu entwickeln, wer er sein will, fehlt ihm diese Ordnung stiftende Orientierung.

Dieses Buch gibt Ihnen Methoden an die Hand, über sich selbst hinauszuwachsen und verborgene Fähigkeiten zu aktivieren, sodass Sie Ihr Leben weit intensiver, glücklicher und erfolgreicher leben können, als Sie es jetzt tun – und dies in einem Zustand der Gemütsruhe, der heiteren Gelassenheit und der Souveränität in allen Lebenslagen.

Die Bewusstwerdung von Würde und Souveränität

Die Bewusstwerdung der eigenen Würde und der aus ihr erwachsenden Souveränität ist der entscheidende Schritt zur Transformation in ein freies und selbstbestimmtes Leben.

Die Bewusstwerdung der eigenen Würde und der aus ihr erwachsenden Souveränität ist der entscheidende Schlüssel zur Transformation in ein freies, selbstbestimmtes und gesundes Leben.

Jeder Mensch hat ein tiefes Interesse daran, sich durch Veränderungen im Denken und Verhalten weiterzuentwickeln. Immer mehr Menschen entwickeln ein Gespür dafür, dass ein Zeitpunkt der Wende naht, und sie wünschen sich, den Klebestoff des Alten und Gewohnten lösen zu können. Sie werden neugierig darauf, wie es sich anfühlt, den Mantel der Gefühlstaubheit abzustreifen und hinter den Vorhang zu schauen. Oft ist dies der Beginn eines Prozesses der Bewusstseinsentwicklung, der mit einer tiefen inneren Transformation und Wandlung einhergehen könnte, wenn wir es zulassen.

Meist beginnt dieser Prozess um die Lebensmitte. Oft entwickelt er sich aus wachsender Erkenntnis und Einsicht, manchmal sind es Krankheiten oder Schicksalsschläge (in der Familie oder der Verlust von Geld oder Position), die zur Transformation wachrütteln oder auffordern. In dieser Zeit wandelt sich so mancher vom Saulus zum Paulus. Immer mehr Menschen gelingt dann ein Neustart, ein Sprung auf eine neue Lebensebene.

Wenn es einem Menschen gelingt, seinen inneren Kompass darauf auszurichten, wer er sein und wie er leben möchte, steht einem florierenden Leben nichts mehr im Wege.

Aber es muss gar nicht der Zusammenbruch eines Lebensentwurfs sein, der solch eine Wandlung gelingen lässt. Auch ohne dass das Schicksal zuschlagen muss, ist jeder von uns eingeladen, sich aus eigener Kraft und Einsicht Unterstützung zu holen, um die Transformation aus der „*Ver*wicklung" in die „*Ent*wicklung" anzuschieben. Diesen Sprung in ein völlig anderes, meist passenderes Leben begleiten wir in unserer Praxis am Steinhuder Meer schon seit mehr als 35 Jahren. Seit wir vor einigen Jahren begonnen haben, mit individuellen Kurwochen einen neuen, ganzheitlichen Rahmen für die körperlichen und energetischen Transformationsprozesse anzubieten, und dabei auch die Ebenen der Mantramedizin einbeziehen, beobachten wir verblüffende und sehr berührende Wandlungen. Ein neues Kapitel in der Geschichte der Medizin ist aufgeschlagen. Strahlende Gesundheit, Lebenskraft und Potenzialentfaltung dürfen auch in der Medizin wieder neu gedacht werden.

Transformation ist zu jedem Zeitpunkt möglich

Was genau können wir eigentlich unter Souveränität verstehen?

Ich möchte Souveränität gerne beschreiben als ein tragendes Grundgefühl von innerer Sicherheit, Festigkeit und Erdung, das nachhaltige Stabilität vermittelt. Dazu kommt ein Gewahrsein von innerer Freiheit und Unabhängigkeit, das begleitet ist von Gemütsruhe, Frieden und Ausgeglichenheit. Dieses „In-sich-selbst-verwurzelt-Sein" kann sich sehr charismatisch und energievoll nach außen zeigen, beispielsweise in einer klaren, deutlich verständlichen und festen Stimme, in einem festen Händedruck, in leuchtenden und strahlenden Augen, in herzlicher Offenheit, Wohlwollen, Freundlichkeit und Interesse an anderen. Diese Ausstrahlung basiert meist auf einer Grundhaltung der Dankbarkeit für das großartige Geschenk des Lebens mit den Möglichkeiten, das Lachen zu lachen und die Tränen zu weinen. Innerlich aufgeräumt ohne Triggerung oder Anhaftung, ohne Urteil oder Wertung. Sattvische Souveräni-

Ein Mensch, der sich seiner Würde und Souveränität bewusst geworden ist, leidet nicht mehr an einem Mangel an Bedeutsamkeit.

tät enthält Aspekte von Würde, Ehre, Größe, Autorität, Gefasstheit und Selbstsicherheit. Sie basiert auch auf einer Haltung von Selbstachtung, Selbstakzeptanz und Selbstliebe. Damit trägt sie auch etwas Erhabenes, Majestätisches und Ehrfürchtiges in sich. All das sind Eigenschaften und in uns angelegte Kräfte (Diamanten), die ein Teil von uns sind und derer wir uns gewahr werden dürfen.

Wir dürfen sie wahrnehmen und feiern.

Transformation ist möglich

Wenn ein Mensch eine Vorstellung von einem Idealbild seiner selbst entwickelt, sozusagen sich eine beste Version von sich vorstellen und diese vorfühlen kann, dann hat er bereits einen Schlüssel in der Hand, mit dem er eine mögliche Zukunft in die Gegenwart holen kann.

Hilfreich ist dabei ein hohes Maß an visionärer Kraft, Offenheit, Transformationsfähigkeit und Wandlungsbereitschaft. Mit einem zeitlebens lernfähigen und auf Weiterentwicklung programmierten Gehirn verfügen wir über die biologische Grundstruktur, die uns von unseren tierischen Vorfahren unterscheidet. Sie haben keine Vorstellung von sich selbst und damit kein Orientierung bietendes Bild davon, wer sie sind und in welche Richtung sie sich „gemeinsam" weiterentwickeln wollen.

Wenn ein Mensch über keine Vorstellung davon verfügt, was für ein Mensch er sein möchte, und es ihm nicht gelingt, ein inneres Bild einer bestmöglichen Zukunft zu entwickeln, fehlt ihm eine Ordnung und Kohärenz stiftende Orientierung und sein angelegtes Entwicklungspotenzial wird nicht in der Form abgerufen, wie es anderenfalls möglich wäre.

Jetzt besteht die Möglichkeit, die Beschränktheit der eigenen Vorstellungen zu überwinden, den Mantel der gefühlsmäßigen Taubheit abzustreifen, den Schleier zu lüften und den wahren Sprung dorthin zu wagen, wo die Musik wirklich spielt.

Würde

Jeder von uns hatte schon einmal das Gefühl, gekränkt oder in der eigenen Würde verletzt worden zu sein. Nicht gesehen und wahrgenommen zu werden, ist etwas, das Wunden aufreißen kann. Dies und das damit verbundene Gefühl der Traurigkeit, Ohnmacht und Hilflosigkeit kann besonders in der Kindheit zu tiefen Eindrücken führen, die die weitere Entwicklung auf lange Zeit blockieren können. Das daraus entstehende Gefühl der Wertlosigkeit und Bedeutungslosigkeit geht meist in Resonanz mit Mangelbewusstsein und kreiert entsprechende, sich oftmals unendlich oft wiederholende Lebensumstände. Verstanden werden diese lebensbestimmenden Umstände jedoch meist erst viel später im Leben. Oft sind es verschiedene Aktivierungsprozesse, die zu einer Bewusstwerdung des Gefühls für die eigene Würde und dafür führen, was sie verletzt, aber auch, was sie stärkt.

Menschen, die das große Glück haben, sich ihrer Würde und Souveränität bewusst zu werden, beschreiben dieses Erleben als eine berührende und tiefgreifende Wiederentdeckung ihrer eigenen Gestaltungskraft und eines längst verloren geglaubten Verbundenheitsgefühls mit anderen Menschen. Aus diesem wachsenden Gefühl der Verbundenheit entwickelt sich in ihnen zwangsläufig auch das Bedürfnis, von nun an mehr Verantwortung für ihre eigenen Bedürfnisse und Handlungen zu übernehmen und dabei auch das Wohl anderer im Blick zu behalten. Menschen, die sich ihrer eigenen Würde und Verantwortung bewusst geworden sind, können nicht länger so weiterleben wie bisher. Viele steigen dann auf eine vegane Ernährungs- und Lebensweise um und können von innen heraus das Spiel mit dem Tod und Leid anderer Lebewesen zum eigenen, völlig unnötigen geschmacklichen Vergnügen nicht mehr mitspielen. Sie werden achtsamer und verhalten sich meist zugewandter, offener und freundlicher. Sie ruhen meist mehr in sich selbst und strahlen dies auch aus. Sie lassen sich nicht mehr verbiegen, antreiben oder verführen. Sie meditieren regelmäßig, um mit sich und diesen inneren tragenden Kräften in Verbindung zu bleiben. Rückzug, Stille, Kontemplation und Meditation werden heute immer wichtiger, um der wachsenden Unruhe und Ablenkung in der Welt etwas entgegenzustellen. Die Mantramedizin liefert hier wichtige Werkzeuge, um in Kontakt mit sich zu bleiben, die Innenwelt im Lot zu halten und den inneren Kompass immer wieder zu spüren und zu würdigen.

Zwei Wege

Ab einem bestimmten Punkt tun sich wie im Film *Matrix* zwei Wege auf.

Der erste Weg (im Film die „blaue“ Pille) führt weiter durch die heile Traumwelt eines „normalen“ Lebens, das dazu einlädt, es geführt und zunehmend gefühlstaub und sicher in altbekannter Weise zu leben. Es sind quasi dieselben 60.000 Gedanken, die jeden Tag aufs Neue gedacht werden. Dieses Leben verspricht immer mehr vom Gleichen mit den üblichen Herausforderungen und Höhen und Tiefen, auf die wir in gewohnter Weise reagieren.

Der zweite Weg (im Film die „rote" Pille) führt zu allem anderen. Er bietet die Chance, hinter den Schleier zu schauen, die Welt so zu sehen, wie sie wirklich ist. Grenzen zu überwinden und neue Dimensionen des Seins zu erfahren. Im Mittelpunkt dieses Weges liegt die Chance, Bedeutung und Sinn jenseits des bisher Erfahrenen zu erleben. Angeborene und mitgebrachte Potenziale zu entdecken und zu entfalten. Anders geartete Gestaltungskräfte durch Ausprobieren wirken zu lassen. Es ist ein Weg, der nicht ungefährlich ist, aber die große Chance in sich trägt, neue innere Welten zu erschließen und ein neues, vielleicht bisher unbekanntes Gefühl von Freude und Erfüllung zu erfahren.

Jeder Mensch kann sich zu jedem Zeitpunkt dazu entscheiden, sein Leben neu zu gestalten und würdevoller zu leben.

Die Mantramedizin liefert für diesen Weg eine hilfreiche Grundlage.

Altes Wissen neu entdeckt

Wie kommt es eigentlich, dass wir uns manchmal deprimiert, müde, denkfaul und träge fühlen? Oder viel öfter zerstreut, unruhig, gestresst, verwirrt und überfordert? Oder uns so selten wach, klar, gelassen, frei und leicht fühlen?

Oftmals beobachten wir, dass von einem Moment zum anderen die Klarheit umschlägt und sich vernebelt und dass plötzlich eine seltsame Traurigkeit die Leichtigkeit umhüllt, ohne dass sich äußere Umstände geändert haben.

Wieso sind manche Menschen erfolgreich im Umgang mit sich selbst und mit ihren Mitmenschen und Lebensumständen und ihr Leben floriert, während andere in Verhaltensmustern, die ihr Leben einschränken, festkleben und damit ihre Entwicklung blockieren? Welche Werkzeuge stellt uns die Magie unseres Geistes zur Verfügung, um dieses Leben erfüllt und glücklich zu leben?

Diese und ähnliche Fragen beschäftigen mich seit frühester Jugend und bis heute. Sie veranlassten mich zu unzähligen Reisen. Ob bei den Nakaris, den Buschdoktoren der Aborigines, den Marabus Westafrikas, den Massai rund um den Kilimandscharo, den Heilern im Katmandu Valley, den Ami-Ärzten in Tibet und Nordindien, den Mapuche-Indianern in Südamerika oder den Schamanen Balis und Borneos: Überall stieß ich auf Wissende, auf Heiler und Schamanen, durfte Großmeistern über die Schulter schauen und ließ mich auch von Kleinstmeistern an der Nase herumführen. Sie alle verbindet eins: Wissen, Erfahrung und Erkenntnis über unsichtbare Kräfte, die das Leben steuern.

So habe ich über die Jahrzehnte viele Dinge aus dieser Schatztruhe der medizinischen Weisheiten herausgepickt, zuerst bei mir ausprobiert und dann bei meinen Patienten erfolgreich angewendet. Meine Erfahrungen habe ich in meinen Büchern zusammengefasst mit dem Ziel, das Wissen der Weltmedizin in den unterschiedlichsten Disziplinen verständlich zu verbreiten und Ideen, die unser aller Wachstum inspirieren und antreiben, in die Welt zu tragen.

In diesem Zusammenhang erinnere ich mich noch genau an meinen ersten Meditationskurs, den ich 1991 im Gemeindehaus der evangelischen Kirche in Steinhude hielt. Es war ein Novum für Steinhude und auch dem Pfarrer war nicht ganz wohl dabei, mir den Raum zu bewilligen, aber letztlich stimmte er zu. Nun passierte Folgendes: An einem Abend, an dem wir längere Zeit gemeinsam das *Om* chanteten, war der Landesbischof zu Besuch und wie die Umstände es wollten, lief er genau in diesem Moment an unserem Raum vorbei und hörte uns singen …

Am nächsten Tag wurde ich zum Pfarrer zitiert, der Raum wurde mir gekündigt und mir wurde nahegelegt, eine grundsätzliche Lebensentscheidung zwischen der evangelische Kirche und der Mitgliedschaft in einer „fernöstlichen Sekte" zu treffen.

So durchstreifte ich in Theorie und Praxis die fernöstlichen Glaubenssysteme, beschäftigte mich mit den unterschiedlichsten Meditationssystemen, Mantras und Rückzugsritualen und letztlich mit dem Weltethos, dem, was alle Religionen dieser Erde im Kern miteinander verbindet.

1999 schließlich suchte ich auch einen der Mitbegründer des Weltethos-Gedankens, Seine Heiligkeit, den Dalai Lama, in seiner Residenz in Dharamsala auf. Die Gespräche waren so herzlich, inspirierend und berührend, dass sie mein Leben noch einmal grundsätzlich veränderten. Natürlich nutzte ich die Gelegenheit, ihn persönlich zu uns nach Steinhude einzuladen. Es sollte 14 Jahre dauern, bis ich mir sein Kommen „verdient" hatte, und so besuchte er uns 2013 für zwei Tage in Steinhude und hielt zwei unfassbar erhebende Reden vor 1.000 Kindern und auf der Badeinsel vor 4.000 Zuhörern. Die Haltung des Ortes zur Meditation hatte sich inzwischen grundlegend verändert. Seit 1999 besuchten uns regelmäßig im Frühjahr fünf Tibeter, um ihr Wissen und ihre Weisheit zu uns zu tragen. So entwickelte sich Steinhude von der anfänglichen

Ablehnung der fernöstlichen Weisheitslehren in den folgenden Jahrzehnten nicht zuletzt auch durch meinen langjährigen Freund Geshe Gendun Yonten zu einer tibetisch geprägten Hochburg der Verbreitung fernöstlicher Weisheit und Meditationskunst aus erster Hand.

Erst als ich dann viel später Deva Premal auf einem Mantra-Festival persönlich kennenlernte (seit fast 20 Jahren schrieb ich zu der Zeit schon ihren Namen und dazu ein individuell passendes Mantra meinen Patienten auf Zusatzrezepte), entschloss ich mich, mit ihr zusammen eine groß angelegte Meditationsstudie, eine Mantra-Challenge, ins Leben zu rufen. Sollte sie erfolgreich abgeschlossen werden, so würde ich darüber ein Buch schreiben, versprach ich ihr damals. Dies ist nun geschehen. Dazu habe ich aus vielen tausend existierenden Mantras der unterschiedlichsten Traditionen die großen und nachweislich effektivsten Mantras ausgewählt, zu denen ich durch meine eigenen guten Erfahrungen eine besondere Beziehung habe und die sich bei meinen Patienten immer wieder bewährt haben.

Betonen möchte ich, dass ich dieses Buch nicht als Erleuchteter schreibe. Ich schreibe es als Arzt und Ganzheitsmediziner mit 35 Jahren Erfahrung in der Arbeit mit Menschen. Ich beschreibe das, was zusätzlich zur Schulmedizin allen bekannt sein sollte, da es die Basis für tiefgreifende Heilung bieten kann. Mantramedizin kann eine der tragenden Säulen jedes integralen ganzheitlichen Therapiekonzepts sein, das zum Ziel hat, das Leben zu erleichtern, zu bereichern und zum wahren Heil zu führen.

Meditation und das Chanten von großen **Mantras der östlichen Traditionen** können uns verzaubern und, richtig ausgewählt, nicht nur die Gesundheit stärken, sondern auch starke Glücksgefühle auslösen und spirituelles Wachstum auf allen Ebenen beschleunigen. Wenn ich von spirituellem Wachstum spreche, dann meine ich eine Entwicklung hin zu etwas, das ich in meinen Ausbildungen und Coachings als oberstes Ziel definiere: sattvische Souveränität. Dahinter verbirgt sich, wie wir später im Buch sehen werden, eine Haltung von Wohlwollen, Freundlichkeit, Kraft, Liebe, Entschlossenheit, Freiheit und Unabhängigkeit im Umgang mit mir und meiner Umwelt. Welche Mantras dies sind, wie wir sie im Alltag sinnvoll anwenden und welche Wirkungen wir erhoffen können, werde ich im zweiten Teil des Buches genau beschreiben.

Den großen spirituellen **Quantensprung** bereiten diese Meditationsrituale auf der **feinstofflichen Körperebene** besonders dann vor, wenn zwei weitere Ebenen ebenfalls mit großer Entschlossenheit einbezogen werden:

- **die Ebene des erfahrbaren Wissens und der Erkenntnis (Kausalkörper-Bewusstseinsebene)**, die aus den Lehren des Vedanta und den drei großen, unser Leben steuernden Energien oder Geisteshaltungen (die Gunas: Sattva, Rajas, Tamas) schöpft. Diesen drei Geisteshaltungen sowie der Kraft und Magie unserer Gedanken, Vorsätze und Überzeugungen, die von der feinstofflichen Ebene die Kausalkörperebene schließlich durchdringen oder formen, werde ich mich im ersten Teil des Buches intensiv widmen.
- **die Ebene der naturgemäßen Fürsorge für den Körper (grobstoffliche Körperebene)**, der uns trägt und durch den wir das Leben erfahren dürfen. Dabei sind neben veganer Ernährung und speziellen asiatischen Heilkräuterrezepturen sechs spannende Schlüsselorgane zur Transzendenz von besonderer Bedeutung, mit denen wir uns im dritten Teil des Buches ebenfalls beschäftigen werden.

Visionäre Kraft und Transformationsbereitschaft

Immer mehr Menschen verspüren heute einen Drang nach Veränderung. Sie sehnen sich nach Klarheit und frischer Energie, um ihre Zukunft neu zu gestalten. Sie sind neugierig auf das Entdecken dessen, was noch an Möglichkeiten in ihnen schlummert. Sie sehnen sich danach, aktiv die Vielschichtigkeit ihres Lebens und der ihnen mitgegebenen Potenziale und Anlagen zu erforschen und sie nun endlich richtig in die Entfaltung zu bringen.

Sie wollen heraus aus immer mehr vom Gleichen, heraus aus Leid durch Mangelbewusstsein und Opferrolle, heraus aus Überforderung und Burnout, heraus aus einem Leben, das ihnen nicht die Freude und Befriedigung gibt, von denen sie spüren, dass sie möglichsind. Sie wollen aktive Gestalter eines neuen Alltags und neuer, selbst gewählter Umstände werden. Doch hindern sie eine unbestimmte, unsichtbare Kraft und ein scheinbar unzuverlässiger kränklicher Körper, der meist nicht so mitspielt, wie sie es gerne hätten, um durchstarten zu können.

Zukunft neu gestalten

Viele Menschen melden sich zu einem Transformations-Coaching bei mir an oder kommen aus gesundheitlichen Gründen zu einem Kuraufenthalt in unser Therapiezentrum am Steinhuder Meer, um von mir und meinem Team individuelle, auf sie zugeschnittene Unterstützung zu erhalten. Hier wenden wir viele Dinge aus dem gesammelten Heilwissen unseres Planeten an und verbinden dabei effektive Behandlungsverfahren mit modernen Laboruntersuchungen. Altes Wissen aus der Weltmedizin paart sich mit modernen Erkenntnissen der Hochdosis-Naturmedizin, der Mind-Body-Medizin, der Quantenbiologie und der spirituellen Psychologie. Das Beste daran ist, dass jeder Behandlungserfolg sich über Herzmessungen und spezielle, neu entdeckte Laborparameter verifizieren lässt. Wir sehen also sofort, wie weit die Stärkung des Vagusnervs gelungen ist, ob wir mit Curcuma- oder Weihrauchinfusionen auf dem richtigen, entzündungseindämmenden Weg sind oder mit hochdosierten Heilpflanzenmischungen wie dem tiefgreifend wirkendem *Inflam-Komplex* Entzündungsparameter wie den hsCRP-Wert nachhaltig senken können.

Das Wissen um Heilung aus den Kräften der Natur ist eine Schatzkiste voll mit dem Besten, was Menschen zum Wohl ihrer sozialen Gemeinschaft über die Jahrtausende zusammengetragen haben, um Gesundheit schnell und effektiv wiederherzustellen. Dabei hat jeder Kulturkreis, jedes Land, jeder Kontinent eine ganz eigene „Kernkompetenz" entwickelt. Australien, Tibet, China, Indien, Afrika – überall gibt es wundervolle Einzigartigkeiten. So leistet die hawaiianische Kultur mit ihrem *Aloha Spirit* einen ebenso wertvollen und wichtigen Beitrag zur „Weltmedizin" wie die östlichen Weisheitslehren, allen voran das Wissen um die Potenziale des menschlichen Bewusstseins, wie wir es aus den Upanishaden und Veden noch heute erfahren dürfen.

Dabei zeigt sich in allen Kulturen, dass eine der größten wissenschaftlichen Entdeckungen, die Neuroplastizität unseres Gehirns, bislang in ihrer Bedeutung für unser Zusammenleben maßlos unterschätzt wurde. Sie bildet die Grundlage unserer enormen und bis ins hohe Alter fortbestehenden Lern- und Wandlungsfähigkeit. Die Herausbildung lernfähiger Gehirne war die zwangsläufig zu findende Lösung, um sich in einer sich ständig verändernden Welt zurechtfinden und überleben zu können. Durch unser neuroplastisches Transformationspotenzial sind wir dorthin gekommen, wo wir heute stehen, und können von hier aus zu weiteren unbekannten Horizonten aufbrechen, indem wir die Magie des vorhandenen Potenzials wirklich nutzen. Unsere Lern- und Transformationsfähigkeit und die aus ihr gespeiste Neugierde, Entdeckerfreude und Gestaltungslust bieten uns unendliche Möglichkeiten, das Leben und die Zukunft neu zu gestalten … wenn wir es wirklich wollen. Diese visionäre Kraft unterscheidet uns von anderen Lebewesen. Ein großes Pfund von Möglichkeiten entspringt dieser uns antreibenden Kraft. Wenn sich zur visionären Potenz und vorhandenen Wandlungsfähigkeit auch eine Transformationsbereitschaft gesellt, steht einem florierenden Leben unter Nutzung vorhandener Potenziale nichts mehr im Weg.

Seit über 20 Jahren bilde ich zusammen mit meinem Freund Ruediger Dahlke Ärzte in integraler Medizin aus. Wir nennen diese kraftvolle und nachhaltig wirkende Therapiesäule, um die es in diesem Buch vornehmlich geht, Mantramedizin. Mantramedizin ist eingebettet in ein ganzheitliches integrales Therapiekonzept: eine smarte Medizin, die den ganzen Menschen mit all seinen psychosozialen und psychoemotionalen Facetten berücksichtigt und mitnimmt.

In diesem Buch mit dem Titel *Mantra Medizin* möchte ich inspirieren, ermutigen und einladen, den Anfang von Medizin neu zu denken. So wie die „Mitte" schon im Wort Medizin und im Wort Meditation mitschwingt, so war es zu allen Zeiten vornehme Aufgabe jedes Mediziners, dem Menschen Unterstützung dabei zu geben, seine verloren gegangene Mitte wiederzufinden.

Ich sehe mich als Brückenbauer zwischen den verschiedenen Medizintraditionen und -zeiten und der Medizin von heute, die viel Wertvolles zu bieten hat, aber in Teilbereichen (wie z. B. in Bereichen der pharmazeutischen Krankheitsindustrie) immer mehr eine Gefahr für unser menschliches Überleben darstellt. Ich vertrete mit meinem Team den salutogenetischen Ansatz. Das bedeutet, dass wir mit den vorhandenen Kräften der Natur arbeiten, um auf natürlichem Wege das vorhandene Gesunde zu stärken. Funktionsabläufe, die nach Harmonie und Gesundheit streben, wollen gelenkt und gestärkt werden. Dies ist möglich, indem wir das Beste aus Ost und West zusammenfügen und dabei psychologische wie spirituelle Ebenen mit in den Vordergrund stellen. Nach meiner festen Überzeugung ist ganzheitliche Heilung ohne einen spirituellen Kompass nur schwer vorstellbar. In der Zusammenführung aller Ebenen werden wir eine Medizin der Zukunft gestalten, die den Menschen wahrhaftig unterstützt und ihn nicht von immer neuen Medikamenten und Scheintherapien abhängig macht. Die Lösungen der Zukunft werden zu einem viel geringeren Teil als heute vermutet in immer neuen Medikamenten und Impfungen liegen.

Mantramedizin als Microchallenge mit großer Wirkung

Mantras berühren mit ihrer Klangschwingung in besonderer Weise unseren Körper, unseren Geist und unser Herz. Wir hören den Klang eines Mantras über das Gehör, spüren die Schwingung über unsere Haut, nehmen sie als Vibration in unseren Knochen wahr. Ähnlich wie die Wellen, die entstehen, wenn ein Stein ins Wasser eintaucht, verbreiten sich seine Klangschwingungen in unserem ganzen System.

Wer mit einem Mantra meditiert, beruhigt seinen aufgewühlten Geist, führt seine sprunghaften Gedanken in einen hohen Konzentrationszustand, erhebt seinen Gemütszustand und öffnet sein Bewusstsein für einen Bereich, der mit Worten nicht erfasst werden kann. Die eigene natürliche Schwingung, die leicht durch Stress, Über- und Unterforderung aus dem Takt gerät, findet zurück ins Gleichgewicht. Energie kann wieder besser fließen, Blockaden und emotionale Verstimmungen können sich lösen. Wir werden resonanzfähiger, schwingen wieder mit, sind wieder im Fluss und gehen erfrischt, mit tiefer Ruhe und einem Gefühl von Frieden und Verbundenheit in unseren Tag.

Die Kraft der Gedanken mittels Mantramedizin einzusetzen, ist ein Weg, Intuition und Intention in eine Richtung zu lenken, die das Leben erleichtert und bereichert, indem sie unsere schöpferischen Qualitäten zum Ausdruck bringt.

Wir können mithilfe der Mantramedizin unsere Grundüberzeugungen transformieren und damit unserem Leben eine neue Richtung geben. Wir können Glaubenssätze transformieren und Instinkte und automatisierte Gewohnheiten erkennen und wandeln. Da Gedankenwellen dazu neigen, sich immer wieder in die gleiche gewohnte Richtung auszubreiten, ist es hilfreich, dies zu erkennen und Bewusstheit darüber zu erlangen. Besonders wenn wir dazu neigen, ein Leben lang in der gleichen Spur zu fahren, kann es sehr erfrischend sein, dies zu erkennen und Neugierde zu entwickeln, wie es sich wohl anfühlt, einmal die Spur zu wechseln. Man kann es mit dem Fahren auf einer verschneiten Autobahn vergleichen: Die meisten Menschen fühlen sich am sichersten, wenn sie einfach den anderen Autos folgen und nicht die Fahrspur wechseln. Eine neue Fahrspur zu schaffen bedeutet, unkalkulierbar Energie zu riskieren. So wie die Lämmer dem Leithammel folgen, so ziehen auch die meisten von uns die gleiche Verhaltensspur dem „Ausprobieren" neuer Wege vor. Wie Roboter folgen sie programm- oder instinktgesteuert dem Herdentrieb.

Meine inzwischen über vierzigjährige Erfahrung in der ganzheitlichen Medizin zeigt mir, dass im Leben alles möglich ist. Selbst Prognosen sind wie ein Wetterbericht, der heute so und morgen schon ganz anders sein kann. Nichts ist statisch, alles ist in Bewegung und jederzeit änderbar, Schritt für Schritt. Sich öffnen und anregen lassen durch Innehalten, Konzentration, Kontemplation, Meditation und schließlich Mantrameditation, ist eine wunderbare Möglichkeit, Neues zu entdecken und neue Möglichkeitsräume zu erschließen.

Die Mantramedizin kann ein Weg dorthin sein. Sie leistet einen wichtigen Beitrag, wenn es darum geht, Krankheiten sehr effektiv vorzubeugen und zu heilen. Dabei nutzt die Mantramedizin die Erkenntnisse aus allen Zeiten und Kulturen, damit die sattvisch geprägten Heilkräfte ihr volles Potenzial entfalten können.

TEIL 1

BEWUSSTSEIN FORMT DAS SEIN

Liebe ist das tiefste Mitgefühl, das dem Wissen entspringt, dass alle Materie aus derselben Quelle stammt, dass alles miteinander verbunden und daher heilig ist; das tiefste Verlangen nach Freude, Frieden und Wohlbefinden für alle Wesen, denn angesichts des Wissens um die Einheit verstehen wir, dass dies notwendig ist, um Freude, Frieden und Wohlbefinden für uns selbst zu erfahren; die tiefste Ehrfurcht, ein tiefer Respekt für die einzigartigen Darstellungen von Energie in unserem Universum, die es uns ermöglichen, die Schönheit und den Zweck aller Dinge zu sehen und zu schätzen.

Kapitel 1
Die Kraft neu ausgerichteter Gedanken

„Wage deinen Kopf an den Gedanken, den noch niemand dachte, wage deinen Schritt auf den Weg, den noch niemand ging, auf dass der Mensch sich selbst schaffe und nicht gemacht werde von irgendwem oder irgendetwas."

- Friedrich Schiller

Stellen Sie sich eine Galaxie, einen kreisrunden Spiralnebel oder ganz einfach ein spiralförmiges Schneckenhaus von oben vor. Das tiefste Innere, das Zentrum der Spirale, steht für das Innerste in uns. Es ist der Bereich in uns, der heil, vollständig und ganz ist. Aus seiner Mitte heraus nährt sich unsere Lebensenergie, strahlt „sattvisch leuchtend" in unser Bewusstsein, in unseren Geist, unsere Seele und unseren Körper. Ist die zirkulierende Lebenskraft stark und fließt sie gleichmäßig, hat der Mensch eine präsente sattvische Ausstrahlung, einen klaren, freundlich leuchtenden Blick, ein attraktives Charisma, eine deutliche und kraftvolle Stimme. Sein Gang ist aufrecht und sein Händedruck fest, sein Erscheinen souverän.

Oft wird diese sattvische Energie getrübt durch Unruhe (Rajas), Trägheit und Dumpfheit (Tamas). Schnell geraten wir dann außer uns, sind durch den Wind, getrennt und entfremdet von uns selbst. Wir tun Dinge, die wir eigentlich gar nicht tun wollen. Verfangen in alten Mustern, Gewohnheiten, Vorstellungen, Überzeugungen, in Aktivität und Ruhelosigkeit laufen wir Mohrrüben hinterher, lassen uns durch den Tag peitschen und das Leben rast an uns vorbei. Unsere Lebenskraft ist gestört, erschöpft oder gestaut. Je weiter wir uns aus der Mitte entfernen, desto tiefer sind wir im Leid verstrickt. Das Zentrum, die Mitte, gerät in Vergessenheit. Zurück bleibt eine unbestimmte Sehnsucht.

„Mache dir selbst zuerst klar, was du sein möchtest, und dann tue, was du zu tun hast."
- Epiktet

Wundervolle Kräfte, die wirken

Alles auf unserem Planeten ist wie durch ein gigantisches unsichtbares Netz miteinander verbunden. Starke und schwache Kräfte bedingen sich gegenseitig und versuchen sich im Gleichgewicht zu halten. Zieht man an einer Masche des Netzes, wird die Kraft über alle Fäden auf die anderen Knoten übertragen und sie geraten unter Spannung. Gibt es einen Konflikt, indem ein Faden reißt, verliert das ganze Netz an Kraft, Wirkung und Funktion. Alle Knoten bekommen dies zu spüren. Eine Familie ist beispielsweise wie eine Pflanze, die einer gemeinsamen Wurzel entspringt. Die Gemeinschaft der einzelnen Familienmitglieder ist nur so stark wie ihr schwächstes Glied. Erlebt einer in der Familie einen Konflikt, haben alle anderen ein Problem. Genauso verhält es sich in der globalen menschlichen Gemeinschaft. Alle Familien auf unserer Erde, alles Leben in der Natur ist Teil eines riesigen Ökosystems. Alle Störungen im Ökosystem haben Auswirkungen, die jeder Einzelne direkt oder indirekt spürt.

So wie wir alle aus den gleichen Grundsubstanzen, schwingenden Atomen und Molekülen zusammengesetzt sind und alle gleich von Mutter Erde „geboren" wurden, so sind wir in unseren Ausdrucksformen verschieden. Dennoch sind wir alle miteinander verbunden. Gibt es irgendwo einen inneren oder äußeren Konflikt, wirkt sich dies auf alle anderen Elemente aus, sei es auf Familienmitglieder, das Arbeitsumfeld, die Gesellschaft oder sogar die ganze Weltbevölkerung. Alles bedingt sich gegenseitig – jeder spürt die Auswirkungen einer einzigen Entscheidung, eines einzigen fehlgeleiteten Gedankens. Wenn der Gedanke Form annimmt, verdichtet sich das Feinstoffliche zum Grobstofflichen. Wenn Disharmonie zum Dauerstress (Rajas) wird, sind unsere Körperzellen überlastet und können krank werden (eine sogenannte stille Entzündung, auf die ich in Teil 3 näher eingehe). Die Information, dass eine Zelle krank ist, breitet sich über den Körper aus und der Körper gerät aus seinem natürlichen Gleichgewicht. Das kann zu psychischen Problemen oder zur Krankheit führen. Dies wiederum hat Einfluss auf unsere Wahrnehmung und unseren Geist. Ein kranker Körper hemmt das wache, klare und reflektierende Denken und vernebelt es (Tamas). Ein unzufriedener, schuldbeladener Geist (Tamas) schwächt den Körper. Ein Teufelskreis entsteht.

Die Verletzung der universellen Gesetze – ob bewusst oder durch Unkenntnis der Zusammenhänge – hinterlässt Spuren. Negatives Denken (Wut, Aggression, Hass, Rache, Neid, Gier, Selbstsucht, Schuldzuweisungen, Verurteilungen) und das Verletzen anderer durch Gedanken, Worte oder Handlungen führen zu disharmonischen Störungen mit zerstörerischen Auswirkungen. Ablehnung und Widerstand trennen und schneiden von der Gesamtheit ab. Was wir an Schwingung positiver oder negativer Art aussenden, kommt irgendwann zu uns zurück wie ein Bumerang – doch die Zusammenhänge überblicken wir meist nicht und erkennen meist auch nicht die Ursache für das, was uns gerade wieder scheinbar zufällig „zufällt".

Was und wie man sät, erntet man, und wie man in den Wald hinein „denkt", so hallt es zurück.

Da gute, wohlwollende und mitfühlende Gedanken zu guten Ergebnissen führen und den Körper harmonisieren und stärken, sind wir in der Lage, jeden Teufelskreis zu durchbrechen und ihn in eine Glücksspirale zu transformieren. Wenn wir den Teil in uns finden, der mit der Disharmonie mitschwingt, und diesen Missklang in uns in Harmonie, in Einklang umwandeln, sind wir aktiv am Gesundungsprozess beteiligt. Die Mantramedizin ist eine effektive Methode, um Einklang zu erzeugen. Ein Körper in Harmonie ist gesund.

Aus Einklang entsteht leichter ethisches, tugendhaftes Handeln. Liebe, Wohlwollen, Mitgefühl, Wertschätzung, Anteilnahme und Hilfe führen zu Einheit und Harmonie. Sie fördern das Wohlergehen der einzelnen Person selbst, der Familie, des Umfeldes und der Gesellschaft und führen so zu Frieden. Jeder von uns kann aktiv und einfach zur Harmonie und Gesundung beitragen, indem er seine geistige oder körperliche „Verspannung" findet und bewusst heilt. Sät man Gerste aus, so bekommt man Gerste und keinen Weizen. Was wir im täglichen Leben ernten, haben wir zuvor gesät beziehungsweise als Ursache gesetzt.

Und so wächst natürlich auch bedingt durch unsere oft verirrten oder getrennten Gedanken viel Unkraut, ohne dass wir dies wirklich wollen. Aber das ist normal – es ist, wie es ist. Es ändert jedoch nichts an der Gesetzmäßigkeit, die wir günstig für uns nutzen dürfen, indem wir mehr Aufmerksamkeit und Bewusstsein in unsere Wahrnehmung und unsere Gedanken bringen.

Dabei ist es hilfreich zu verstehen, dass die größte Herausforderung unsere eingeschliffenen Gewohnheiten darstellen. Wie Klebstoff halten sie uns in immer mehr vom Gleichen fest. So versuchen wir unsere Konflikte und Probleme auf dem Boden der immer gleichen Grundüberzeugungen und Gedanken zu lösen.

Was Sie mit dem Geschenk des Lebens anfangen, ist Ihr Beitrag für das Feld

Gedanken sind die größten Kräfte im Universum. Konstruktive, wohlwollende, von Sattva durchdrungene Gedanken verändern, erneuern, bauen auf und unterstützen das Leben in all seinen Ausprägungen.

Wohlwollendes Miteinander der Menschen führt zu Glück, Wohlstand und Frieden für alle.

Der Gedanke ist die wichtigste Kraft hinter der gesamten Schöpfung. Die Welt ist quasi eine Manifestation eines Ursprungsgedankens. Gedanken haben unvorstellbare Auswirkungen. Sie bewegen sich blitzschnell – schneller als das Licht – in alle Richtungen. Sie dringen in den Geist von Menschen ein und haben die Kraft, im nächsten Augenblick die Welt zu verändern. Gedanken, die in Worte gefasst und ausgesprochen werden, breiten sich immer weiter aus wie Wellen, die von einem ins Meer stürzenden Meteoriten aufgetürmt werden. Sie können Tsunamis neuer Gedanken mit verheerenden Wirkungen bei anderen Menschen auslösen.

Gedanken sind zeitlos. Die machtvollen Gedanken von Religionsstiftern aus ferner Vergangenheit sind weiter im großen Feld gespeichert und formen noch heute das Bewusstsein vieler Menschen. Manche begeistern, inspirieren und bereichern das Leben, andere wirken als Mahnung. Ein riesiges Meer von Gedanken umgibt uns. In manchen Gedanken gehen wir auf (Sattva) und unser Leben floriert, andere Gedanken schränken es ein. Jeder hat seine Gedankenwelt, in die er verstrickt ist oder die ihn trägt.

Den inneren Kompass auf die Quelle ausrichten

Gedanken sind etwas sehr Lebendiges. Je konzentrierter, gerichteter und fokussierter Gedanken ausgerichtet sind, desto schneller führen sie zu Ergebnissen und tragen Früchte.

Gedanken sind gleichzeitig etwas sehr Solides. Jeder Gedanke hat Gewicht, Gestalt, Form, Größe, Farbe, Eigenschaft und Kraft. Wir können Gedanken fast so austauschen wie ein Pfund Äpfel, das wir jemandem in die Hand geben. Ein Gedanke ist wie ein Gegenstand. Wir können nützliche, das Leben bereichernde Gedanken übergeben und auch wieder zurücknehmen. Gedanken sind zugleich dynamische Kräfte, die sich wie die Schwerkraft bewegen und Menschen mitreißen können. Die ungeheure Kraft von Gedanken kann Grundüberzeugungen und Einstellungen transformieren, Kräfte im Körper harmonisieren und ausgleichen und Gesundheitsprozesse einleiten.

Gedanken sind Schwingungen mit Auswirkungen auf das eigene Leben und auf das Leben anderer. Ihre Qualität, positiv oder negativ, entscheidet darüber, ob das Leben bereichert wird oder sich zusammenzieht und verengt. Wir können immer wieder neue Gedankenwellen und Welten schaffen, die globale Veränderungen höchsten Ausmaßes nach sich ziehen. Wir können uns auf intuitive Weisheit einstimmen und damit ein Feld vergrößern, das seit jeher existiert.

„Wenn die Nahrung rein ist, wird auch der Gedanke rein." - Swami Sivananda

Gedanken sind feine Kräfte. Ein Mensch mit reinen (sattvischen) Gedanken spricht sehr kraftvoll, hinterlässt einen Eindruck im Geist seiner Zuhörer und kann so ihr Leben auf eine höhere Schwingungsebene bringen. „Ein reiner Gedanke ist schärfer als eine Rasierklinge. Übe dich darin, stets reine und erhabene Gedanken zu haben, denn so dienst du der Welt am besten", sagt Swami Sivananda. Menschen, die Gedanken von Hass, Eifersucht, Rachsucht, Selbstsucht und Boshaftigkeit (Rajas) haben, sind gefährliche Menschen. Sie bringen Unruhe und Böswilligkeit in die Welt. Solche Gedanken erzeugen verzerrte Bilder im Geist, verdunkeln das Verstehen und verdrehen den Verstand.

Ersetze weltliche Besorgnis durch Gedanken an die Quelle.

Edle, heilige, wohlwollende Gedanken (Sattva) sind für uns alle förderlich. Sie verstärken das Feld all derer, die uns im Denken ähnlich sind. So können wir, ohne die Wirkungen unseres Tuns zu kennen, große Kräfte in Bewegung setzen, die das große Ganze stärken. Deshalb sind wir eingeladen, uns mehr auf „heiligen Gleichmut", heitere Gelassenheit oder fröhliche Gemütsruhe auszurichten. Noch konkreter wird es, wenn wir unseren inneren Kompass ganz klar auf das Wachstum hin zur Quelle ausrichten, sprich auf Gott selbst.

Gedankendisziplin als Wissenschaft der Gesundheit

Die Zellen unseres Körpers erledigen ihre Aufgaben ohne unser bewusstes Zutun. Doch über das zentrale Nervensystem sind alle Zellen auf die eine oder andere Weise mit dem Gehirn beziehungsweise mit unserem Geist vernetzt. Jeder geistige Impuls, jeder Gedanke überträgt sich auf die Zellen. So entscheiden wir mit jedem Gedanken, ob unsere Zellen in Balance sind oder gar tanzen oder ob sie sich zusammenziehen und ihre Aufgaben nicht mehr richtig erfüllen können. Verwirrung, Niedergeschlagenheit und depressive, hoffnungslose Gedanken versetzen die Zellen in ungünstige Schwingungen. Kommt dann noch zumeist disziplinlos gegessene schlechte Nahrung dazu, beschleunigt sich eine Teufelsspirale nach unten. Der Geist füllt sich mehr und mehr mit Furcht, Frustration, Angst und Verzweiflung.

Gedankenschwingungen sind nichts anderes als schnelle Oszillationsbewegungen physikalischer Partikel. Ausgesendet entwickeln sie Kräfte, die stärker sind als Elektrizität. Sie bestimmen das Leben, formen den Charakter und gestalten damit das Schicksal des einzelnen Menschen wie auch der Gesellschaft. Wenn Gedanken zum Guten transzendiert werden, wirkt die Intuition und Selbsterkenntnis reift. Angelegte Potenziale können entdeckt und gestaltet werden. Wir erkennen unser schöpferisches Potenzial und werden selbst zum Schöpfer einer von uns bestimmten Realität. Aber vor allem wachen wir auf, werden zum wachen Beobachter des Netzwerks, in das wir verstrickt sind, lüften die Schleier und nähern uns dem Wissen, dass nur wir es sind, die der Welt und den äußeren Dingen ihren Glanz geben (sattvisch gereifte Erkenntnis). Bitterkeit und Süße liegen nicht in äußeren Dingen, sondern in unserem Geist – sie werden von unseren Gedanken geschaffen.

„Der Mensch sät einen Gedanken und erntet eine Handlung. Er sät eine Handlung und erntet eine Gewohnheit, er sät eine Gewohnheit und erntet einen Charakter. Er sät einen Charakter und erntet ein Schicksal. Daher ist das Schicksal dein eigenes Werk. Du hast es geschaffen, du kannst es aufheben, indem du edle Gedanken pflegst, tugendhaft handelst und deine Denkweise änderst."

- Swami Sivananda

Gefangen im Klebstoff der Vergangenheit

Wir entscheiden, ob wir dem quasi automatischen Sog der Gewohnheiten (Tamas), die sich in der Vergangenheit in unseren Tagesablauf eingeschlichen haben, ewig weiter folgen oder ob wir Neugierde und Abenteuerlust (Rajas) unsere Aufmerksamkeit und Gedankenkraft schenken. Hier hilft uns die dynamische Kraft von Rajas, den Klebstoff der Gewohnheiten zu lösen. Vergleichbar mit der Kraft der Erdanziehung zieht es uns immer wieder zu den gleichen Lebensumständen, gefilterten Wahrnehmungen und Gedanken. Die gute Nachricht lautet, dass wir sie lenken können, wenn wir dies wollen und eine Entscheidung treffen, sie ernsthaft auch in praktische Handlung umzusetzen. Die Mantramedizin gibt uns die nötigen Tools und Microchallenges an die Hand, um uns Stück für Stück einer neuen, von uns initiierten Zukunft zu nähern.

Das sattvische Wissen um die Grundlagen der Schöpfung ist dabei nicht nur hilfreich, sondern erforderlich, um unsere Position als Welle im Ozean zu verstehen. Denn es ist und bleibt unser Geist, der den äußeren Dingen den Geschmack, die Farbe, die Gestalt und die Eigenschaften gibt. Ich bin es, der den äußeren Objekten und der Welt insgesamt ihren Glanz gibt. Alles entspringt meiner Haltung und Vorstellungskraft: Freund und Feind, Ärger und Freude, Leichtigkeit und Schwere, Offenheit und Verschlossenheit, Tugend und Laster. Ich selbst erschaffe mir die Welt von Gut und Böse, Freude und Schmerz. Sie geht nicht von den Dingen aus, sondern hängt von meiner geistigen Entwicklung, Reife und Einstellung ab. Meine Vorstellung macht etwas süß oder bitter. Ich entscheide, ob ich das Glück, die Liebe, die Dankbarkeit (Sattva) in mir sehen und spüren möchte oder das Gegenteil.

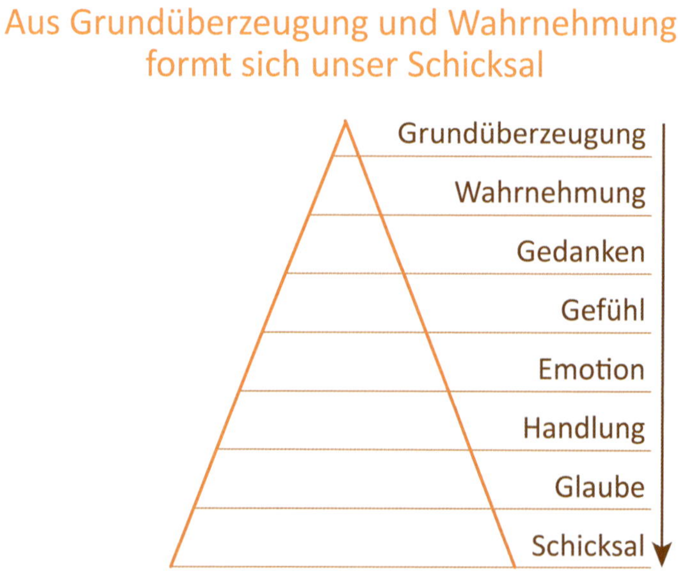
Aus Grundüberzeugung und Wahrnehmung
formt sich unser Schicksal
Grundüberzeugung
Wahrnehmung
Gedanken
Gefühl
Emotion
Handlung
Glaube
Schicksal

Abb. 1: Aus Grundüberzeugung und Wahrnehmung formt sich unser Schicksal

Gedanken formen den Charakter

Mit jedem negativen Gedanken verlieren wir an Kraft.

Gedanken sind die Bausteine, aus denen sich unser Charakter formt. Ein starker Charakter wird gebildet durch starkes, vornehmes und moralisch vortreffliches und wohlwollendes Denken und Handeln (Sattva).

Ein guter Charakter ist die Frucht unermüdlicher persönlicher Anstrengung und letztlich der Energie, die wir in sie investieren. So formen unsere Gedanken unsere Zukunft. Wie man denkt, so wird man. Der Gedanke entscheidet, ob ich mein Sattva zum Leuchten bringe oder ob ich zulasse, dass mein Rajas mich aus dem Jetzt katapultiert und mich unaufhörlich unnötige Dinge tun lässt oder dass mein Tamas mein Leuchten umhüllt. Es ist unsere Entscheidung – Tag für Tag. Sattvische Gedanken fördern Einsichten und Gefühle von Verbundenheit mit der Quelle. Sie lassen uns das vorhandene Glück spüren und erheben uns. Das Leben kann sich in seiner schönsten Weise entfalten. Ich bin das, was ich denke. Ich bin das, was ich anrufe. Ich bin Bewusstsein, Glück, Liebe, Weisheit. Ich bin (*Soham*).

Kapitel 2
Die Macht von Intention und Ausrichtung

Wir können heute beobachten, dass wir als Menschen mit ganz unterschiedlichen Grundüberzeugungen unser Leben und die Welt betrachten. Sie sind in ihrer Qualität fast ausschließlich den beiden Energieprinzipien von Rajas und Tamas zuzuordnen, auf die wir später noch näher eingehen werden. Diese Grundüberzeugungen bestimmen, wie wir unsere Mitmenschen und uns selbst wahrnehmen und welche Handlungen daraus folgen. Manche sind dabei sehr erfolgreich. Sie haben sich durch Erfahrungen Wissen angeeignet und damit sattvisch durchdrungene Einstellungen erworben, die ihnen das Leben und den Umgang mit sich selbst und anderen Menschen leicht machen. Ihr Leben floriert. Andere haben Überzeugungen, die wie Klebstoff (Tamas) an ihnen haften und ihr Leben blockieren und einschränken. Sie gehen mit einer inneren Haltung und mit Einstellungen durch den Alltag, die ihre Talente und Potenziale und damit oft ihr Glück im Keim ersticken. Das Leben findet dann fernab der mitgegebenen Möglichkeiten statt. Warum ist das so? Und sind solche Einstellungen, die unser Schicksal in so gravierender Weise beeinflussen, veränderbar?

Ja, sie sind es durch die drei Ebenen, durch die sich Mantramedizin definiert: Wissen, Gunamanagement, Ausrichtung des inneren Kompasses und Körperbewusstsein beziehungsweise sorgfältiger und achtungsvoller Umgang mit dem Körperhaus, in dem wir wohnen.

Immer mehr Menschen erkennen heute, dass ihnen wertvolle Tools zur Verfügung stehen, wenn sie ihr Leben transformieren und neu ausrichten wollen. Bei den meisten bleibt es jedoch bei dem frommen Wunsch und guten Vorsätzen. Sie kennen zwar die Werkzeuge, aber ihnen fehlen Mut und Entschlossenheit zur praktischen Umsetzung.

In unserer aktionsbezogenen Gesellschaft sind die meisten davon überzeugt, dass sie mit noch mehr Handlung im Außen (Rajas) ihr Leben wesentlich verändern können. Mit immer mehr Kraft und mehr vom „Gleichen" überschätzen sie die Wirksamkeit ihres äußeren Handelns, landen oft im Burnout und werden auf jeden Fall dadurch nur selten glücklicher und gesünder. Es ist beeindruckend, wie radikal Menschen ihr Handeln ändern können, dann aber doch immer wieder zu den gleichen Ergebnissen kommen.

Um das Leben grundlegend und nachhaltig zu verändern, spielen Rückzug, Fokussierung und Kontemplation zunächst eine entscheidende Rolle. Es gilt, innezuhalten und den Blick nach innen zu wenden, um über die eigene Einstellung, tiefsitzende, unreflektierte Überzeugungen und die Möglichkeiten, sie zu verändern, nachzudenken.

Wer bereit ist, Mut aufzubringen und die eigenen Selbsturteile, Wertungen, Intentionen und Willensimpulse anzuschauen, die immer wieder zu den gleichen, sich wiederholenden Ergebnissen geführt haben, der ist bereits einen großen Schritt weiter. Dabei geht es nicht um Richtig oder Falsch, Gut oder Böse, sondern nur um die Einsicht: Ist mein Denken über mich und andere günstig oder ungünstig für mein Leben? Erleichtert und bereichert es mein Leben und bringt es zum Florieren oder schränkt es meine Entwicklung ein und macht mich krank?

Bringt mein Denken über mich und andere Menschen meine Zellen zum Tanzen oder zum Weinen?

Wenn wir tiefer in dieses Thema einsteigen, merken wir, dass wir Menschen uns diesbezüglich in sechs Punkten unterscheiden:

1. Wir haben erkannt, dass uns tiefe, lebensbestimmende Überzeugungen leiten und dass sie unser Leben in seinen Möglichkeiten einschränken.
2. Wir haben erkannt, welche Überzeugungen dies sind, und können sie in Rajas und Tamas unterteilt benennen.
3. Wir sind uns der umhüllenden Überzeugungen und der dahinter strahlenden sattvischen Essenz im jeweiligen Moment bewusst.
4. Wir wissen genug über unsere Möglichkeiten und die Werkzeuge, mit deren Hilfe wir unsere Überzeugungen grundlegend verändern können.
5. Wir haben ein Bild einer möglichen Zukunft vor Augen und können vorfühlen, was wir im besten aller Fälle erwarten können.
6. Wir sind entschlossen, fühlen uns in der Lage, unsere Überzeugun-

gen zu verändern, und wollen dies nun nicht nur versuchen, sondern wirklich tun.

Welches sind nun die häufigsten lebenseinschränkenden Grundüberzeugungen, die ich in meiner täglichen Praxis kennengelernt habe? Kaum eine Einstellung hat so tiefgreifende Auswirkungen auf das Schicksal wie die folgende Trilogie:

- Ich bin nicht in Ordnung, wie ich bin.
- Ich bin wertlos.
- Ich habe es nicht verdient.

Diese drei auf Tamas beruhenden Einstellungen haben zur Folge, dass ich entsprechend der Resonanz- und Polaritätsgesetze mit einer Realität konfrontiert bin, die mir genau diese Haltung (der Wertlosigkeit) und ein entsprechendes Leben mit unaufhörlichen, frustrierenden Kompensationshandlungen (Ich muss … tun, um …) widerspiegelt.

Unsere Einstellung bestimmt unsere Wahrnehmung und damit unsere Realität.

Von sehr großer Bedeutung ist in diesem Zusammenhang auch die Erkenntnis, dass unsere Wahrnehmung bereits durch unsere Einstellung gefärbt ist. Wenn ich mich morgens entscheide, die graugefleckte Opferbrille des „Jammerns und Klagens“ (Tamas) aufzusetzen, werde ich durch sie natürlich nur die grau gefärbten Objekte sehen, die mit meiner Stimmung in Resonanz gehen. Vereinfacht gesagt: Ich sehe nur den umgefallenen Mülleimer und nicht die daneben blühende rote Rose und ich wundere mich, dass heute alle so schlecht gelaunt sind und dass es wieder einmal so viel zu beklagen gibt. Umgekehrt filtert eine durch das Glückspilzbewusstsein gefärbte rosarote Brille die Wahrnehmung in einer Weise, in der sich inneres Glücksempfinden in äußerer Fülle widerspiegelt.

Kapitel 3
Das Glückspilzbewusstsein – Manifest der Fülle

Ein Bewusstsein der Fülle und die innere Einstellung eines Glückspilzbewusstseins erscheinen oft wie eine Gnade, können aber ohne Weiteres durch harte Arbeit ins Bewusstsein eingeflochten werden.

> „Ich bin ein strahlender Diamant – ein Glückspilz – liebenswert ... so wie ich bin."

Diese Einstellung vermittelt ein Lebensgefühl von Fülle und Dankbarkeit, von Freude an sich selbst und den Mitmenschen (... ich darf so sein ...). Mit dieser Haltung werden uns Rückschläge zwar betrüben, aber sie werden uns nicht am Wert unserer Existenz oder Person zweifeln lassen. Mit dieser sattvischen Einstellung gehen wir in Resonanz mit der vorhandenen und wahrhaftigen Fülle um uns herum. Das Leben wird leichter und Visionen können sich kraftvoll verwirklichen. Das in diesem Buch vermittelte Wissen soll einen Grundstein legen, die dahinterliegende Wahrheit auch persönlich zu erfahren. Denn klar ist und bleibt, dass wir mit einem Mangelbewusstsein einem gravierenden Irrtum unterliegen.

Alles ist da. Das ist die absolute Wahrheit. Ich muss nirgendwo hin – ich darf erkennen, dass ich schon da bin und dass es an nichts fehlt. Ich muss nirgendwo hin, ich muss nichts tun. Aber ich bin eingeladen, mein „Hiersein", meine „Präsenz" in jedem Augenblick durch sattvisches Verhalten zu feiern. Mein Glück zu begreifen und zu feiern. Das Glück des Lebens wertzuschätzen, indem ich auch das Geschenk des Körpers achte, indem ich jeden Schaden, beispielsweise durch schädliche Nahrung, von ihm fernhalte.

Ein Yogi betrachtete einmal die Wahrscheinlichkeit, mit der eine Schildkröte, die irgendwo im Ozean schwimmt, irgendwann genau in der Mitte eines Schwimmrings auftaucht, der ebenfalls irgendwo in einem der Weltmeere schwimmt. Genauso gering ist die Wahrscheinlichkeit, dass Sie als Mensch in Ihrer jetzigen wunderbaren Form genau in diese Familie an diesem Ort in dieser Welt geboren wurden und nun in dieser Form hier Erfahrungen machen und „haben und sein" dürfen. Was für ein wunderbares Glück!

Das Glückspilzbewusstsein als Schlüssel zum Glück

Glück entspringt nicht dem, was wir von außen erhalten, uns erarbeiten oder geschenkt bekommen, sondern Glück ist sattvische Erkenntnis – sie fließt in das ein, was wir hier und jetzt in unserer Präsenz erfahren und tun.

Was könnte es rückblickend heißen, ein glückliches und erfülltes Leben gelebt zu haben? Wie viel Glücklichsein habe ich mir in meinem Leben erlaubt und zugestanden? Wie viele echte Glücksmomente fallen mir spontan ein? Muss ich lange darüber nachdenken, wann ich in diesem Jahr einmal ein „Juchu"-Gefühl hatte? War nicht mehr drin, als ich letztlich selbst zugelassen habe? Ist jetzt noch Zeit, es zu ändern?

Stellen Sie sich vor, Sie besäßen Aladins Wunderlampe und könnten sich jetzt noch auf den letzten Metern alle Träume und Wünsche erfüllen. Was genau würden Sie sich wünschen? Mehr Geld, ein Haus, Zeit mit dem perfekten Partner oder eine Weltreise? Nachdem Sie sich alle erdenklichen Wünsche erfüllt haben, wären Sie dann für immer glücklich? Die Glückswissenschaft sagt: nein. Nur zehn Prozent unseres Glücks hängen von äußeren Faktoren und materiellen Gütern und Umständen ab.

Was also macht uns wirklich glücklich? Was löst „Juchu"-Gefühle in uns aus? Das tiefgreifende Gefühl der Lebendigkeit und Vitalität fließt aus unserem tiefsten Inneren in die Welt und in das ein, was ich gerade tue und erfahre. Ich brauche Präsenz und Achtsamkeit, um es wahrnehmen zu können (Sattva). Ignoranz, dumpfes Zurücklehnen oder Überaktivität hilft mir nicht. Die wache sattvische Präsenz für das, was da ist, schenkt mir die intensiven Momente, an die ich mich später noch erinnere.

„Selbst wenn du im größten Reichtum lebst, hilft dir das alles nichts, wenn dir in deinem Herzen etwas fehlt."
- Dalai Lama

Um diese erfahrbare, glückliche Lebendigkeit und Vitalität wieder in Ihrem Leben zu entfachen. braucht es immer wieder die Rückbesinnung auf das Wissen und die Erkenntnis, dass alles da ist und immer schon da war. Wir sind es, die den Dingen in der Welt ihren Glanz geben. Wir sind ganz allein verantwortlich für die Realität, die wir um uns herum schaffen. Je wacher und achtsamer wir unsere Zeit gestalten, desto klarer wird uns das Netzwerk unserer selbst geschaffenen Synchronizitäten. Wer kennt nicht das Gefühl, nach einer langen Bergwanderung durstig und verschwitzt einen klaren Bergsee zu erreichen? Die ersten Wassertropfen und dann der Sprung ins kalte Nass. Eine mutige Rajas-Aktion mit sofort spürbarem sattvischem „Frische"-Erfolg. Erfrischt, wach und klar beschenkt uns unser Körper mit großartigen Gefühlen.

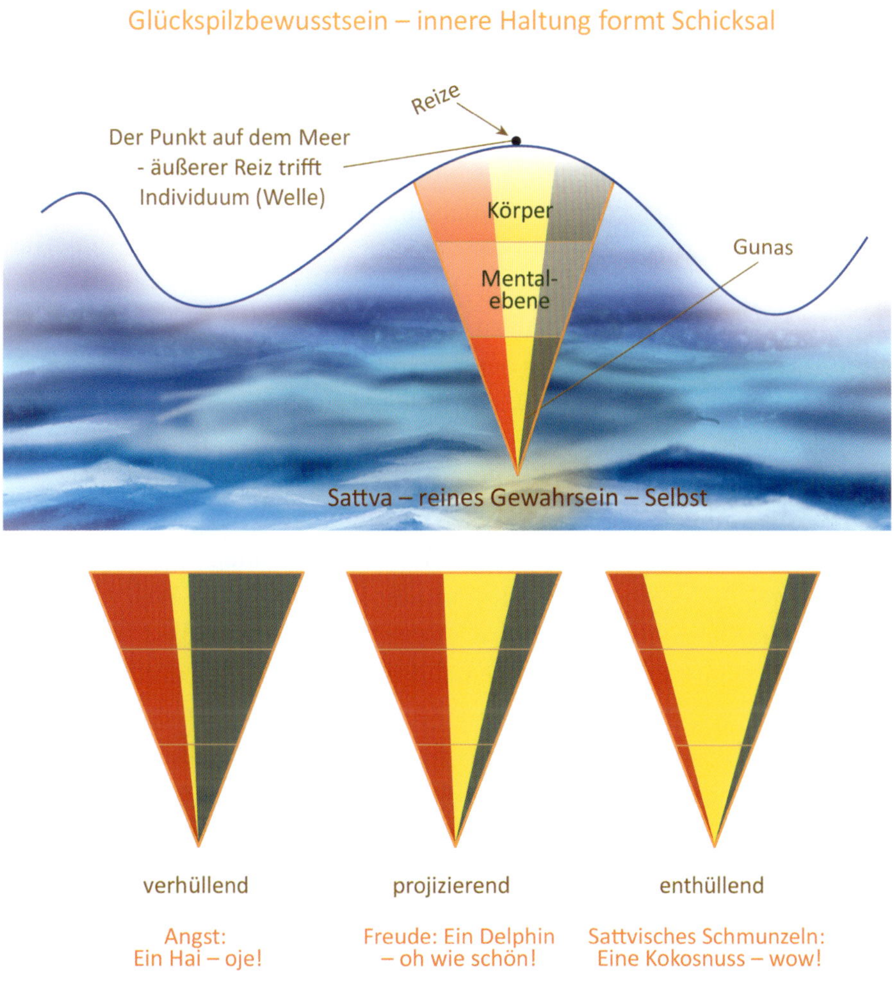

Abb. 2: Ich sah einmal ein schwarzes Etwas auf den Wellen tanzen und dachte im ersten Augenblick voller Freude: „Oh wie schön, das kann nur ein Delfin sein!" An einem anderen Tag, an dem ich mich nicht gut fühlte, sah ich ein ähnliches Objekt und dachte: „Oje, ein Hai!" Später stellte sich immer heraus, dass es nur eine Kokosnuss war …

Der Diamant – das Geschenk des Lebens

Sie sind als strahlender Diamant auf der Erde erschienen. Sie sind das wunderbare spirituelle Wesen, das hier und jetzt eine menschliche Erfahrung machen darf. Wow – was für ein Geschenk! Was für ein Glück! Sie sind ein Glückspilz! Nun sind Sie eingeladen, hinzuschauen und dieses Geschenk zu erforschen. Ihre einzige und vornehmste Aufgabe besteht darin, Ihr Strahlen in die Welt zu tragen, indem Sie den Diamanten vom Staub (Tamas) befreien, der sich darauf abgesetzt hat. Dann kann Ihr Strahlen die Welt erleuchten und bereichern. Ihr Diamant besitzt zwölf Facetten, die Sie nun polieren können. Es sind zwölf innewohnende Qualitäten, Anlagen, Potenziale oder Werkzeuge, die Ihnen, wenn Sie sich ihrer bewusst sind, für Ihr Leben und Ihr Glück zur Verfügung stehen. Einige davon haben Sie vielleicht bereits kennengelernt. Ich möchte sie an dieser Stelle kurz beschreiben, da sie ein wertvoller Schlüssel zur Entfaltung Ihrer Möglichkeiten sind. Sie haben Rajas-Dynamik, sind aber tiefgreifend sattvisch durchdrungen und helfen Ihnen, sich selbst besser kennenzulernen und zu erforschen.

Mantramedizin ist eines der wertvollsten Instrumente, die wir haben, um uns dieser Qualitäten wieder bewusst zu werden und Klarheit darüber zu erlangen, was alles in uns angelegt ist und darauf wartet, gesehen, von seinen Staubschichten (Tamas) gereinigt und poliert zu werden.

Nur wer den Mut zur Veränderung hat und bereit ist, den Sprung mutig zu wagen, dem wachsen Flügel.

Mit Mut und Tapferkeit können wir uns auf den Weg machen, uns zu erden, um dann souverän mit der Welt in Verbindung zu gehen und mit Mitgefühl, Kreativität und Kraft unser Leuchten in die Welt zu tragen. Fleißig und achtsam können wir einen Beitrag leisten, die Dinge in uns und um uns herum in Balance zu bringen, zu versöhnen und zu wandeln und neuen Sinn und Erkenntnis zu erlangen. Mit Vertrauen, Ausdauer und Fokussierung auf das Wesentliche können wir dann authentisch, frei und selbstbestimmt unseren Auftrag erfüllen.

Diese Schätze, Qualitäten, Werkzeuge oder Potenziale wurden uns mitgegeben – alles ist da und wir sind eingeladen, sie nun anzuwenden.

- Tapferkeit und Mut
- Erdung und Verwurzelung
- Verbundenheit und Kommunikation
- Fürsorge, Hingabe und Mitgefühl
- Kraft, Kreativität und Ausstrahlung

- Fleiß, Achtsamkeit und Dankbarkeit
- Diplomatie, Balance und Versöhnung
- Wandlungsfähigkeit, Transformationsbereitschaft und Idealismus
- Neugierde, Toleranz und Sinnsuche
- Reduktion, Ausdauer und Fokussierung
- Unabhängigkeit, Freiheit und Selbstbestimmung
- Urvertrauen und Allverbundenheit

Kapitel 4
Die Gunas im Spiegel der Kräfte, die wirken

Das Leben gleicht meist einem Fluss ständig strömender Geisteszustände, Gedanken und Gefühle. Manchmal fühlen wir uns deprimiert, müde, denkfaul, träge und verwirrt. Oft sind wir auch zerstreut, unruhig, gestresst, frustriert und unkonzentriert. Nur selten einmal fühlen wir uns wirklich wach, klar, ruhig, frei, leicht, souverän, dynamisch, kreativ oder nur einfach grundlos glücklich. Häufig beobachten wir, dass von einem Moment zum anderen die Klarheit umschlägt und sich vernebelt und dass plötzlich eine seltsame Traurigkeit die Leichtigkeit umhüllt, ohne dass sich äußere Umstände geändert haben. Oder wir sind gestresst und aufgewühlt und plötzlich setzt ein innerliches Schmunzeln einen dynamischen Prozess in Gang und wir fühlen uns von einem Moment zum nächsten souverän, ausgeglichen und stark in unserer Mitte verankert. Wer oder was schafft diese Gemüts- oder besser gesagt Geisteszustände? Sind wir diesen rätselhaften Kräften ein Leben lang ausgeliefert oder können wir gezielt Einfluss darauf nehmen?

„Ein erfolgreiches und erfülltes Leben erfordert eine sattvische Lebensweise. Dabei kannst du nicht alles haben, was du willst, aber du wirst mit dem, was passiert, sehr gut leben können."
- James Swartz

Können wir diese Kräfte so handhaben, dass wir viel häufiger als bisher einen angenehmen Geisteszustand genießen können und gleichzeitig ein ausreichend hohes Maß an Kraft, Wachheit und Klarheit (Sattva) in uns tragen, um zu verhindern, dass negative Gedanken und Ausrichtungen (Rajas/Tamas) zu negativen, unangenehmen und das Leben einschränkenden Geisteszuständen werden?

Gemäß den Lehren des Vedanta steuern drei Energieprinzipien alle Erscheinungsweisen der Natur. Sie bestimmen unsere Wahrnehmung, unser Empfinden und unseren Lebenserfolg. Das Wissen um die drei

Energieprinzipien ist einer der großen Schlüssel für ein erfülltes, glückliches Leben.

Ein erfolgreiches und erfülltes Leben erfordert eine sattvische Lebensweise

Wir sollten uns immer wieder aufs Neue gewahr sein, dass, wenn wir von einem negativen Geist geplagt werden, wir ihn selbst verursacht haben. Auch wenn es so aussieht, als könnten wir nichts dafür, kommt er nicht von außen, sondern wir haben ihn verursacht (Karma).

Wenn wir also die Zusammenhänge erkennen und wissen, was wir tun, können wir Maßnahmen ergreifen und unser Handeln ändern. Wenn wir uns Wissen über die Zusammenhänge aneignen, wissen wir, wie die Gunas funktionieren, erkennen, wie Karma funktioniert, und haben damit unser Leben in selbst der Hand.

Das Wissen um die drei Qualitäten (Gunas), die unser Leben bestimmen, basiert auf sorgfältiger Beobachtung und Analyse von Erfahrungen, die interessierte Menschen auf dem indischen Subkontinent bereits vor Jahrtausenden machten und niederschrieben. Die vedischen Schriften sind bereits mehrere Jahrhunderte vor der christlichen Ära entstanden. Die Bhagavadgita, die heilige Schrift der Hindus und eine der größten Wissenssammlungen unseres Planeten (auch der Gesang Gottes genannt), hat das Wissen um die Gunas weiterentwickelt und ist ganz nach dem Gunamodell aufgebaut.

Karma: Jede Ursache, die wir setzen, führt zu einer Wirkung.

Dabei geht es um die Wissenschaft der Energien, die das Leben formen, und darum, sich Wissen über Dharma und Freiheit von karmischen Einschränkungen anzueignen. Mit diesem Wissen können wir Werkzeuge zur Selbsterforschung und Erkenntnis des Selbst anwenden, um zur Erleuchtung zu kommen. Erleuchtung bedeutet in diesem Zusammenhang, Unwissenheit und ihre Auswirkungen zu erkennen und abzulegen. Mit Unwissenheit ist gemeint, dass es uns gelingt, uns von den Umhüllungen (Tamas) und Projektionen (Rajas) mehr und mehr zu befreien, sodass unsere Wahrnehmung weniger durch Vorurteile, Überzeugungen, Glaubenssätze und Emotionen verzerrt ist. Wenn wir unser System ernsthaft auf Transformation ausrichten, indem wir uns diesem nützlichen und lebensdienlichen Wissen nachhaltig zuwenden, dann werden wir erkennen, dass unsere wahre Natur reines Gewahrsein (Sattva) ist.

Bewusstsein modelliert die Schöpfung

Nach der vedantischen Schöpfungslehre gab es zunächst nichts außer Bewusstsein beziehungsweise reinem Gewahrsein. Es war schon immer da und schon immer so. Doch mit dem Urknall veränderte sich alles. Und jetzt wird es zunächst etwas kompliziert. Daher werde ich in den nächsten Abschnitten versuchen, das an dieser Stelle Entscheidende mit immer wieder ähnlichen Begrifflichkeiten immer wieder aus anderer Sicht zu beleuchten, bis es tief genug ins Verständnis eingedrungen ist.

Die Welt hat sich also aus reinem Bewusstsein – quasi aus der Existenz – heraus entwickelt. Die Macht der Schöpfung innerhalb des reinen Bewusstseins (Existenz) wird Maya genannt. Maya erschafft die Welt aus dem Bewusstsein (der Existenz) heraus. Maya ist somit die Urmaterie und gleichzeitig quasi die Intelligenz, die sie formt. Maya transformiert Bewusstsein zu Materie.

Maya ist dabei grobstofflicher als das Bewusstsein. Das Bewusstsein modelliert mithilfe von Maya die Schöpfung aus sich selbst heraus.

Maya besteht aus drei grundlegenden Energieformen: Sattva, Rajas und Tamas. Jede dieser Energieformen hat eine bestimmte Qualität. Diese Qualitäten erschaffen alles. Sie sind in allem enthalten, sie sind alles, was ist. Sie formen unser Sein, unsere Wahrnehmung, unser Befinden, unseren Körper, alle Aspekte unseres Lebens in jedem Augenblick.

Wohl dem, dem es gelingt, seine Gunas zu verstehen und zu managen!

Maya ist reflektiertes Bewusstsein

Das bedeutet, dass wir selbst aus unserem Bewusstsein heraus die Welt der äußeren Objekte erschaffen. Wie sich aus dem Ozean heraus Wellen aufbauen oder Strom die Lichtquelle eines Filmprojektors zum Leuchten bringt und auf der Leinwand dann ein Film als Spiegel einer Filmrolle abläuft, so formt sich die Welt der äußeren Objekte als Spiegel unseres Bewusstseins. Aber wir sind nicht eins mit der äußeren Welt, sondern wir sind das Licht, das den äußeren Dingen ihren Glanz (Sattva) oder ihren Schrecken (Rajas/Tamas) verleiht. In gewisser Weise kann man es auch mit einer Spinne vergleichen – sie webt ein Netz aus sich selbst heraus, so wie das Bewusstsein aus sich selbst heraus die Schöpfung modelliert oder reflektiert.

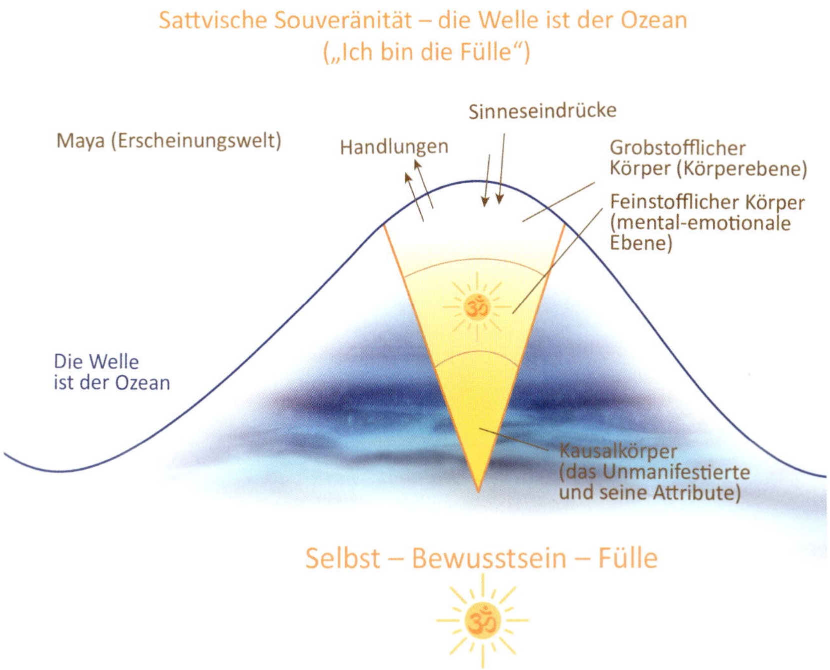

Abb. 3: Drei Ebenen des Menschseins (Kausalkörper/Mentalkörper/grobstofflicher Körper) als Dreieck in der Welle

Bewusstsein erscheint als „Welt" in drei aufeinanderfolgenden Phasen

In der ersten Phase erscheint Sattva – es ist reines, reflektierendes Bewusstsein. Sattvisches Bewusstsein ist der natürliche Urzustand des echten Selbst.

In der zweiten Phase wird Sattva durch Rajas, die projizierende Kraft, zurückgedrängt. Rajas ist quasi der Urknall, der den Spiegel des materiellen Gewahrseins zerschmettert. Als Ergebnis der sich vordrängenden Rajas-Qualität wird Sattva durch Rajas verunreinigt: Wissen und Klarheit vermischen sich mit Irrtümern und Unwissenheit.

In der dritten Phase trübt Tamas, das nicht reflektierende Bewusstsein, Sattva ein. Es umhüllt Sattva mit Unwissenheit und Verblendung und lässt es im Nebel zurücktreten.

„Sattva ist allwissend und ist die Blaupause für die ewigen Wahrheiten, Kräfte und Gesetze, die die Schöpfung, die drei Gunas, die fünf Elemente, die Lebewesen und das Karma strukturieren."
- James Swartz

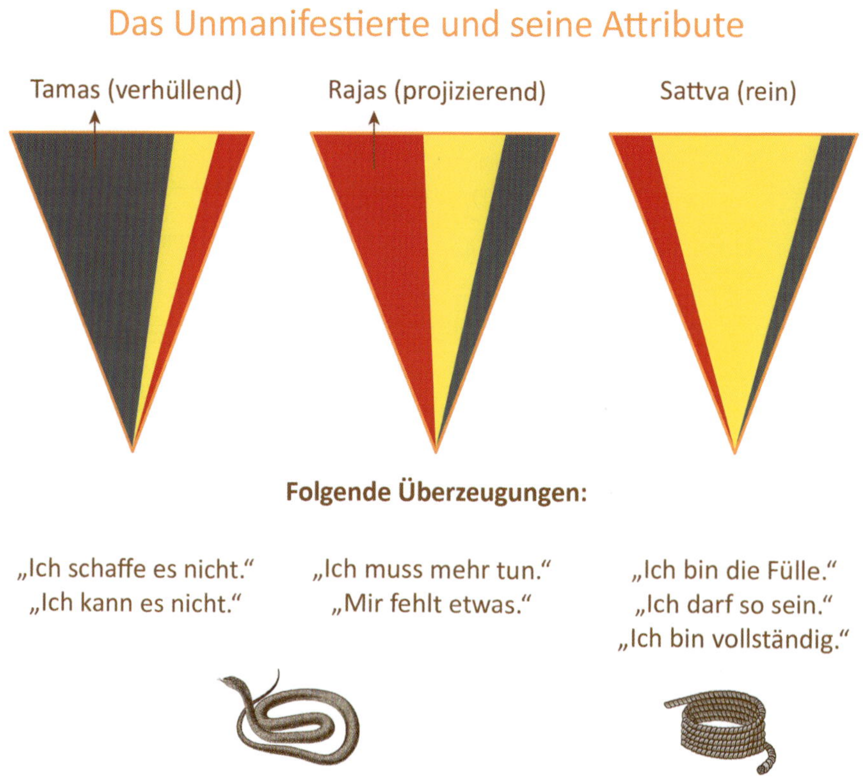
Das Unmanifestierte und seine Attribute
Tamas (verhüllend)
Rajas (projizierend)
Sattva (rein)
Folgende Überzeugungen:
„Ich schaffe es nicht.“
„Ich kann es nicht.“
„Ich muss mehr tun.“
„Mir fehlt etwas.“
„Ich bin die Fülle.“
„Ich darf so sein.“
„Ich bin vollständig.“

Abb. 4: Drei unterschiedlich vorherrschende Gunaqualitäten im Kausalkörper

a) Sattvische Souveränität (sattvisch geprägtes Bewusstsein; ich erkenne, dass die Welle der Ozean ist; „ich bin“ … die Fülle)
b) Rajasisch geprägtes „projizierendes“ Bewusstsein (ich identifiziere mich mit der Welt des Maya; „ich muss …, weil ich getrennt bin“; unvollständig im Mangel)
c) Tamasisch geprägtes „verhüllendes“ Bewusstsein (ich kann nicht …; mir fehlt …)

Gunamanagement – Erkennen und Schmunzeln

Die Gunas sind der Stoff, aus dem der Traum des Lebens gemacht wird. Sie formen unsere Persönlichkeit, unseren Körper, unsere Wahrnehmung und letztlich die Qualität unseres Alltags.

Woran erkennen wir nun, welches Guna gerade vorherrscht? Wie können wir die uns gerade dominierenden Qualitäten identifizieren, sodass wir unser Wissen um die Gunas zu unserem Wohl einsetzen können?

Sattva

Sattva ist die reflektierende, enthüllende Kraft. Sie lässt uns erkennen, dass wir bewusst sind und dass Glückseligkeit unsere Natur ist. Sattva erscheint als Spiegel der Materie – es spiegelt das Bewusstsein und damit auch das absolute Gute (Gott) leuchtend wider. Alles Gute, das wir hier auf unserem Planeten und in unserem Körper wahrnehmen und erleben, hat seinen Ursprung in Sattva. Sattva ist immer gut und rein und glücksverheißend. Glückseligkeit, die sich im feinstofflichen Körper beispielsweise im Geist oder im Herzen widerspiegelt, wird als Dankbarkeit, Zufriedenheit, Freude und Leichtigkeit erlebt. Solche Momente sind meist nur kurz, aber wir möchten sie in der Regel festhalten. Doch sie kommen und gehen, weil im Gleichgewicht der Kräfte auch Rajas und Tamas dazugehören, die eben auch nützliche Aufgaben haben. So ist unser Sein eine Mischung aus den drei Energiequalitäten und wir können uns glücklich schätzen, wenn wir uns durch erfolgreiches Gunamanagement immer wieder bei vielleicht 80 % Sattva einpendeln können.

Sattva spiegelt das Bewusstsein wider – die Schönheit, die Schönheit erst schön macht.

Ein sattvischer Geist sieht Schönheit in allem

Gefestigt in Sattva erfahren wir Stärke, Schönheit, Ausgeglichenheit, Sicherheit, Wärme, Freiheit, Mut, Offenheit, Ehrlichkeit, Empathie und Liebe ganz unabhängig von unserem Tun und Haben. Sattva richtet den Geist zum Wissen, zu Leichtigkeit und Freiheit aus. Es schafft eine wache wissensbasierte Infrastruktur. Sattvische Menschen sind wohlwollend, entgegenkommend, angenehm, selbstgenügsam und sie ruhen in sich selbst.

Ich muss nichts mehr tun oder haben, um zufrieden, mutig und klar zu sein, weil ich erkannt habe, dass ich diese Qualitäten selbst bin. Sie sind mein Wesen, ich selbst bin der Diamant, der leuchtet und sein Licht in die Welt trägt.

Sattvisch leben bedeutet, bewusst und mit Sinn seine Bestimmung zu leben

Sattvische Qualitäten wie Gelassenheit, Geduld, Wohlwollen oder innere Ruhe sind oftmals verdeckt. Wir können sie mit dem oben bereits beschriebenen Diamanten vergleichen, der manchmal mit Staub bedeckt oder verhüllt ist und erst wieder gereinigt und poliert werden muss, damit sein Leuchten die Welt zum Erstrahlen bringen kann. Wir sind diese Qualitäten und können sie nie verlieren, aber oft lassen wir zu, dass sie von Wolken des Tamas oder vom Staub des Rajas verdeckt werden. Spirituelle Entwicklung und Wachstum sind Prozesse der Aufdeckung unserer Qualitäten. Wir selbst entscheiden, wie die prozentuale Verteilung dieser Energien gerade ist, wie viel sattvische Energie wir durchscheinen lassen.

Dem Evolutionsprinzip folgend sind wir inzwischen nicht mehr nur eingeladen, sondern gerade jetzt im neuen Zeitalter massiv aufgefordert, eine beständige Anstrengung aufzubringen, um mehr Sattva in unserem Leben zuzulassen. Das ständige Bemühen um eine Stärkung dieser sattvischen Qualität kann mittels Mantramedizin (Wissen um die Gunas, Mantrameditation, Körperfürsorge) nachhaltig gelingen. So rücken wir immer näher an eine Verbindung mit unserer wahren Wesensnatur heran und können kreativ schöpferisch unser Dharma vollenden.

In dem Maße, in dem es gelingt, uns aus alten Gewohnheiten zu lösen und neue Gewohnheiten wie die Meditation in unser Leben einzuflechten, wird unsere sattvische Energie stärker und unser Leuchten lädt andere ein, es uns nachzutun.

Das Ziel des spirituellen Lebens ist es, Gott, das Selbst, in allem zu sehen und durch einen möglichst sattvisch durchdrungenen Alltag der Quelle Ehrerbietung zu zollen.

Ein weiterer Aspekt von Sattva ist die absolute Präsenz im Augenblick und die dabei nach innen gerichtete Aufmerksamkeit. Es ist die natürliche Tendenz, sich in jedem Augenblick selbst wahrzunehmen und zu erforschen, Wissen zu erlangen und damit der Sehnsucht, sich durch Erfahrung weiterzuentwickeln, Rechnung zu tragen. Mantramedizin bedeutet, sich Wissen um das Selbst anzueignen, um immer mehr zu erkennen und zu verstehen, wie schnell und leicht sich Rajas und Tamas über das in uns angelegte Sattva legen und es auf unterschiedlichste Weise umhüllen und verbergen können.

Mantramedizin bedeutet regelmäßiges Lesen der alten Schriften, um die sattvischen Elemente klarer zu verstehen und ihren Spuren zu folgen. Mantramedizin bedeutet, durch tägliche Mantrameditation den Geist sattvisch auszurichten und auf der grobstofflichen Ebene den Körper mit allem zu versorgen, was er braucht, um sattvisch gut zu funktionieren.

Mühelos sattvisch leben

Wenn der Geist überwiegend sattvisch ist, fließt Ihr Leben mühelos um die Hindernisse des Alltags herum wie Wasser um einen Felsen. Sie sind wach für die feinen Botschaften, wenn Dinge aus dem natürlichen Gleichgewicht geraten, und Sie erkennen erste Anzeichen von Rajas oder Tamas sofort an ihrem Anklopfen.

Wenn es gelingt, die Gedanken im Licht zu halten, haben die Schatten von Rajas keine Chance, zu verwirrenden Emotionen zu reifen, die schnell zu Konflikten eskalieren.

Unterscheidungskraft, Schmunzeln und Humor als Schlüssel zum Glück

Gelassenheit, Unterscheidungskraft und anhaltender Einsatz sind die Eckpfeiler der Selbsterforschung.

Sattva ist eine stetige, helle Reflexion des Bewusstseins, dass die Dinge so sind, wie sie sind. Die unbekümmerte, gelassene Beobachtung des „Kommens und Gehens" der Dinge, der Licht- und Schattenanteile, der Vor- und Nachteile hilft uns, über den Dingen stehend zu schmunzeln und die ironischen Widersprüche und das letztendliche Nullsummenspiel des Lebens anzunehmen. In diesem sattvischen Panorama- oder Beobachterbewusstsein entsteht das, was wir Humor nennen. Wir können über uns selbst schmunzelnd ja sagen zum Geschenk der Schönheit der Dinge, die sind, wie sie sind.

Visionen und Inspirationen

Sattva ist für die Kraft der spirituellen Erfahrungen, Einsichten, Visionen, Inspirationen und Offenbarungen verantwortlich. Durch Sattva treten wir in Verbindung mit uns, können die Dinge wacher und klarer sehen und tiefer in die Zusammenhänge hineinschauen. Wir öffnen das Tor zur Kreativität, zu Erfindungsreichtum und zu Gedanken, die noch nie gedacht wurden. So nähern wir uns unserem Dharma, unserer eigenen Aufgabe, und haben die Chance, unser Leben in der für uns gedachten Weise zum Florieren zu bringen.

Wenn Sattva vorherrschend ist, wissen Sie, dass Sie glücklich sind, und noch einen Schritt weiter wissen und spüren Sie, dass Sie selbst das Glück sind. Wenn der Geist sattvisch ist, erleben wir die Qualitäten von Schönheit, Freiheit, Leichtigkeit, Frieden, Liebe, Dankbarkeit und Glück in uns selbst. Es stellt sich etwas ein, das man mit „heiterer Gelassenheit" oder „ausgeglichener Gemütsruhe" oder einfach Gleichmut bezeichnen könnte.

Inspirationen kommen oft beim Einatmen (Inspiration), wenn wir uns in besonderer Weise dem Fluss des Lebens (Atemfluss in der Mantrameditation) hingeben.

Allerdings ist auch hier Vorsicht geboten. Der Drang, sich mit diesen wundervollen Geisteszuständen zu identifizieren, bringt neben Sicherheit und Freude auch Ruhm und Respekt, Macht und Reichtum. Die Demut zieht sich in diesem Moment zurück und schon beginnt die erneute Umhüllung mit Rajas und Tamas. Das spirituelle Ego erwacht.

Rajas

Rajas und Tamas sind zwei durchaus nützliche Energien, solange Sattva ebenfalls im Spiel ist und sie ihm untergeordnet sind. Rajas hilft uns durch seinen aktiven dynamischen Aspekt, unser Charisma zu entwickeln und unser Leuchten und unsere Energie in die Welt zu tragen. Das macht attraktiv und begeistert alle Beteiligten umso mehr, wenn unser Tun von sattvischen Ideen geleitet ist. Selbstvertrauen wird zunächst über Rajas aufgebaut. Rajas ist erforderlich, um das Leben zu organisieren und um Erfahrung und Wissen anzusammeln. Durch Rajas hat das Ego das Bedürfnis, Dinge zu planen. Während Sattva ein Gefühl des zeitlosen Friedens erzeugt, weil es den zeitlosen Frieden der Existenz widerspiegelt, erschafft Rajas die Zeit in Form von Begehren, Vorlieben und Abneigungen. Dies erzeugt ein künstliches Gefühl der Trennung (mir fehlt etwas, das ich mir mit der Zeit suchen muss). So manifestiert das künstliche Gefühl der Trennung von der Welt die Idee der Zeit.

Der Rajas-Geist ist durchdrungen von Mangelgefühl, Begehren und Angst. Dies erzeugt ein völlig subjektives Zeitgefühl. Wenn Wünsche erfüllt werden, fliegt die Zeit dahin, wenn nicht, lastet die Zeit schwer.

Unter dem Einfluss rajasischer Energien neigen wir zu unzähligen Aktivitäten, um Vorteile und angenehme Dinge zu erlangen und um unangenehme Nachteile zu vermeiden. Der Geist ist dementsprechend dauerhaft unruhig.

Und dennoch brauchen wir Rajas, um uns karmisch zu erfahren. Wir müssen nach materiellen und spirituellen Objekten (die wir selbst schaffen) streben, um uns zu erfahren und unser Dharma zu finden und zu leben. Unter diesem Einfluss sind wir kontaktfähig, mutig und haben Antrieb. Dieses Streben wird jedoch dann schmerzhaft, wenn es an Reflexionskraft mangelt und die Energie ausschließlich zu materiellen Zwecken genutzt wird.

Nimmt Rajas überhand, wird die Wahrnehmung verzerrt und wir setzen zunehmend ungünstige Schwerpunkte. Rajas verursacht dann Anhaftung, macht bedürftig und abhängig, gierig und starrköpfig. Rajas macht uns impulsiv, wütend und zornig, lässt uns zanken und streiten und führt unaufhörlich dazu, dass wir unsere Kräfte für unnötige Dinge vergeuden. Rajas macht uns geizig und eifersüchtig, neidisch und lässt unsere Beine zappeln.

Rajas kann, wenn es überhandnimmt, ein Leben voller unvollendeter Projekte und verpasster Möglichkeiten produzieren. Wenn ein zu starkes Verlangen nach Abwechslung eine Aktivität unterbricht, neigt Rajas dazu, neue Projekte zu initiieren, ohne das alte Projekt zuverlässig abgeschlossen zu haben. Plötzlich sieht man den Wald vor lauter Bäumen nicht mehr und tanzt auf zu vielen Hochzeiten gleichzeitig.

Rajas gepaart mit Tamas ist zweifellos die Herausforderung der heutigen Zeit – wohl dem, der diese Geisteszustände in sich bemerkt und sie als hilfreiche Warnung und liebevolle Inspiration betrachten kann, um Dinge neu anzupassen.

Im Extremfall erzeugt Rajas aggressive, machthungrige, egozentrische, ewig unzufriedene Persönlichkeiten, die nach immer mehr vom Gleichen streben, mit dem Erreichten unzufrieden sind und immer mehr wollen. Sie sind bedürftig und es fehlt ihnen etwas.

Emotionen sind stark durch Rajas geprägt. Wut entsteht, wenn jemand nicht bekommt, was er will, wenn er Angenehmes bekommen oder Unangenehmes von sich fernhalten will.

Emotionen sind etwas, das klares Denken meist ungünstig beeinflusst. Emotionen sind unbewusste Reaktionen auf Ereignisse, die auf ganz individuellen Vorlieben und Abneigungen basieren. Mit Ängsten ist es ähnlich. Angst (Tamas) und Wünsche (Rajas) sind gleich und oft doch unterschiedlich. Wenn Sie etwas wollen, kann dies die Angst in Ihnen hervortreten lassen, es nicht zu bekommen – aber wenn Sie es bekommen, erscheint gleich die Angst, es wieder verlieren zu können. So dreht

„Gefangen in Unwissenheit versuchen Menschen sich durch verschiedenste Tätigkeiten den Situationen anzupassen in der Hoffnung, die resultierenden Handlungen werden sie fröhlich, zufrieden und glücklich machen."

- Swami Prabhupada

sich der Verstand der meisten Menschen in der heutigen Zeit nur noch um Dinge, die sie haben, und Dinge, die sie nicht haben. Sie werden subtil ständig von Ängsten und Wünschen gleichzeitig geplagt. Aufmerksamkeit und Gedankenkräfte sind fehlgeleitet, der sattvische Aspekt kommt nicht mehr durch. Die Ignoranz der Fülle und der Druck, scheinbaren Mangel ausgleichen zu müssen, verschleiern unsere Pracht und der Nebel rund um unsere wunderbare, freie Natur ist übermächtig.

Was wir mit dem Geschenk des Lebens tun, ist das, was wir Gott darbieten. Wenn wir also Gott keine gierige, wunsch- oder angstbesessene Lebensweise anbieten wollen, sind wir gut beraten, uns mit Mut und Neugierde auf Spurensuche zu begeben, indem wir den sattvischen Impulsen und Fingerzeichen des Lebens mehr Achtsamkeit schenken.

Rajas hat in diesen mutigen und kraftvollen Aspekten zum Glück auch die Fähigkeit, Altes durch Willenskraft aufzubrechen, uns vom Klebstoff der gewohnten Verhaltensweisen zu lösen und uns vom Schleier der tamasischen Trägheit zu befreien.

Tamas

Tamas steht für Unbeweglichkeit, Dumpfheit, Verunsicherung, Faulheit, Misstrauen, Leichtgläubigkeit, Verführbarkeit und Angst.

Ein tamasischer Geist lässt sich leicht verführen und ausbeuten. Ihm fehlen Visionen und die Neugierde, um Dinge zu hinterfragen und eigene Positionen zu finden. Es fällt ihm schwer, für sich selbst zu denken, und daher läuft er gerne in der Gruppe mit. Er folgt blind den Regeln und politischen Formeln, auch wenn sie unnötig und nicht zu seinem wirklichen Wohl sind. Er mag es nicht, Dinge zu hinterfragen, und folgt lieber den sicheren Programmen. Lieber leiden, als die Komfortzone zu verlassen, ist sein Hauptmotto. Menschen, die überwiegend von tamasischen Energien geleitet sind, leben wie schlafwandelnde Roboter. Sie sind der Feind von Erneuerung und lebensveränderndem Verhalten. Tamasische Menschen neigen dazu, Dinge aufzuschieben, zu vermeiden und zu verleugnen. Sie tun nicht das, was getan werden sollte – das nimmt ihnen Selbstwertgefühl.

Tamas ist auch verantwortlich für Süchte und Zwänge. Sie entziehen

Energie und machen schwach, sodass es noch schwerer wird, Ängsten und Süchten zu widerstehen.

Anhaftung an Gewohnheiten, Zwänge und materielle Objekte ist oft ein Ausdruck von Unsicherheit und Angst. Wegen seiner vielfältigen Anhaftungen neigt ein tamasischer Geist (verhülltes Sattva) zu Geiz, Misstrauen und übertriebenem, egozentriertem Sicherheitsdenken. Wie sehr man an Objekten haftet, steht in direktem Verhältnis zum Grad der Unsicherheit, in der man sich dreht. Anhäufung von materiellen Dingen zeigt, wie tief man möglicherweise von Tamas umhüllt ist.

Der Mensch mit tamasischer Erkenntnis hat gar keine Erkenntnis, denn er ist verblendet. Er ist von Unwissenheit und Desinteresse umgarnt. Er kann Wahrheit und Täuschung nicht unterscheiden und klammert sich an bewährte Überzeugungen und eingefahrene Überlebensstrategien. Seine Handlungen erfolgen oft, ohne zu überlegen oder die Folgen zu berücksichtigen. Der besondere Wert der Handlung wird nicht geschätzt. Trägheit, Faulheit und Zauderei, Desinteresse und Unachtsamkeit prägen das tamasische Bild. Der tamasische Mensch neigt dazu, Zeit zu vergeuden und bestenfalls mit Essen, Trinken und Schlafen zu verbringen. Der tamasische Intellekt zerrt einen Menschen immer nach unten. Die einzige Lust ist die kärgliche Befriedigung durch Schlaf oder widernatürliches Vergnügen.

„Tamas ist Angst in Aktion."
- James Swartz

Unter dem Einfluss von Tamas neigen Menschen zu Trägheit und Ignoranz. Wissen und Weiterentwicklung interessieren sie nicht. Schnell geht ein trüber, schlaffer Geist in Resonanz mit einer lieblosen, dunklen, inaktiven Umgebung. Im Extremfall erfreut er sich an Leid und Schmerz. Dann ist der Weg zu Masochismus und grausamem, bei sich und anderen Schmerz auslösendem Verhalten nicht mehr fern.

Der Schlüssel zur Befreiung: Erkennen, Handeln und Lieben

Das sagt die Bhagavadgita zu Sattva (Moksha-Sannyâsa-Yoga, Kapitel 18):

Menschen mit sattvischer Erkenntnis sind gefestigt und souverän. Sie sind nicht von Zweifeln geplagt und sind sich des wahren Selbst bewusst.

Sie kommen beharrlich ihren Verpflichtungen nach. Sie scheuen weder vor dem Unangenehmen zurück noch sehnen sie sich unaufhörlich nach dem Angenehmen. Sie erledigen einfach, was zu tun ist.

Sattvische Handlungen werden nie mit Stumpfsinn ausgeführt. Menschen mit sattvischer Erkenntnis sind durchdrungen von Begeisterung für das, was ansteht, und sehen sich als Instrument des Göttlichen. Ihre Handlungen sind Ausdruck der Ehrerbietung gegenüber dem Göttlichen.

Der Mensch mit sattvischer Erkenntnis erkennt die Göttlichkeit des Selbst, sieht die Göttlichkeit in allen Wesen, erkennt die Einheit aller Geschöpfe im Universum und sieht nichts von der Getrenntheit, die andere sehen.

Der sattvische Intellekt (Buddhi) weiß, was zum spirituellen Vorwärtskommen beiträgt und was es behindert. Er weiß, was der Seele die Freiheit gibt und was sie fesselt. Der sattvische Intellekt führt direkt zur Erkenntnis des höchsten Selbst.

Sattvisch souverän und gefestigt zu sein, zeigt sich durch eine absolut unerschütterliche Hingabe an das Göttliche verbunden mit der tiefgreifenden Entschlossenheit, sich auf Gott zuzubewegen und in ihm aufzugehen. Man kultiviert die Zielstrebigkeit durch innere Schulung und durch Meditation. Man richtet alle Lebensenergie und alle geistigen Funktionen (Gefühle, Gedanken und Empfindungen) auf das Göttliche in allem aus. Wie die Kompassnadel, die ungeachtet der jeweiligen Reiserichtung immer nach Norden zeigt, weicht diese konzentrierte Einstellung auf das

Göttliche allen Seins nie von der höchsten Zielsetzung ab, darin aufzugehen.

Immer öfter stellt sich dann sattvisches Glück ein. Es ist eine durch Meditation und Ausrichtung hervorgerufene ruhige Heiterkeit des Gemüts, die süße Freude, die mit der zunehmenden Selbstverwirklichung entsteht. Wie alles Gute ist es anfangs harte Arbeit, wird aber später reine Freude.

Wo immer man Gott und Mensch beisammen findet, wird man auch den Sieg in der Lebensschlacht finden, ein zur Göttlichkeit hin entfaltetes und von Wohlstand und Erfolg gekröntes Leben, ein Leben des Festhaltens am Dharma, im Einklang mit dem kosmischen Plan.

Ersetze weltliche Besorgnis durch Gedanken an Gott.

Die Quelle dauerhafter Glückseligkeit fließt dann aus dem wahren inneren Selbst und der Freude am Tun dessen, was getan werden will. Jeder kann durch stetige Übung diese Form der Glückseligkeit im Inneren erreichen. Wenn das geschieht, hat man ein vorrangiges Anliegen: in Gott aufzugehen. Und eben dadurch, dass man Gott liebt, steigt man vom Menschen zum Göttlichen auf.

Krishnas Schlussbotschaft an Arjuna lautet: „Jetzt vernimm das tiefste Geheimnis und höre die höchste aller Wahrheiten: Beschäftige deinen Geist immer mit der Kontemplation und Meditation über mich (Gott), gehe ein in den höchsten Zustand der Einheit mit mir – der ich die Wahrheit, das Bewusstsein und die Glückseligkeit bin. Richte dein denkendes, empfindendes Bewusstsein und deinen Intellekt auf mich. Richte deine Sinne auf mich. Liebe und verehre mich von ganzem Herzen, mache mich dir innerlich zu eigen und du wirst mit mir, dem Höchsten, verschmelzen. So handelnd solltest du mich gewiss entdecken und zu mir kommen. Durch Liebe, diese größte aller vereinigenden Kräfte, sind wir verbunden. Diese göttliche Liebe ist sowohl das Mittel, zu mir zu gelangen, als auch das höchste Ziel allen menschlichen Seins. Sie ist die absolute Spitze menschenmöglicher spiritueller Entfaltung."

Das tägliche Lesen alter vedischer Schriften in Verbindung mit Mantrameditation verwandelt einen extrovertierten Geist in einen introvertierten Geist.

Die Welt verändert sich in rasenden Schritten. Um mitzuhalten, brauchen wir Ankerpunkte. Diese Ankerpunkte können wir in verlässlichen alten Schriften finden, indem wir darin lesen, bevor wir meditieren. Ich empfehle deshalb jedem, sich die Bhagavadgita immer wieder aufs Neue vorzunehmen und am besten jeden Tag einmal intuitiv aufzuschlagen und mindestens zwei bis drei Seiten zu studieren. Dadurch wird Stück für Stück ein Feld im oben genannten Sinne aufgebaut. Der Nebel lichtet sich und wie von selbst sehen wir die Dinge klarer und die Aussagen wachsen in uns. Die hohen Ideale, Werte und Ideen, die in der Bhagavadgita vermittelt werden, machen etwas mit uns. Die Botschaften sickern langsam, aber sicher in unser tiefstes Inneres, um dann schließlich jeden Gedanken und jede Handlung zu durchdringen. Unbewusst, ja fast natürlich beginnen wir die Lehren in die Tat umzusetzen. Und mehr und mehr häufen sich die Momente, in denen wir gelassener, akzeptierender, bewusster, tatkräftiger und gleichzeitig erfolgreicher unser Leben feiern.

Innerer Frieden und Einklang

Wir leben in einem Universum von Ursache und Wirkung. Nichts geschieht durch Zufall. Alles hat eine Ursache. Das Feinstoffliche, die Gedanken und Gefühle, sind die Ursache und das Grobstoffliche ist die Wirkung. Diese Wirkung wird selbst wieder zur Ursache und so entsteht eine endlose Reihe, ein riesiges Netz aus sich miteinander verknüpfenden Ursachen und Wirkungen. Die Welt reflektiert, was wir aussenden. Heilen wir unser Innerstes, überträgt sich die Heilenergie auf das Umfeld und die Welt. Reinigen wir uns, machen wir die Welt zu einem sauberen Ort. Wenn wir inneren Frieden erlangen, vergrößern wir den Frieden auf der Welt. Dies sind einige der großen Naturgesetze des Lebens. Es sind Spielregeln des Lebens und wir sind eingeladen, uns das Wissen um diese Gesetze anzueignen, sie zu verstehen und vor allem uns ihrer im Alltag bewusst zu werden. So spielt sich das Spiel des Lebens leichter und es macht viel mehr Spaß.

Wir säen, ernten und erschaffen unsere Realität in jedem Moment neu und wir tun es meist aus uns selbst heraus. Die Welt um uns herum formt sich letztlich als ein Spiegel unserer inneren Chemie. Ein Spiegel, der notwendig ist, damit wir das in uns erkennen, was noch nach Reinigung und Lösung sucht. Wenn wir wachsen und zur bestmöglichen Version unserer selbst werden wollen, können wir der Einladung folgen und uns im Inneren auf Spurensuche nach den Hindernissen begeben, die zwischen uns und unserer Entfaltung liegen. Viele ungünstige Gewohnheiten, Muster und Glaubensätze haften wie Klebstoff an uns. Viele alte Programmierungen haben sich verselbstständigt und bestimmen wie ein Autopilot 95 % unseres Seins. Solche Hindernisse und destruktiven **Muster und Glaubenssätze wirken oft wie die Kratzer auf einer Schallplatte – sie hängt, wiederholt sich und das Leben kann sich nicht entfalten**. Bei jedem Trigger wird der rote Knopf gedrückt und das Muster spielt sich selbstständig ab. Da sind die chronischen Nörgler, die Perfektionisten, die ewigen Verlierer oder die Angstgeplagten. Niemand, der aus solchen Mustern handelt, ist wirklich frei. Viele definieren sich sogar durch ihren Schmerz und suchen ihr Glück im Leid.

Alles ist Schwingung, alles fließt und ist in ständigem Wandel

Alles ist Energie, ist miteinander verwoben und schwingt. Schwingung ist Klang. Alles ist miteinander in Resonanz und beeinflusst sich gegenseitig – einmal im Einklang, einmal im Missklang, in Harmonie oder Disharmonie. Wenn Harmonie Systeme im Gleichgewicht schwingen lässt, führt dies zu Gesundheit, Frieden und Glück. Missklang und Disharmonie führen zu Stress und wenn er zur Dauerbelastung wird, löst er Entzündungsdruck (Autoimmun-Feuerstürme) aus und hat Krankheit zur Folge. Die Schwingung der Disharmonie breitet sich von Zelle zu Zelle aus und entzieht dem Körper Energie. Er verliert sein Gleichgewicht und erkrankt.

Da alles miteinander schwingt und verbunden ist, kann jeder Konflikt, jedes Muster geheilt werden, wenn wir unseren Anteil, unsere Resonanz erkennen und die Verantwortung dafür übernehmen. Wie man wirkliches Glück nur im Inneren erfahren kann, so liegen alle Ursachen und Konflikte in uns und nicht außerhalb von uns. Den eigenen Anteil zu finden bedeutet, nach der Vibration zu suchen, die mit dem Problem in Resonanz steht. Was hat es mit mir zu tun? Wenn ich also den Teil in mir finde, der in Disharmonie mitschwingt (mich triggert), und diesen Missklang durch liebevolles Annehmen in Harmonie umwandeln kann, dann habe ich den Schlüssel zum Heilungsprozess in meiner Hand.

Wenn wir inneren Frieden erlangen, heilen wir uns und stärken den Frieden auf der Welt.

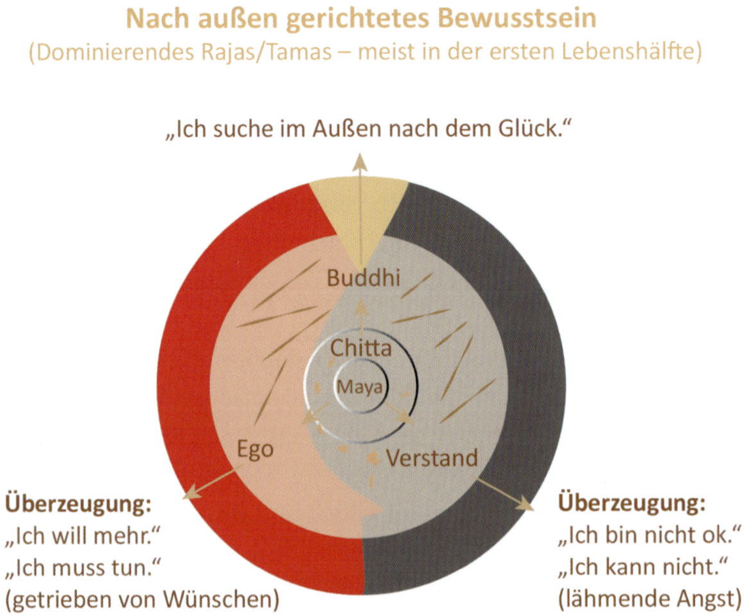

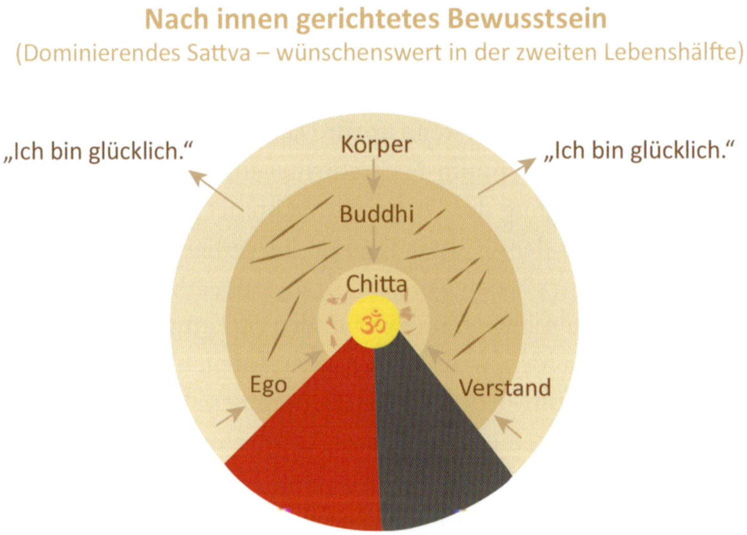

Abb. 5: Während wir uns in der ersten Lebenshälfte „verwickeln", indem wir den Blick vorzugsweise nach außen richten, um das Glück dort zu finden, sind wir spätestens zur Lebensmitte hin eingeladen, uns wirklich zu „entwickeln", indem wir den Blick verstärkt nach innen richten und dort auf Spurensuche zu Glück und Freiheit gehen

Mantramedizin – Leben ist das, was ich in es investiere

Die Mantramedizin bietet uns eine Chance, wirklich etwas Neues im Leben zu etablieren. Noch nie stand uns so viel Wissen rund um die Schwingungsmedizin und die Werkzeuge der Spiritualität zur Verfügung.

Wenn ich feststelle, dass die Ursachen meiner äußeren Probleme mit meinen inneren Konflikten und scheinbar „bewährten" Denkmustern, Gefühlen und Absichten korrespondieren, müsste ich erkennen, dass jedes Problem nicht außerhalb von mir, sondern in mir liegt. Ich allein kann über mein Denken, Wahrnehmen und Fühlen entscheiden. Wie ein Kleidungsstück, das ich morgens aus dem Schrank nehme, kann ich mich bereits mit dem ersten Gedanken beim Aufwachen dafür entscheiden, welche Brille ich heute aufsetze: die rosarote Brille oder die graue Brille mit den vielen Flecken darauf. Dementsprechend nehme ich wahr, fühle, denke und handle. Dies sollte mich inspirieren, etwas ganz Neues auszuprobieren. Das Licht, die Wärme, das Glück – alles ist bereits da. Ich bin der leuchtende Diamant mit all seinen Facetten. Ich bin der Glückspilz, der die Staubschichten entfernen darf, damit mein Strahlen voll zur Geltung kommt. Mantramedizin liefert dafür die nötigen Werkzeuge.

Das Wechselspiel von Buddhi, Geist und Ego

Schauen wir nun eine Ebene tiefer und nehmen eine vedantische Sichtweise ein. Um das Menschsein zu beschreiben, können wir drei große Ebenen unterscheiden.

Die erste Ebene ist die **grobstoffliche äußere Körperebene**, auf der wir neben den körperlichen Funktionsabläufen mit unseren Sinnen äußere Eindrücke aufnehmen und sie mit unseren Handlungsorganen beantworten. Hier sind wir ganz nach außen gerichtet. Reaktionen können spontan erfolgen (instinktiv, egobetont, unterbewusst) oder von Bewusstsein durchdrungen sein (Verstand, emotionale Intuition, überbewusste Intuition). Ein gutes Beispiel ist eine plötzlich auf dem Tisch liegende leckere Praline …

Die zweite Ebene ist die **mental-emotionale Körperebene**, die oft auch als „Mind" oder feinstofflicher Körper bezeichnet wird. Hier kreisen vier Schwingungsfelder, die die Sinneseindrücke verarbeiten, filtern und dann Impulse setzen. Der Verarbeitungsprozess findet im Spiegel der drei Gunaqualitäten (Sattva, Raja, Tamas) statt. Er kann glänzend und leuchtend oder grau umhüllt beziehungsweise dunkel durchdrungen sein, ebenso wie die aus dem Prozess hervorgehenden Impulse zur Handlung nach außen entsprechend der vorherrschenden Qualität gefärbt sind.

Schauen wir uns die vier Schwingungsfelder an. Hier ist viel sprachlicher Übersetzungsspielraum und unterschiedliche Betrachtungsweisen sind möglich. Ich orientiere mich an dem, was ich als praktisch sinnvoll in meiner Arbeit erfahren habe: Verstand (*Manas*), Ego (*Ahamkara*), Intuition (*Buddhi*), Erinnerung (*Chitta*). Diese vier Schwingungsfelder steuern mit ihren Impulsen unser Leben. Gleichzeitig durchdringen die drei Qualitäten Sattva, Rajas und Tamas die Impulse in enthüllender (sattvischer) oder verhüllender (tamasischer/rajasischer) Weise.

Wenn wir uns mit ihnen beschäftigen und uns ihrer Kräfte und Auswirkungen auf die Funktionsweise unserer Realität bewusst werden, können wir mit diesem Verständnis und den gewonnenen Erkenntnissen unser Leben völlig neu ausrichten.

Die dritte Ebene ist die **Kausalkörperebene**. Der Kausalkörper ist das Unmanifestierte, das aus den drei Gunas besteht. Dieses Undifferenzierte besitzt als Attribute die Gunas, die uns die Wirklichkeit als solche erkennen lassen (reines Sattva) oder sie entweder umhüllen (Tamas) oder projizieren (Rajas).

Wir sind eingeladen, beispielsweise mithilfe der Mantrameditation, diese drei Attribute so zu transzendieren, dass wir jegliche Identifikation beseitigen und immer mehr in eine sattvische Souveränität hineinwachsen, die uns der wahren Fülle und Glückseligkeit (in der Grafik außerhalb des Dreiecks) näherbringt.

So erkennen wir hinter der Spitze des Kausalkörpers Atman, das Bewusstsein, unser wahres Selbst, die Fülle.

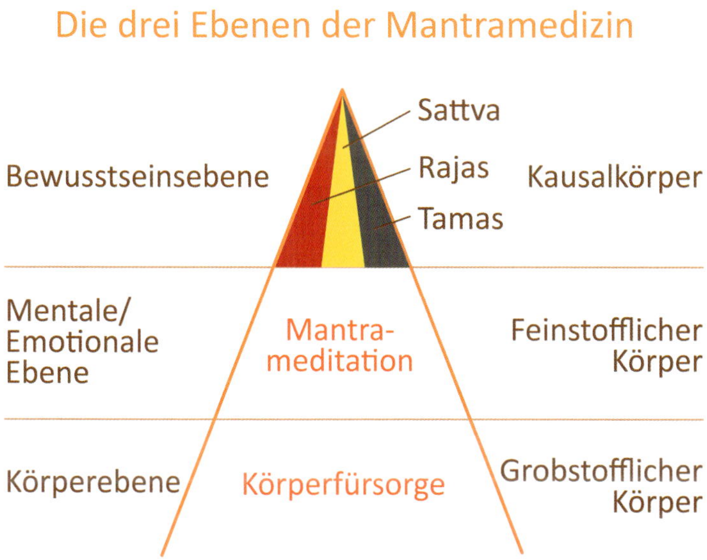

Abb. 6: Die drei Ebenen der Mantramedizin: grobstoffliche äußere Körperebene, mental-emotionale Körperebene und Kausalkörperebene

Wir haben es in der Hand

Auf der grobkörperlichen Ebene können wir durch Körperfürsorge (z. B. vegane Ernährung, Sport, Pflege der Transzendenzorgane) wichtige Grundbedingungen für unser Wachstum schaffen. So wird der Körper zum Sprungbrett für unseren Quantensprung.

Auf der feinstofflichen, der mental-emotionalen Ebene, können wir mit den vier Schwingungsfeldern und den drei Gunas arbeiten, um auf der Kausalkörperebene sattvische Rahmenbedingungen zu schaffen, die unsere wirklichen Potenziale enthüllen und uns letztlich Fülle und Vollkommenheit erkennen lassen. An diesem Punkt verstehen wir, dass die Welle nicht getrennt ist vom Meer, sondern selbst das Meer ist.

Schauen wir uns nun die vier Schwingungsfelder des mental-emotionalen (feinstofflichen) Körpers näher an.

Analytischer Verstand (Manas)

Er ist das Denkinstrument, das unser Alltagsdenken steuert. Er sammelt, bewertet und koordiniert unsere Informationsaufnahme und löst damit Handlungen aus. Er ist grundsätzlich nach außen orientiert. Er ist verantwortlich für die Suche nach Lust und Vergnügen und versucht Schmerz und Unangenehmes zu vermeiden. Zweifel, Angst, gefühlsmäßige Unruhe und Oberflächlichkeit zeichnen ihn oft aus.

Ego (Ahamkara)

Hier ist der allgegenwärtige „Ich-Gedanke" und „Ich-Sinn" die treibende Instanz mit oftmals Übertreibung der Identifikation (Egozentrik). Das Ego stellt sich selbst vergleichend in Beziehung zu etwas Äußerem im Sinne von Besitzstand, Status, Konkurrenz und Macht. Das Selbstbild vergleicht sich automatisch immer wieder aufs Neue und sorgt damit für die Manifestation des Selbst im Außen. Die eigene Meinung wird zur allgemeinen Wahrheit in die Welt projiziert und schafft meist mehr Verwicklung als Entwicklung.

Intuitive Intelligenz (Buddhi)

Die intuitive Intelligenz ist das höchste Unterscheidungsvermögen, das wir besitzen. Sie ist die intuitive Wahrnehmung, die dem Selbst, der Fülle, am nächsten ist. Sie ist jenseits des Verstandes und hat die Fähigkeit, in jedem Moment egogeleitetes Denken und Fühlen zu transzendieren. Sie ist die überbewusste Intuition, die weitestgehend frei ist von unterbewussten Konditionierungen und das Licht der Fülle, des Selbst, klarer widerspiegeln kann.

Buddhi spiegelt die kosmische oder universale Intelligenz. *Buddhi* ist der sattvisch geprägte, tiefer intuitiv wahrnehmende Anteil in uns. *Buddhi* ist das wach Wahrnehmende, das mit etwas Größerem in direktem Kontakt steht. Es ist eine die Wahrheit kennende, von der Kenntnis der Naturgesetze durchdrungene (göttliche) Instanz. *Buddhi* ist gleichzeitig die wahrheitskennende und im Moment der anstehenden Entscheidung wahrheitssuchende, abstrakt analysierende Instanz. Im kreativ abstrakten Denken und Wahrnehmen offenbart sich das Wahre und unendliche Absolute und Unbeschriebene.

Buddhi schützt *Chitta* vor unguten schädigenden Einflüssen, da es unterscheidet, was schädigende Einflüsse sind und was wachstumsfördernd und lebensbereichernd ist. Gleichzeitig schützt *Buddhi* aber auch den Menschen vor sich selbst, beispielsweise vor unüberlegten Spontanhandlungen oder davor, dass potenziell traumatische Eindrücke Einlass in tiefere Schichten finden.

Ein Teil von *Buddhi* ist auch mit der emotional-mentalen Hülle verbunden. Diese Verbindung erzeugt einen Ich-Sinn, der sich selbst auch als handelndes und wahrnehmendes Subjekt sieht. Somit gibt es auch einen emotional oder triebgesteuerten Intuitionsanteil in uns, der die unterbewusste sinnliche psychologische Gesamtheit betrifft. Wenn diese Kraft in der Mantrameditation an Energie verliert, öffnet sich Raum für das Sattva durchdringende *Buddhi*, unsere intuitive Intelligenz, die dann endlich befreit ist. Wenn sie mit der emotionalen mentalen Gesamtheit identifiziert ist, arbeitet sie dagegen für das Ich, begünstigt die Ausdehnung des Egos und verstärkt Konflikte. Arbeitet sie für das Überbewusstsein, löst sie die Bindungen des Begehrens und das universelle Verständnis oder die universelle Liebe kann sich ausbreiten (Liebe = Verstehen = Annehmen, was ist). Hier auf der mittleren, der feinstofflichen Ebene, auf der sich die vier Schwingungsfelder im Maya bewegen, spiegelt sich oder besser gesagt erscheint die Fülle, das Selbst, die Liebe, das Verstehen, die Vollständigkeit als Reflexion der äußeren wahren Existenz, in der Grafik symbolisiert als kleines *Om*-Zeichen inmitten des feinstofflichen Körpers. Die Reflexion der Fülle zeigt sich umso deutlicher, je stärker unser *Buddhi* sattvisch durchdrungen ist und je sattvischer unser Kausalkörper aufgestellt ist. Mantrameditation liefert dazu ein kraftvolles Werkzeug.

Erinnerung (Chitta)

Chitta ist der Speicher für bewusste und unbewusste Konditionierungen und Angelerntes. Alles, was in diesem Speicher an karmischen, transgenerationalen (Eltern, Großeltern, Krieg) oder systemischen (bis zu sieben Generationen zurückreichenden) Eindrücken abgespeichert ist, prägt unsichtbar unsere geistige Natur, unser Denken, unsere Ansichten, Neigungen und Angewohnheiten.

Alles, was uns wirklich berührt, Positives wie Negatives, findet hier seinen Niederschlag. Alles, was uns inhaltlich oder emotional beeindruckt, wird hier abgespeichert. Diese Prägungen können immer wieder gleiche Gedankengänge auslösen und sie qualitativ beeinflussen. So ist *Chitta* ständig in Bewegung und ein permanenter Wechsel von Vorstellungen beeinflusst unser Denken und Handeln. Je nachdem, welche Gunaqualität überwiegt, entstehen ruhige, konzentrierte, friedliche Gedanken und Erkenntnisse oder feurige Ideen oder destruktive, blockierende Gedankenschleifen und dementsprechende Handlungsimpulse. Wie durch eine gefärbte Brille nehmen wir die Dinge aus einer individuell geprägten Sichtweise wahr. Daraus formt sich eine extrem manipulierte Wahrnehmung der Realität.

Aus dieser Dynamik entspringen laufend neue bewusste und unbewusste Eindrücke, die sich jederzeit wieder in neuen Gedankenwellen und entsprechenden Reaktionen manifestieren können. Daher kommt der schöne Satz: „Es ist nie zu spät, eine schöne Kindheit gehabt zu haben." Sie ist davon abhängig, ob wir aus sattvischer Haltung zurückschauen und dabei mit positiven Erlebnissen in Resonanz gehen oder ob wir von Rajas durchdrungen zurückschauen und uns besonders an von Wut und Frustration durchdrungene Eindrücke erinnern.

Chitta ist also der Speicher, das Gedächtnis für bewusst oder unbewusst Gelerntes. Alles, was in diesem Speicher ist, prägt die Natur des Menschen.

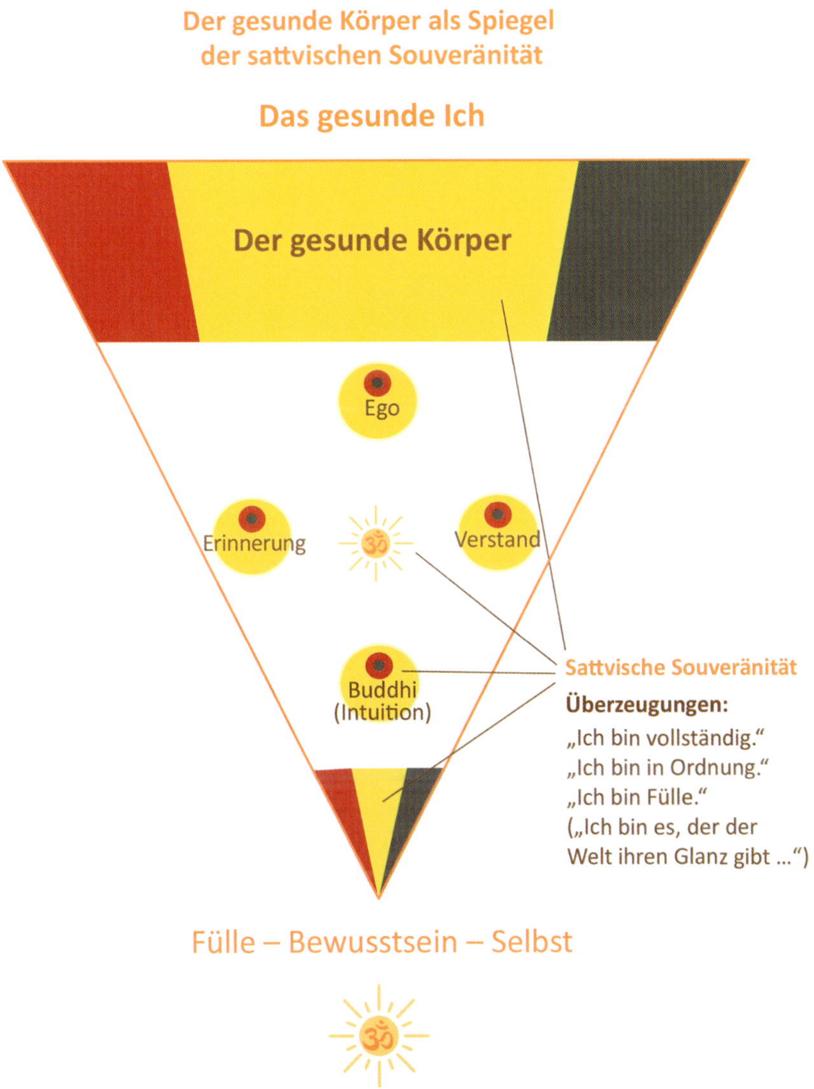

Abb. 7: Je mehr Buddhi, Ego, Verstand und Erinnerung sattvisch durchdrungen sind, desto mehr können wir an innerer Souveränität in Wahrnehmung, Auftreten und Handlung erhoffen

Kapitel 5
Stufen zur Freiheit

Die sieben Bhumikas

Bhumika ist ein Sanskritbegriff und bedeutet Grad, Stufe oder Ebene. Im Yoga werden sieben Entwicklungsstufen auf dem spirituellen Weg beschrieben, die ich nachstehend kurz erläutern möchte.

Stufe 1: Shubheccha

Shubheccha ist die Sehnsucht nach Wahrheit. Es steht für die spirituelle Sehnsucht. *Shubha* heißt das Gute, *Eccha* heißt Wille, Wunsch, Sehnsucht. *Shubheccha* ist die Sehnsucht nach einer höheren Wirklichkeit. Man befindet sich also überhaupt erst auf einer spirituellen Entwicklungsstufe, wenn man sich fragt: Gibt es etwas Höheres und wie kann ich es erfahren? Die meisten Menschen haben zwar kein allzu großes spirituelles Interesse, erleben aber zwischendurch dennoch Phasen von *Shubheccha*, in denen sie sich fragen:

- Wer bin ich?
- Woher komme ich?
- Wohin gehe ich?
- Was ist der Sinn meines Lebens?
- Gibt es eine höhere Wirklichkeit und kann ich sie erfahren?
- Was darf ich erhoffen?

Wenn diese Fragen stark werden, befindet man sich auf der Stufe von *Shubheccha*, der ersten Entwicklungsstufe: spirituelle Sehnsucht. Hier entsteht die Absicht, die Intention, wachsen zu wollen.

Stufe 2: Vicharana

Vicharana ist die Ausrichtung des spirituellen Lebens auf die Erfahrung der spirituellen Wahrheit. Es ist die Entscheidung, die spirituelle Praxis anzuwenden und den spirituellen Weg zu gehen. Es bedeutet, den Alltag auf die spirituelle Praxis auszurichten, also bewusst ein spirituelles Leben zu führen und bewusst an der Transformation von Psyche und Geist im täglichen Leben zu arbeiten.

Stufe 3: Tanumanasa

Tanumanasa steht für das Transparentwerden der Psyche. Es bedeutet Ausdünnen des Geistes. *Tanu* heißt ausdünnen, *Manas* heißt Geist. Wir öffnen uns stärker der Größe unseres Seins und werden transparent, durchlässig. Wir spüren die göttliche Wirklichkeit in uns und in allem. Wir spüren Freude in uns, in anderen, Gottesliebe, Nächstenliebe. *Tanumanasa* heißt auch, dass die spirituelle Praxis fast von selbst geschieht, wir werden zu ihr hingezogen, werden geführt durch eine höhere Intuition, spüren die Führung des Göttlichen, des höheren Selbst, die spirituelle Führung. Wir machen tiefere Erfahrungen in der Meditation, wir können immer besser Gedanken und Einschränkungen loslassen.

Stufe 4: Sattvapatti

Tanumanasa führt weiter zu *Sattvapatti. Sattvapatti* ist das Erlangen von Reinheit, das heißt, vollkommene Verankerung in Sattva. Sattva ist das, was aus *Sat*, aus der höchsten Wirklichkeit, kommt, und Sattva ist das, was zu *Sat*, zur höchsten Wirklichkeit, führt. *Patti* hat etwas mit Erlangen und Erreichen zu tun. *Sattvapatti* ist also das Erlangen von Höherem, gekennzeichnet auch durch die Erfahrung von Siddhis, von außergewöhnlichen Kräften und Fähigkeiten.

Stufe 5: Asamsakti

Asamsakti heißt „durch nichts berührt“ und bedeutet das Erreichen der Gottverwirklichung in Karma und Alltag, erleuchtetes Leben. Man kann sagen, dass mit dem Erreichen dieser Stufe die höchste Wirklichkeit erfahren wurde. Der Mensch weiß, dass er eins mit dem Göttlichen ist, sieht überall das Göttliche und hat das Ziel des Lebens erreicht.

Stufe 6: Padarthabhavini

Padarthabhavini bedeutet, dass man vollständig im höchsten Ziel verankert ist und nicht mehr viel tut. Das Karma ist weitestgehend aufgelöst. Die selbstverwirklichten Meister, die Jivanmuktas, erreichen Gottverwirklichung, *Asamsakti*, tun weiter ihr Karma, bis ihr Karma – typischerweise im hohen Alter – abgelaufen ist, und handeln ab diesem Zeitpunkt nicht mehr aus eigenem Antrieb. Sie sind im beständigen Gottesbewusstsein, bis sie irgendwann die Stufe von *Turiyaga* erlangen.

Stufe 7: Turiyaga

Turiyaga ist dauerhafter Samadhi bis zum Aufgeben des physischen Körpers. Es ist ein Zustand, der durch ständiges Verankertsein in *Turiya* charakterisiert ist. Deshalb wird *Turiyaga* manchmal auch als *Turiya* bezeichnet. *Turiya* bedeutet Gottesbewusstsein, bedeutet *Nirvikalpa Samadhi*. Dort ist man zwischen drei Tagen und drei Wochen, bis man den physischen Körper aufgibt, *Mahasamadhi* erreicht und dann eins wird mit dem Höchsten, im Unendlichen dauerhaft verschmilzt.

Fluktuieren zwischen den Bhumikas

Im Zusammenhang mit den sieben *Bhumikas* sollte erwähnt werden, dass man, wenn man eine Stufe erreicht hat, nicht notwendigerweise zur nächsten Stufe übergeht, sondern dass es durchaus charakteristisch ist, zwischen den Ebenen zu fluktuieren. So gibt es beispielsweise Menschen, die eine Weile auf der Ebene von *Shubheccha* sind und sich fragen „Gibt es eine höhere Wahrheit, kann ich sie erfahren, was ist der Sinn des Lebens, wer bin ich?“ Dann verschwinden diese Fragen plötzlich wieder. Der Mensch vergisst all das und ist wieder absorbiert – vielleicht in seinem beruflichen Leben oder in anderen Dingen. Später kommen diese Fragen dann plötzlich wieder auf. Es sind gar nicht wenige Menschen, die zwischen *Shubheccha* und der Stufe ohne eine spirituelle Überlegung fluktuieren.

Viele Menschen fluktuieren auch zwischen *Shubheccha* und *Vicharana*: Sie spüren eine spirituelle Sehnsucht, praktizieren aber nicht systematisch. So gibt es Menschen, die einmal ein Jahr lang spirituell praktizieren und dann wieder aufhören, aber dennoch eine spirituelle Sehnsucht in sich spüren. Es gibt sogar Menschen, die eine Weile praktizieren und dann alles Spirituelle wieder vergessen. Man könnte sagen, dass sie vom spirituellen Weg abgekommen sind, bis sie ihn irgendwann wiederfinden.

Es gibt auch *Tanumanasa* als vorübergehenden Zustand. Plötzlich machen Menschen eine Erfahrung des Göttlichen, sind tief spirituell, empfinden große Freude und große Liebe und gehen intensiv spirituellen Praktiken nach. Nicht wenige Menschen werden im Zustand von *Tanumanasa* zügig auf den spirituellen Weg katapultiert. Oft glauben sie dann, dass die Erleuchtung bald kommen müsse. Manchmal verschwindet dieser tiefe, euphorische, spirituelle Gottesbewusstseinszustand aber ebenso plötzlich wieder, das spirituelle Leben ist wieder schaler und man muss sich wieder motivieren, überhaupt zu praktizieren. Manche Menschen fallen dann voller Enttäuschung ganz vom spirituellen Weg ab, aber wer einmal von einer spirituellen Erfahrung ergriffen wurde, den lässt sie nicht mehr los. Sie bleibt als Sehnsucht bestehen.

Auch aus *Sattvapatti* kann man wieder herausfallen. Dies ist ein Zustand, der durch *Savikalpa Samadhi*, Überbewusstsein und auch sogenannte Siddhis, außergewöhnliche Kräfte, charakterisiert wird. Es heißt, dass der, der seine Siddhis missbraucht, sein Prana wieder verlieren und auf eine niedrigere Ebene herunterfallen kann. Es gibt durchaus Geschichten von Meistern, die große spirituelle Fähigkeiten besessen und sie auch eingesetzt haben, irgendwann aber gefallen sind, weil sie unethisch gehandelt haben oder vom spirituellen Weg abgekommen sind.

Aufgaben auf den einzelnen Bhumikas

Auf jeder Ebene gibt es bestimmte Aufgaben, die zu erfüllen sind.

- Auf der Stufe von *Shubheccha* gilt es sein Leben auf diese Sehnsucht auszurichten und irgendwann mit der Praxis zu beginnen.
- Auf der Stufe von *Vicharana* gilt es wirklich zu praktizieren, regelmäßig zu praktizieren.
- Auf der Stufe von *Tanumanasa* gilt es das spirituelle Ego zu vermeiden und auf die Gnade Gottes zu hoffen, letztlich auch Gleichmut zu bewahren, wenn *Tanumanasa* nur vorübergehend als Gnade erfahren

wird und man anschließend wieder auf die Stufe von *Vicharana* zurückfällt. Die Nicht-Identifikation und Vermeidung von spirituellem Stolz auf *Tanumanasa* führt dann zu *Sattvapatti.*

- Auch auf der Stufe von *Sattvapatti* gilt es Stolz zu vermeiden, sich vollständig Gott hinzugeben und das, was man tut, ganz auf Gott auszurichten.

Die 14 Stufen zu sattvischer Souveränität

Das *Tattvartha Sutra* (das uralte Wissen von der Entfaltung des Lebens) wurde vor etwa 1800 Jahren von dem indischen Weisen Umaswami geschrieben und von dem Indologen Hermann Kuhn übersetzt und in den Westen gebracht. Die Übersetzung enthält unter anderem Erkenntnisse von 23 erleuchteten Lehrern der damaligen Zeit. Für die wachsende Zahl an Menschen, die nach Sinn jenseits der materiellen Übersättigung suchen, sind die Kerngedanken dieser Erkenntnisse der Schlüssel zu einer ungeahnten Expansion der persönlichen Realität.

Das Gespür für die Mitte

Unser angeborenes, feines Gespür für die Mitte ist der Schlüssel für eine dynamische Bewusstseinsentwicklung, an deren Ende die Freiheit von allen Beschränkungen steht. Dieses intuitive Gespür dafür, wie wir unser Bewusstsein optimal entfalten können, ist die Fähigkeit, aus den vielen Handlungsalternativen des Möglichkeitsraums spontan die eine optimale Option auszuwählen, mit der wir der Mitte näher kommen und dort faszinierende Dimensionen unseres Lebens erfahren können.

Vertrauen

Das Vertrauen, dass wir durch unsere Bewusstseinsentfaltung neue Erkenntnisse gewinnen und bewusst verstehen werden, ist uns eine wertvolle Hilfe. Es schafft Mut, auch die neuen Erkenntnisse in Handlung umzusetzen. Aktivität, Tatkraft und Disziplin sind unverzichtbare Bestandteile dieses Entwicklungsprozesses. Zahlreiche emotionale Bindungen an unerledigte Lebensthemen stehen dem Wachstum zur Mitte entgegen. Ohne dass wir diese Themen durch praktische Handlung bearbeiten, werden sie uns immer wieder blockieren. Bereits jetzt tragen wir die Fähigkeit in uns, uns von einschränkenden Einflüssen zu befreien. Je nachdem, wie groß unser Einsatz ist, werden alle Beschränkungen, Einengungen, Blockaden und Grenzen unseres Bewusstseins nach und nach fortfallen, wenn wir unseren Fokus auf Wachstum und damit auf die Erfahrung umfassenderer Bewusstseinszustände richten. Selbst wenn die Momente der Klarheit (Sattva) anfangs nur flüchtig sind, sollten wir sie aktiv immer wieder visualisieren, das heißt unsere Energie bewusst in dieses Projekt investieren, bei dem wir in unbekannte Bereiche unseres Lebens hineingehen. Es bedeutet, grundlegend darauf zu vertrauen, dass uns dieses Vorhaben bereichert und dass wir uns selbst zeigen können, was in uns steckt.

Expedition in unbekannte Dimensionen der Realität

Wir alle erfahren kurze, intensive Augenblicke, in denen unser Bewusstsein abrupt in eine radikal andere Funktionsweise wechselt – ganz unabhängig davon, welche Stufe wir gegenwärtig erleben. Dies sind Momente außergewöhnlicher Klarheit (Sattva), in denen wir aus der kontinuierlichen Geschäftigkeit (Rajas) erwachen, die das Leben pausenlos um uns webt. Die Augenblicke sind äußerst kurz, aber intensiv. Sie sind angenehm und wir erinnern uns oft daran, sie drei bis sechs Wochen zuvor schon einmal erlebt zu haben.

Diese Einblicke treten häufig auf. Da jedoch nie jemand darüber redet, halten wir diese „seltsamen" Erlebnisse meist für irrelevant und ignorieren sie. Aber so flüchtig die blitzartigen Einblicke auch sein mögen, geben sie uns doch ein Gefühl dafür, wie höhere Stufen beziehungsweise sich ausbreitendes Sattva sich anfühlen. Solche Momente der Wachheit beweisen, dass wir dazu fähig sind, höhere Stufen real zu erleben. Sie zeigen, dass unser Bewusstsein schon ganz spontan aus sich selbst heraus höhere Funktionen aktiviert. Wir brauchen diese natürliche Tendenz nur zu erkennen, zu verstärken und zu stabilisieren. Anhand der Merkmale der einzelnen Stufen können wir leicht identifizieren, welche Ebenen sich uns in diesen blitzartigen Einblicken öffnen.

Dynamischer Aufstieg

Wie wir höhere Ebenen erreichen, ist für jede Stufe genau beschrieben. Wir brauchen dazu nur die Bereitschaft, verstehen zu wollen und Energie in diesen Weg zu investieren. Hilfe von außen ist nicht erforderlich – kein Guru, keine spezielle Vorbereitung, keine Art von Organisation.

Die Mechanismen, die wir einsetzen, sind von Stufe zu Stufe völlig unterschiedlich. Was uns von Ebene 1 auf Ebene 4 bringt, gibt uns nicht automatisch auch Zugang zu Stufe 5. Auch werden die 14 Stufen nicht eine nach der anderen „erklommen". Wir müssen nicht erst eine bestimmte Stufe „vollenden", bevor wir höhere Ebenen erleben.

Blitzartige Einblicke in höhere Stufen machen uns Bereiche bewusst, die uns zuvor unbekannt waren. Sie zeigen uns, welche Art von Erfahrung uns auf umfassenderen Ebenen erwartet. Sie inspirieren uns, diese bisher unbeachteten Regionen aufzusuchen. Dieses dynamische Überspringen mehrerer Stufen – nach oben wie nach unten – beschleunigt unseren Fortschritt erheblich. Wir müssen nur unsere Aufmerksamkeit darauf richten.

Zugang zu höheren Bereichen erhalten wir nur bedingt dadurch, dass wir auf unserer jetzigen Ebene spezielles Wissen „ansammeln". Sobald die Themen der gegenwärtigen Ebene abgeschlossen sind, löst unser Interesse sich von dieser Stufe. Unsere Aufmerksamkeit wechselt dann ganz von allein in eine höhere Ebene über – so wie wir aus engen Kinderspielen herauswuchsen in die weit größere Welt der Erwachsenen. Nur in Stufe 1 und Stufe 4 ist ein zeitlich unbegrenzter Aufenthalt möglich. Alle anderen Stufen erfahren wir nur für begrenzte Zeit.

Alle Stufen entsprechen bestimmten Geisteszuständen – sie bilden gemeinsam unsere Persönlichkeit. Es empfiehlt sich, nicht auf jemanden herabzublicken, der gerade eine untere Stufe erlebt. Im Endeffekt ist es die Erfahrung aller Entwicklungsstufen während unserer Verkörperungen, die die Ausbildung unseres Charakters ausmacht.

Wir können beispielsweise auf einer höheren Stufe einsehen, dass eine bestimmte – temporäre – Erfahrung auf einer niedrigeren Stufe für unsere Entwicklung nötig ist, und uns bewusst in die weit dichtere emotionale Intensität und das geringere Verstehen der unteren Stufe hineinbegeben.

Je besser wir verstehen, wie Bewusstsein sich entfaltet, desto mehr Verständnis haben wir für Störungen, die sich aus Rajas und Tamas immer wieder entwickeln, wenn sie unsere sattvischen Absichten umhüllen und im Keim ersticken wollen.

Dieses Modell aus dem Tattvartha Sutra der Jains, das die Stufen zur sattvischen Souveränität in ganz einfacher und greifbarer Weise beschreibt, habe ich im Jahr 2000 direkt bei Hermann Kuhn kennenlernen und über Jahre von ihm begleitet trainieren dürfen. Ich finde es großartig und nutze es bei meinen Coachings und Ausbildungsprogrammen als Kompass der inneren Entwicklung. Es fasst die Möglichkeiten „spirituellen Wachstums" sehr konkret und anschaulich zusammen. Auch wenn ich selbst bislang nur vage Einblicke in die oberen Stufen haben durfte, nehme ich mir die Freiheit, sie getreu der Übersetzung des Tattvartha Sutra von Hermann Kuhn zusammengefasst weiterzugeben.

Das Tattvartha Sutra beschreibt die Stufen zur Erlangung sattvischer Souveränität.

Entwicklungsstufen 1 – 4

Unser Bewusstsein gleicht einem vielstöckigen Palast. Je höher das Stockwerk, in dem wir uns aufhalten, desto mehr sehen wir von der umgebenden Landschaft. Auf dem Dach überblicken wir das gesamte Panorama und haben freien Zugang zum Sternenhimmel. In der augenblicklichen Situation der Welt halten sich jedoch fast alle Menschen im Keller auf, der keine Fenster nach außen hat. Warum? Die Welt hat vergessen, dass es höhere Ebenen unseres Bewusstseins überhaupt gibt. Das ist der einzige Grund für diese Beschränkung. Jeder hat die Fähigkeit, jederzeit in jedes beliebige Stockwerk zu wechseln – wenn er nur will.

Auf Stufe 0 sind wir im Keller, glauben alles, was Politiker, Meinungsmacher, die Werbung und die Nachrichten uns sagen, und sind verstrickt in unsere Emotionen, Grundüberzeugungen und Glaubenssätze (Tamas). Wir wissen – wie im Film *Matrix* – nichts von der äußeren Welt. Interesse, Neugierde und Fragen sind uns fremd oder nicht wichtig.

Auf Stufe 1 klettern wir neugierig aus dem Keller oder der Höhle heraus und staunen über das Hochhaus, das wir vor uns sehen. Wir staunen, dass es zwischen Himmel und Erde etwas gibt, das wir so noch nicht kennen. Neugierde ist da – zu erfahren, wie die Welt von dort oben, von einem höheren Stockwerk wohl aussieht. Auf dieser Stufe sind wir noch tief in unsere Unwissenheit (Tamas), Gefühle, Sehnsüchte und Aktivitäten (Rajas) verstrickt. Dennoch haben wir flüchtige, kurze Momente, in denen wir aus einem tagtraumähnlichen Zustand erwachen. Das sind sattvische Momente des Einblicks und der Erkenntnis. Für diejenigen von uns, die eine tiefe Sehnsucht nach neuen Erfahrungen, nach neuen Einblicken in die Funktionsweise der Realität verspüren, öffnen sich von Zeit zu Zeit kurze Augenblicke des Einblicks in die größeren Zusammenhänge. Sattvisches Gewahrsein verdrängt für kurze Zeit die Umhüllungen von Rajas und Tamas.

Anfangs sind diese Momente der Klarheit nur flüchtig. In solch einem Moment sind wir von Stufe 1 auf Stufe 4 gesprungen. Wenn wir nun ganz praktisch beginnen, unsere Aufmerksamkeit auf Ebene 4 zu richten, werden sie länger und wir können sie klarer wahrnehmen, bevor wir wieder über Stufe 3 (klarer Einblick vermischt sich mit Täuschung) und Stufe 2 (nur noch eine vage Erinnerung an den klaren Einblick) auf Stufe 1 zurückfallen. Als ich im Jahr 2000 auf diese spezielle Reise ging, inspirierte mich mein damaliger Lehrer, überall im Haus, auf dem Schreibtisch, in meiner Hosentausche oder auf meiner Hand eine 4 sichtbar anzubringen oder mit mir herumzutragen. Diese Zeichen sollten mich immer wieder daran erinnern, wo ich hinwollte.

Wir wechseln nun zwischen klarem Einblick und den Täuschungen und Vorurteilen der Stufe 1 hin und her. Auf Stufe 3 können wir die Entscheidung treffen, wirklich weitergehen und wachsen zu wollen. Entscheiden wir uns für das Wachstum, gelingt es uns häufiger, uns aus dem Nebel der hypnotischen Umhüllungen und emotionalen Verstrickungen der Stufe 1 (Rajas/Tamas) zu befreien. Je nach der Stärke der Emotionen, die uns auf die unterste Stufe ziehen, müssen wir sie als Ansporn nehmen und unseren Aufwand verstärken, um Stufe 4 zu stabilisieren. Abhängig von der Ernsthaftigkeit unseres Interesses und der Energie, mit der wir Ebene 4 fokussieren (zum Beispiel einen Zettel mit einer 4 an jeder Tür anbringen), kann es einige Monate dauern, bis wir die Stufe 4 in eine stabile Phase gebracht haben.

Entwicklungsstufen 5 – 6

Während wir auf Stufe 4 bereits ein ordentliches Pfund an Sattva in uns kultiviert haben, mit immer klareren Einblicken in die Mechanismen der Welt belohnt werden, uns daran erfreuen und einen recht guten Überblick über die Dinge haben, die unser Leben bisher bestimmt haben, geht es nun darum, diese Erkenntnisse in praktische Handlung im Alltag umzusetzen. Die stabile Selbstzufriedenheit, in die wir auf Stufe 4 leicht verfallen, wird nun herausgefordert durch Mut zur Tatkraft. Aktivität

(Rajas) ist der Schlüssel, der unsere Entwicklung zu höheren Bewusstseinsdimensionen in Gang setzt.

Wir erklimmen Stufe 5 in dem Moment, in dem wir unsere Erkenntnisse in eine Handlung umsetzen, die lebensfördernd und bereichernd ist. Wir wissen nicht nur, was wir tun müssen, sondern tun es. Wir wissen, dass wir unsere Handlungen und Emotionen ändern sollten, wenn wir unser ganzes Wesen erfahren wollen, also tun wir es. Wir reden nicht mehr darüber, dass wir mit Sport anfangen oder mit dem Rauchen aufhören wollen, sondern tun es. Wir reden nicht über Meditation, sondern wir meditieren.

Stufe 6 ist unser langersehnter Durchbruch in konkretes, höheres Erleben und Verstehen. Wir tauchen ein in eine Intensität und Lebendigkeit der Gegenwart, wie wir sie bisher nicht erlebt haben. Mit erlösender, sattvisch dominierter Klarheit erkennen wir die eingefahrenen Überzeugungen, Glaubenssätze und Muster unserer Vergangenheit ebenso wie all die Befürchtungen, die wir auf die Zukunft projizieren. Die Unmittelbarkeit, mit der wir die tiefverwurzelten Muster in unserem Innern wahrnehmen, befähigt uns, diese Einengungen grundlegend zu durchbrechen.

Entwicklungsstufen 7 – 14

Ab Ebene 7 stellen wir uns gezielt den verbliebenen Ängsten und Anhaftungen. Wir erkennen, wo Rajas und Tamas noch aktiv sind und wo Klebstoff aus der Vergangenheit unsere sattvisch wachsende Souveränität einschränkt. Der Weg ist dort, wo die Angst ist – gehen wir ihn, verbrennen wir Karma und befreien uns von seinen Einschränkungen. Je höher wir steigen, desto leichter wird unser Rucksack. Der Überblick über die Welt erweitert sich mit jeder Stufe, die wir nun leichter erklimmen. Rajas und Tamas, die den Überblick bisher umhüllt haben, lösen sich immer mehr auf wie Nebel im Morgengrauen.

Bei Hermann Kuhn heißt es: „Neue, uns bis zu diesem Zeitpunkt unbekannte Fähigkeiten beginnen wir zu erkennen. Da sich neben dem Karma mit jeder weiteren Stufe alte Muster und Überzeugungen auflösen, sehen wir die Dinge immer klarer so, wie sie wirklich sind. Täuschung, Irrtum und Anhaftung nimmt in gleichem Maße ab. Wir erkennen mehr und mehr uns bislang unbekannte Kräfte, die in uns schlummerten und nun freigesetzt werden."

Durch das Auflösen der letzten karmischen Beschränkungen, die

Täuschung hervorrufen, nähern wir uns der Freiheit der Stufe 13. Hier umfasst unser Bewusstsein nun die Gesamtheit allen Wissens (*Kevali* = Allwissenheit). Ursache und Wirkung sind nicht mehr voneinander getrennt. In jedem Moment kreieren wir unsere Realität selbst und ernten die Früchte jedes Wohlwollens und jeder Freundlichkeit im gleichen Augenblick.

Auf Stufe 14 trennen wir uns von letzten noch vorhandenen Sehnsüchten und Anhaftungen und befreien uns auch auf der körperlichen Ebene von den letzten ungünstigen Verhaltensweisen, die neue körperliche Einschränkungen erzeugen könnten. Mit der wachsenden Freiheit nehmen wir unser großes, majestätisches Selbst wieder an, bereichert durch unsere Erfahrungen, die wir in den begrenzten und vom wahren Sein getrennten Umständen freiwillig sammeln durften. In diesem Moment, in dem wir weitere Erkenntnisse assimilieren, treten unsere sattvischen Anteile immer mehr hervor und wir erwachen immer mehr zu dem, was wir nie wirklich verloren, sondern bestenfalls vergessen hatten – zu reinem, uneingeschränktem Bewusstsein. Als erleuchtetes Wesen erfahren wir jetzt unsere ureigene Natur – unbegrenzte Erkenntnis, unbegrenzte Liebe, unbegrenztes Wissen, unbegrenzte Weisheit und unendliche Seligkeit.

Wir erfahren den rajasischen und damit materiellen Aspekt des Lebens mehr und mehr als bloßen Teilbereich, der einmal stärker und einmal weniger stark unsere sattvischen Kräfte überlagert. Sein Einfluss auf unsere Entwicklung verliert an Bedeutung. Wir müssen nichts aufgeben, wir müssen nicht in Askese gehen, aber wir stimmen mehr und mehr der abnehmenden Bedeutung materieller Faktoren für unseren Weg zu. Freiheit, Unabhängigkeit, Gemütsruhe und all das, was wir Sattva zuschreiben, wird nun spürbar. Wir erfahren es nicht nur als kurze Erscheinung, sondern als stabile, nachhaltige Souveränität im Alltag. Zwar hält das Leben auch weiter Herausforderungen für uns bereit die uns durchaus immer wieder auf Ebene 4 oder Ebene 5 abstürzen lassen können, doch haben wir einen Anker gesetzt, haben einen Geschmack auf der Zunge erfahren, haben ein Gespür für unser Wachstum, das uns nichts und niemand mehr nehmen kann.

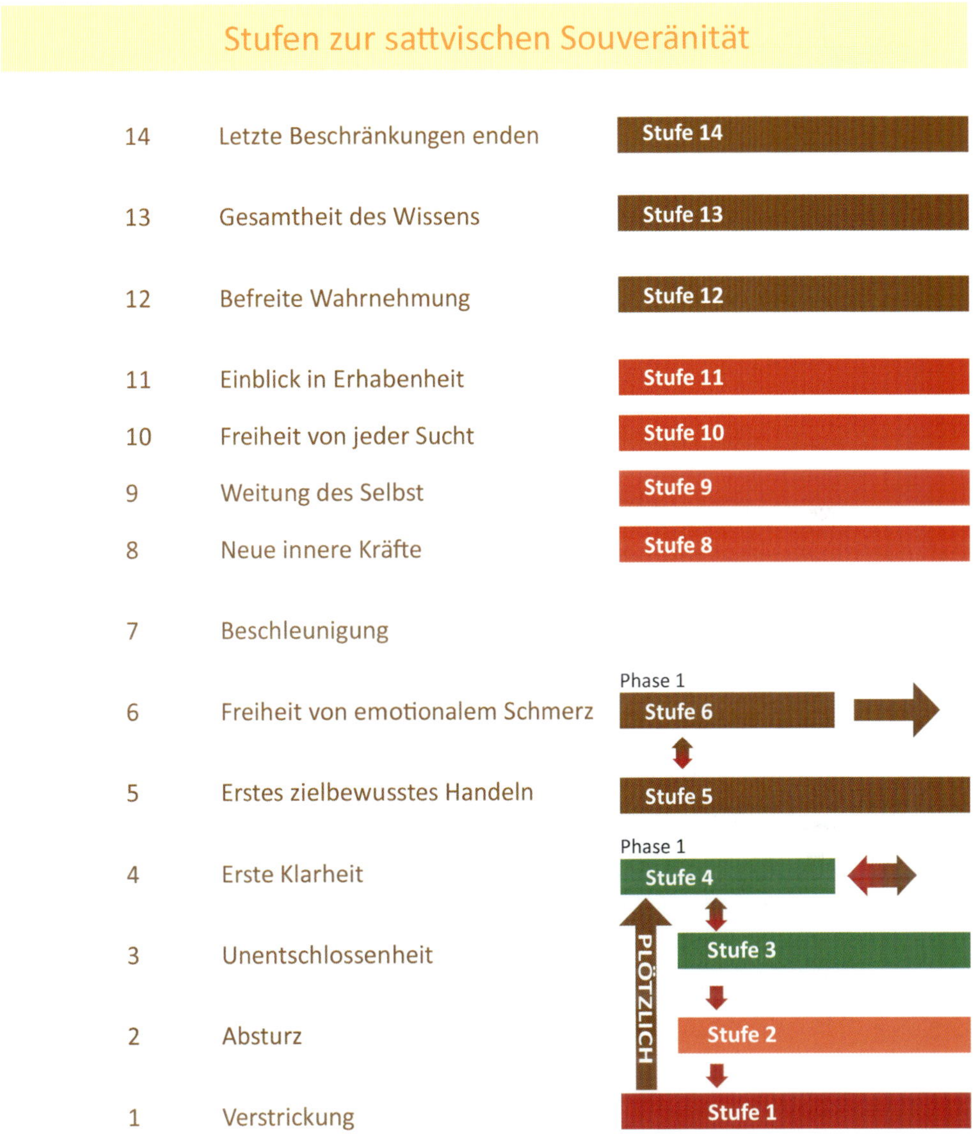

Abb. 8: Stufen zur sattvischen Souveränität – was wir erhoffen dürfen

TEIL 2

ICH BIN, WAS ICH ANRUFE

Im zweiten Teil des Buches erfahren Sie, was genau Mantras sind, welche Bedeutung die speziell für dieses Buch ausgewählten Mantras haben, wie Sie sie ganz praktisch im Alltag anwenden und welches Transformationspotenzial Sie durch ihre Anwendung freisetzen können. Anhand von Fallbeispielen und Erfahrungsberichten lernen Sie etwas über die außergewöhnlichen Kräfte, die Sie aktivieren können, und Sie erfahren, was Sie sich von der täglichen Anwendung der Mantrameditation erhoffen können.

Kapitel 1
Mantras – Kraftvolle Energien, die das Leben verändern

Man stelle sich ein Auto vor, das ins Schlingern gerät, das einmal nach rechts, einmal nach links von der Straße abkommt und manchmal auch gegen die Leitplanken prallt. Oder einen Betrunkenen, der eine Straße entlangtorkelt. Er dreht sich im Kreis, läuft zurück, stolpert, prallt gegen einen Baum oder fällt in einen Graben.

Das Üben der geistigen Ausrichtung, die Fokussierung auf eine Sache bahnt einen Weg, der immer gerader wird. Man kann es auch mit einem Pendel vergleichen, das nach rechts und nach links ausschlägt, dann aber langsam immer mehr in die Mitte kommt. Viele Menschen sind wie ein Pendel hin und her geworfen zwischen Rajas und Tamas – dem extremen Ausschlag in eine Richtung folgt ein extremer Ausschlag in die andere Richtung. Sie arbeiten den ganzen Tag extrem hart, um dann nach einem aus Wurst und Fleisch bestehenden Abendessen mit Bier, Süßigkeiten und Chips die halbe Nacht fernzusehen. Andere feiern den Feierabend dagegen ganz anders …

Wer meditiert, beruhigt seinen aufgewühlten Geist und führt seine sprunghaften Gedanken in einen hohen Konzentrationszustand. Damit beruhigt er sein Gemüt und öffnet sein Bewusstsein für einen Bereich, der mit Worten nicht erfasst werden kann. Die eigene natürliche Schwingung, die schnell und oft unbemerkt durch Stress, Über- oder Unterforderung aus dem Takt gerät, findet zurück in ihr natürliches Gleichgewicht. Energie kann wieder besser fließen und Blockaden und emotionale Verstimmungen beginnen sich zu lösen. Wir werden resonanzfähiger, schwingen wieder mit, sind wieder im Fluss und gehen erfrischt, mit tiefer Ruhe und einem Gefühl von Frieden und Verbundenheit in unseren Tag.

Auf der ganzen Welt finden Menschen über die Mantrameditation Zugang zu einer höheren Bewusstseinserfahrung. Verstanden als Ritual der Dankbarkeit für das Geschenk des Lebens, der Verneigung vor der Schöpfung oder der Urkraft des Universums, der Lobpreisung der Quelle allen Seins, der Anrufung des Absoluten oder ganz direkt Gottes in der wiederholten Zitierung des göttlichen Namens in den unterschiedlichsten Sprachen, kann sie als die am weitesten verbreitete Meditationstechnik angesehen werden. Sie ist leicht zu erlernen, sehr effektiv und führt bei intensiver Übung in einen Zustand der Erkenntnis, Einheit und Freude.

Singen, Musik und Mantras als natürliche Sprache unseres Seins

Singen, Musik und Tanz sind tief in unseren Genen verankert und gehören zur natürlichen Biologie unseres Menschseins. Sie sind Bestandteil des Lebens seit Anbeginn der Menschheit. Der Dichter und Harvard-Professor Henry Wadsworth Longfellow hat Musik als die „universelle Sprache der Menschheit" bezeichnet. Auch der große Geiger Yehudi Menuhin hat einmal gesagt: „Das Singen ist die eigentliche Muttersprache aller Menschen, denn es ist die natürlichste und einfachste Weise, in der wir ungeteilt da sind und uns ganz mitteilen können – mit all unseren Erfahrungen, Empfindungen und Hoffnungen."

Der Ursprung des Singens, der Musik und der Mantras

Die Bedeutung des Singens und der Musik wird oft mit Klang in Verbindung gebracht. So heißt es, die ganze Schöpfung sei aus Klang entstanden. Der Klang ist der Ursprung allen Seins und somit auch allem Sein innewohnend. Alles im Universum schwingt in seinen großen und kleinen Strukturen. Auf diesen Urklang schwingen wir uns mit Mantras ein.

Der Musikwissenschaftler und Philosoph Joachim-Ernst Berendt griff dieses Thema in seinem Buch *Nada Brahma* auf und stellte mit der Aussage „Die Welt ist Klang" ein Verständnis des Kosmos als Lehre des Seienden vor, das wir auch in der traditionellen Bedeutung der Mantras wiederfinden. Es ist davon auszugehen, dass die Welt in ihrem Inneren aus Schwingungen und Vibrationen besteht, die sich in geistigen und materiellen Strukturen herausbilden.

Bereits die alten Rishis sagten: „Die Welt ist Klang." Und so heißt es im Hinduismus: „Auch wir Menschen sind aus Klang entstanden und wir sind Teil des Ganzen, alles ist mit allem verbunden – verbunden durch den Klang der Welt."

Über Mantras wird in diesem Zusammenhang berichtet, dass sie schon immer im latenten Zustand als Klangenergie existierten und niemand genau weiß, wie alt sie sind. Es heißt, dass sie ebenso wie das Singen bereits existiert haben, bevor es die Sprache gab. Die ältesten Aufzeichnungen stammen aus Indien, aus den Veden, den ältesten Schriften des Hinduismus, und sind in Sanskrit verfasst. Weiter heißt es, dass die magischen Worte der Mantras vor Jahrtausenden von tief meditierenden Rishis empfangen wurden. Sie meditierten über die Fragen: Wer bin ich? Woher komme ich und wohin gehe ich? Was ist die Welt? Gibt es eine höhere Wirklichkeit?

Aus dem höheren Bewusstsein, dem Überbewusstsein, der Stille des Geistes, empfingen sie ein Mantra und fanden Antworten auf ihre Fragen. Dieses Mantra gaben sie an ihre Schüler weiter, die wiederum über die Wiederholung des Mantras den Zugang zu höheren Bewusstseinsräumen und damit zu einer höheren Wirklichkeit fanden. Und so wie das Universum aus der Stille, die sich mit Klang gefüllt hat, erschaffen wurde, können wir über den Klang wieder in die Stille, die Einheit zurückkehren.

In der hinduistischen Mythologie heißt es, dass am Anfang das *Om* existierte, die Urschwingung, der Urklang der Natur, der alles einschließt und erfüllt und aus dem sich alle weiteren Klänge und Formen des Universums manifestieren. Seit Jahrtausenden wird das *Om* von Buddhisten und Hindus als Symbol für das Göttliche angesehen. *Om* ist der Anfang und das Ende von allem. Es vereint alles, was war, was ist und was sein wird. *Om* existiert als ewige, universelle Schwingung und verbindet die absolute und die relative Welt.

„OM ist der kosmische Klang, das universelle JA."
- Deva Premal & Miten

Mantras öffnen unsere Wahrnehmung für die Schönheit des Lebens. Mit jeder Wiederholung können wir tiefer einsinken und die Energie durch uns hindurchfließen lassen, die unseren Geist reinigt, unser Herz öffnet und uns weit macht, sodass innere Kräftigung und Heilung geschehen können. Je mehr wir uns diesem Prozess öffnen und hingeben, umso tiefer können wir zu Erkenntnis und Weisheit geführt werden.

Mantras laden uns auf die lichtvolle Seite des Lebens ein, wo wir ihre heilsamen Kräfte in uns erfahren dürfen. Indische Forscher haben herausgefunden, dass das Singen von Mantras uns sanft in Glücksgefühle hineingleiten lassen kann, weil unser Gehirn auf die emotionale Qualität der eigenen Stimme reagiert. Das Singen von Mantras kann Gefühle von Liebe, Dankbarkeit, Mitgefühl und Frieden hervorrufen.

Im Johannesevangelium heißt es: „Am Anfang war das Wort.“ Jedes Wort ist Klang und Schwingung, Harmonik (griechisch harmonikos: zur Musik zugehörig). Somit ist es der Klang, mit dem alles begann.

Musik als Grundlage für Gemeinschaft und Verbundenheit

Bei Naturvölkern können wir beobachten, dass Musik und Singen bis heute Bestandteil des täglichen Lebens sind, um sich mit der Gemeinschaft, dem Leben, dem Körper, der Natur und dem Kosmos zu verbinden. Singen wird darüber hinaus als ein Kommunikationsmedium genutzt, um das soziale Leben zu organisieren, dient der Pflege und dem Erhalt der Gemeinschaft und ist Ausdruck von Ritualen, Verbundenheit, Heilung und Spiritualität. In vielen Kulturen ist Gesang auch eine besondere Form der religiösen Kommunikation: festlich, heilig, magisch, verbindend, herzöffnend, beglückend.

Musik kann Menschen aller Kulturen zusammenführen, denn sie ist eine universelle Sprache. Sie ist ein gemeinsamer Nenner der Menschheit, über den wir uns miteinander verbinden. Musik ist eine Sprache, die von allen Menschen verstanden wird, ohne dass Worte vom Intellekt übersetzt werden müssen.

Wenn wir davon ausgehen, dass Singen und Musik zutiefst unserer ureigenen Biologie entspringen und evolutionär weltweit und universell eine große Bedeutung haben, dann wird sich die Schöpfung etwas „dabei gedacht“ haben. Schauen wir in die Natur, können wir leicht erkennen, dass alles einer geometrischen heiligen Ordnung entspringt, dem Gesetz der Vollkommenheit, der Harmonie, der Schönheit, der Balance, des Heilseins, der Freude, des Flusses, und dass alles aus sich selbst heraus entsteht. Und so scheinen auch wir Menschen „gemeint“ zu sein. Deshalb ist es ganz sicher kein Zufall, dass das Singen über viele tausend Jahre hinweg eine so wichtige Bedeutung für uns Menschen hat.

Was bedeutet Musik für unser psychisches Wohlbefinden?

Musik hat direkten Einfluss auf unsere Emotionen. Musik *ist* eine Sprache unserer Emotionen und Singen macht uns einfach glücklich, denn wir können nicht gleichzeitig singen und ins Grübeln verfallen.

Musik erreicht uns sowohl über das Gehör als auch – mittels ihrer Schwingung – direkt über den Körper. Über die Tastkörperchen der Haut können Vibrationen bis etwa 600 Hz wahrgenommen werden. Schallwellen vibrieren aufgrund des hohen Wasseranteils durch Gewebe, Organe und Knochen. Die Luft in den Hohlräumen des Körpers, vor allem im Bereich des Kopfes, kommt in Schwingung.

Was wäre, wenn das Leben so gemeint wäre und wenn Freude und Gesundheit unsere wahre Natur wären?

Musik ist herzöffnend und beglückend. Sie kann etwas in uns zum Ausdruck bringen, für das wir keine Worte finden. Sie kann uns durch sanfte Klänge mit Magie erfüllen, uns beseelen, uns beruhigen, uns mit unserer Sehnsucht in Kontakt bringen, uns mit Lebensfreude fluten, Gefühle puren Glücks auslösen, uns beschwingen, uns verzaubern, uns von einem Moment zum anderen in andere Bewusstseinszustände bringen, uns mit neuer Kraft und Lebensenergie erfüllen, Verbindung schaffen, uns in Kontakt mit anderen bringen, die Gemeinschaft fördern, uns lächeln und lachen lassen, jede unserer Körperzellen aktivieren, unsere Herzen höher schlagen lassen, unsere Selbstheilungskräfte anregen und innere Veränderungsprozesse bewirken, die uns wachrütteln und in unser volles Potenzial bringen.

Gemeinsame Wurzeln von Musik und Medizin

Musik und Medizin haben gemeinsame Wurzeln in den Urzeiten der Menschheit. Bis heute setzen Schamanen die Mittel von Rhythmus und Melodie ein, um jenen speziellen Zustand einleiten zu können, der Heilung bewirkt.

Und auch Novalis schrieb im 18. Jahrhundert bereits über die Heilkraft der Musik: „Jede Krankheit ist ein musikalisches Problem, die Heilung eine musikalische Auflösung!“ Schon damals wies er darauf hin, dass Körper, Geist und Seele wie die Musik einer höheren Ordnung folgen und dass der Mensch, wenn er diese Gesetzmäßigkeiten beachtet, wieder in seine innere Balance und Harmonie zurückfinden und gesunden kann.

Es verwundert somit nicht, dass das Heilwissen aller Kulturen und Zeiten über die Musik auch in unserer modernen westlichen Welt auf immer größeres Interesse stößt. Immer mehr wissenschaftlich fundierte Studien aus dem Bereich der Musikmedizin und -therapie über die neurologischen Auswirkungen von Musik weisen auf den großen Nutzen der heilsamen Kräfte des Singens, der Mantrameditation und der Klänge für die Gesundheit des Menschen hin. Viele Ärzte, Wissenschaftler und Therapeuten wie der Musiksoziologe Dr. Karl Adamek oder der Hirnforscher Gerald Hüther leisten hier enorm wichtige Aufklärungsarbeit.

Das Singen ist aufgrund seiner vielen heilbringenden Wirkungen auf jeder Entwicklungsstufe eines Menschen von großer Bedeutung für seinen Gesundheitszustand und die Entfaltung seines Potenzials. Viele Studien belegen heute, dass das Singen als effektiver Gesundheitserreger angesehen werden muss.

Was ist ein Mantra?

Mantras sind mystische Klangenergien, universelle Kräfte, die in eine Klangstruktur eingebettet sind. Durch die Rezitation des Mantras wird die Klangschwingung freigesetzt und entfaltet ihre Kraft. Eingefangen wird die Klangschwingung auch in Sanskrit, einer uralten Sprache, von der wir bis heute nicht genau wissen, wie alt sie ist. Vermutlich ist sie eine der ältesten heute noch verwendeten Sprachen der Welt. Klar ist: Mantras (ihre Energie, ihre Klangschwingung) waren vor der Sprache da. Die Worte zu den Mantras kamen später hinzu. Erst war die Schwingung, der Klang an sich, dann das Wort.

Im Yoga werden Mantras sprechend, flüsternd, singend oder in Gedanken rezitiert. Wir sagen damit: Ich begrüße und öffne mich für die schöpferische Energie des Universums. Ich öffne mich für den Weg von der Dunkelheit zum Licht.

Chanten wir die Sanskritsilben in der überlieferten Rezitationsweise, wird die Energie des Mantras für uns im eigenen Körper erfahrbar. In ihrer ganz besonderen Kombination aus Klang, Schwingung, Energie, Melodie, Metrik und Bedeutung führen Mantras unseren Geist nach innen, aktivieren unsere psychoaktiven Energiezentren und weiten unsere Erfahrungswelt hin zu einer höheren Wirklichkeit.

Die beiden Silben des Wortes „Mantra“ verweisen auf die Sanskritbegriffe *mananat* (denken) und *trayate* (befreien, zur Befreiung führen). In den indischen Schriften zur Mantralehre, den *Mantra Shāstras*, heißt es, dass ein Mantra das ist, wodurch man „durch ständiges Denken und Erinnern beschützt und befreit wird“ (*mananāt trāyate iti mantraḥ).* Durch das Wiederholen des Mantras kommen wir zur Befreiung.

Nach einer anderen Interpretation ist ein Mantra das, was uns vom Denken befreit oder uns einen gewissen Geistesschutz verleiht. Als Übende können wir unmittelbar erfahren, wie unser Geist durch das Wiederholen des Mantras klar und in eine harmonischere, ruhigere Schwingung versetzt wird. Das diskursive, urteilende, analysierende Denken hört auf, neue Türen öffnen sich und laden ein, auf Spurensuche zu gehen.

In den Yoga Sutras von Patanjali heißt es: „Durch das Zur-Ruhe-Bringen des Geistes kommt der Mensch zu seiner wahren Natur“ (YS I.1-3). Ruhe des Geistes bei vollem Bewusstsein ist ein überbewusster Zustand, in dem wir eine Ahnung von unserer göttlichen Natur erhalten können. Wird die Mantrameditation besonders tief, führt sie uns dorthin. In diesem Zustand sind Gedanken und Alltagsworte nicht mehr greifbar. Oft fällt auch das Mantra wie von allein weg – es wird als wertvolles Instrument nicht mehr gebraucht. Dann ist der Geist ganz in der reinen Schwingung absorbiert. So bahnt das Mantra einen Weg und wir sind eingeladen, ihn weiter zu beschreiten.

Wie geht das und was brauchen wir dazu? Was können wir dabei erhoffen? Wohin kann die Reise gehen? Mit diesen Fragen wollen wir uns in den nächsten Abschnitten näher beschäftigen.

Mantrameditation lernen und vertiefen

Mantras haben eine ganz besondere Faszination und Wirkung. Sie können Ihr Leben spiritualisieren, mit neuer Kraft erfüllen und auf eine höhere Wirklichkeit ausrichten. Teilweise lässt sich dies mit der Mantralehre der indischen Schriften erklären, teilweise bleibt es aber auch ein Mysterium. Die Wirkung der Mantras ist eine Erfahrungswissenschaft. Die Techniken in diesem Buch und das umfangreiche theoretische Hintergrundwissen geben Ihnen eine Fülle von Hilfsmitteln an die Hand. Wenn Sie sie regelmäßig in der Meditation einsetzen, wird sich die Mantrakraft in Ihnen entfalten, in Ihrem Leben entfalten und in den unterschiedlichsten Bereichen durch Sie hindurch wirken.

Die Mantrameditation kann in vielen Bereichen eingesetzt werden:

- Ausgleich und Entspannung im Alltag
- Balancierung der Energien
- Gesundheit und Lebenskraft
- Mut und Tatkraft
- Klarheit, Fokussierung und Achtsamkeit
- Dankbarkeit, Wohlwollen, Freundlichkeit, Ehrerbietung Gottes
- um in Lebenskrisen und schwierigen Situationen die Anteile von Rajas und Tamas zu erkennen
- zur Persönlichkeitsentwicklung
- für die spirituelle Entwicklung
- für eine sattvische Lebensweise

Mit Mantras können Sie:

- Ihre Meditation vertiefen
- Ihrer Meditation neue Impulse geben
- den Geist beruhigen
- den Geist erheben
- den Vagusnerv stärken
- das gesamte Körper-Geist-Psyche-System in eine harmonische Schwingung bringen
- Ihr Herz öffnen
- Hingabe und Liebe kultivieren
- Ihre Verbindung zum Göttlichen herstellen oder verstärken
- sich mit Segens- und Führungsenergie verbinden
- sich zu tiefer Erkenntnis führen lassen, sodass Sie erkennen, wer Sie sind und was Sie wirklich brauchen
- auf neue Bewusstseinsebenen gelangen
- sich von Leid befreien und Ihr Karma Stück für Stück auflösen
- sich zu tiefer innerer und äußerer Freiheit führen lassen

Mantras haben die Kraft, uns zu unserem Ursprung, zur Quelle allen Seins zurückzuführen.

Die sechs Aspekte eines Mantras aus traditioneller Sicht

Ein Mantra wirkt auf eine höchst komplexe Weise auf unser Körper-Geist-Seele-System. Es umfasst sechs klassische Aspekte.

1. Rishi: der Seher des Mantras
Rishi heißt wörtlich der „Sehende", derjenige, der etwas geschaut hat.

Die Rishis sind die großen Seher der Veden, ähnlich den Propheten der christlichen Tradition. Sie haben sich intensiv mit den existenziellen Seinsfragen beschäftigt. Im überbewussten Zustand der höchsten Stufe der Meditation haben sie die Mantras „geschaut" – sie wurden ihnen „offenbart" und sie haben sie erkannt und in sich aufgenommen. Diese Begrifflichkeiten wollen darauf hinweisen, dass Mantras keine menschliche Erfindung sind wie klassische Kompositionen, Popsongs oder spirituelle Lieder. Ihre universelle Energie ist nach yogischer Vorstellung im Kosmos seit jeher vorhanden. Die Rishis haben diese Schwingung in den von ihnen gehörten Klangsilben an ihre Schüler weitergegeben. In einer ununterbrochenen Traditionslinie über Jahrtausende hinweg haben Generationen von Schülern durch die Mantrarezitation Selbstverwirklichung erreicht und die Kraft der großen Meister weitergetragen. Wenn wir heute selbst Mantrameditation üben, schwingt darin die Kraft der Rishis, aller Meister und Schüler mit, die Gottverwirklichung erreicht haben. Haben wir eine eigene Lehrperson, die wir besonders respektieren, können wir sie miteinbeziehen und uns mit ihr verbinden.

2. Mātrā: der Klang

Das Sanskritwort *Mātrā* bedeutet unter anderem Maß, Menge, Dauer, Zeitmaß in der Musik, Einheit für die Bemessung der Silbenlänge in Versen. Mātrā im engeren Sinne ist der physische Klang eines Mantras. Laut ausgesprochen, entsteht ein bestimmtes Wellenmuster, das den Klang des Mantras mathematisch beschreibt und auf einem Oszillographen sichtbar macht. Transferiert in digitale Daten, können wir ihn über ein Abspielgerät hören.

Mantras wirken in erster Linie durch die Kraft ihres Klangs, wenn wir sie laut aussprechen. Wenn wir *Oṃ Namaḥ Śivāya* laut aussprechen, nehmen wir eine andere Klangwirkung wahr, als wenn wir die deutsche Übersetzung „Ehrerbietung der kosmischen Güte" oder „Ehrerbietung der Liebe in allen Wesen" formulieren. Vielleicht erfahren wir in beidem etwas Erhebendes und Herzöffnendes, aber wir werden auch die unterschiedliche Energie, die unterschiedliche Kraft, die unterschiedliche Wirkung auf unser System wahrnehmen. Während sich die Worte, die wir für das Mantra finden, über die Jahrhunderte verändern, bleibt die Klangschwingung immer gleich. Die Reduktion des Mantras auf die sprachliche Übersetzung ist zum Scheitern verurteilt, denn das Wesentliche, die Klangschwingung, kann nicht in unseren Alltagsbegriffen eingefangen werden. So ist es nicht unbedingt erforderlich, ein Mantra zu verstehen. Auch viele Inder verstehen kein Sanskrit. Aber wir alle können, unabhängig von unserer Muttersprache, die Wirkung der Mantras über die Klangschwingung spüren.

Sanskrit trägt mit seiner sprachlichen Komplexität, seinen besonderen Aussprachemodalitäten und der Vielzahl an Bedeutungen, die ein Sanskritbegriff mit sich bringen kann, der prinzipiellen Schwierigkeit, ein Mantra sprachlich zu erfassen, Rechnung. Eine korrekte Aussprache trägt dazu bei, dass der Klang besonders stark wirkt und sich positiv auf unsere persönliche spirituelle Entwicklung und Meditation auswirken kann.

Je hingebungsvoller, konzentrierter und ernsthafter wir ein Mantra rezitieren, desto größer ist der Effekt.

3. Bīja: die Essenz

Bīja heißt wörtlich Same, Saatkorn, Keim, Anfang, Entstehungsgrund. Bīja ist die Essenz des Mantras. Mit dem Bīja wird uns gezeigt, wo uns das Mantra hinführen möchte und was wir uns erhoffen dürfen. Die Essenz des Mantras ist die Selbst- oder Gottverwirklichung. Sie bedeutet, das Beste in uns zu finden und es in seiner schönsten Form zur Entfaltung zu bringen. Dies gilt insbesondere für die *Dhyāna Moksha Mantras*, die in der Meditation (*Dhyāna*) verwendet werden und uns zur Befreiung (*Moksha*) von tiefen inneren einschränkenden und blockierenden Einflüssen führen. Aus der tiefen Erfahrung selbstverwirklichter Rishis stammend, werden wir durch das Bīja an unsere eigene Sehnsucht nach Befreiung, nach Erlösung, nach Einheit mit Gott erinnert. Wenn wir das Mantra wiederholen, mit ihm konzentriert und hingebungsvoll meditieren, führt es uns zu unserer ureigenen Essenz, der Essenz des Seins an sich.

4. Ishta-devatā: die Gottheit (kosmischer Aspekt) oder der persönliche Gottesbezug

Ishta-devatā heißt wörtlich „die geliebte Gottheit" und bezeichnet den persönlichen Bezug, den wir zu Gott oder zu einem bestimmten Aspekt einer allumfassenden höheren Wirklichkeit haben.

Im Yoga geht man nicht davon aus, dass es eine Vielzahl von Göttern gibt, die auf Wolken, Bergen, im Meer, an Seen und Flüssen leben, schön gekleidet und geschmückt sind, wie man es auf Darstellungen sieht. Gemäß der Yoga-Vedānta-Philosophie, der Philosophie der Einheit, gibt es nur eine unendliche göttliche Wirklichkeit. Diese höchste absolute Wirklichkeit kann sich auf vielerlei Weise offenbaren, unterschiedliche

Namen und verschiedene persönliche Bedeutungen für uns besitzen. Wir können auch nur von der Quelle allen Seins oder vom „Absoluten" reden.

Über einen persönlichen Aspekt finden viele von uns dazu einen leichten Zugang. Die hinduistische Mythologie stellt uns daher beispielsweise Shiva, Vishnu, Krishna, Durgā, Lakshmi und Sarasvatī zur Verfügung, die christliche Lehre Jesus und Maria als Mutter Gottes. Je individueller der persönliche Bezug zum Absoluten ist, desto intensiver ist für viele Menschen das spirituelle Erleben.

Manche Mantras wie etwa *Oṃ Namaḥ Śivāya* stellen daher den konkreten Gottesbezug ganz explizit her. Andere wie *Oṃ* oder *Soham* verweisen dagegen direkt auf das Absolute. Unabhängig davon, welcher Ausdrucksform Gottes wir uns zuwenden, gibt es letztlich nur eine einzige göttliche Wirklichkeit, die weder männlich noch weiblich ist – das Absolute, das sich auf vielfältige Weise manifestiert. Es bleibt unserer persönlichen Wahl überlassen, ob wir mit oder ohne konkreten Gottesbezug meditieren.

Sanskritbegriffe haben oft zahlreiche Bedeutungen. So repräsentiert die Ishta-devatā auch die kosmischen Kräfte, die Urkräfte des Universums. Wenn wir ein Mantra wiederholen, verbinden wir uns mit einer Ausprägung dieser Urkraft des Universums. Lassen wir uns auf diese kosmische Kraft ein, führt sie uns zurück zum Höchsten.

In einer dritten Interpretation steht Ishta-devatā für die Tiefe unseres eigenen Wesens. Wir haben nicht nur Gott als das höchste Bewusstsein, als *Brahman* (das Absolute) in unserem Herzen, sondern auch verschiedene Fähigkeiten, Talente, Qualitäten. Während der Mantrameditation wird der Aspekt der gewählten Ishta-devatā in uns stärker. Konzentrieren wir uns mit dem Mantra auf einen dieser Aspekte in uns, bringt uns auch das näher zu Gott. Wir beginnen uns infolge unserer Praxis gemäß dieser positiven Eigenschaft zu verhalten und uns zum Guten zu verändern. So können wir – je nach Veranlagung und Neigung – auf dem Weg zur vollkommenen Gottesverwirklichung besonders die folgenden universellen Qualitäten in uns ausfindig und zum Gegenstand unserer Mantrameditation machen.

- Mit dem Sarasvatī-Mantra widmen wir uns besonders der Ausbildung von Intuition, Kreativität und Wissen.
- Wählen wir ein Vishnu-Mantra, ist in uns oft viel Engagement und Einsatz für Frieden und Gerechtigkeit angelegt. Mit der Mantrare-

zitation können wir diese Qualitäten in uns stärken und in positive Aktionen münden lassen.

- Rāma stellt die Personifizierung höchster Ethik und Rechtschaffenheit dar. Das Rama-Mantra festigt die in uns angelegte Qualität, ein ethisches Leben zu führen, unsere hohen Ansprüche zu realisieren und alles Menschenmögliche dafür zu tun, in immer mehr Situationen richtig zu handeln.
- Durgā, Repräsentantin für mütterliche Liebe und göttlichen Schutz, gibt uns das Vertrauen, dass sie – beziehungsweise Gott – sich um uns kümmert und uns in großer Angst, höchster Verzweiflung oder großem Leid nicht verlässt. Wir können ganz loslassen und uns wie ein Kind geborgen im Schoß der Mutter fühlen. So getragen, ist in uns auch der Wunsch stark, uns in Liebe um andere zu kümmern.
- Shiva erinnert uns in seinem transformierenden Aspekt an die ständige Veränderung des Lebens. Sind wir von unseren eigenen Schwächen und Mängeln gebeutelt, können wir uns ihm zuwenden und um die Auflösung des Negativen in uns bitten. In liebevoller, gütiger Weise richtet er uns neu auf das höchste Glücksverheißende in uns aus. Fühlen wir uns besonders zu intensiver Praxis und tiefer Meditation hingezogen, stärkt er unseren Wunsch, nach innen zu gehen und uns ganz zu versenken. In vielen Kundalinī-Tantra-Schulen steht er auch für das absolute Bewusstsein, das ewig Unveränderliche an sich.

5. Kīlaka: der Pfropfen oder Verschluss, der die Mantrakraft verschließt

Kīlaka bedeutet wörtlich Keil, Pfropfen, Verschluss. Wie ein Korken eine Flasche verschließt und das Wasser daran hindert herauszufließen, so blockieren die „Unreinheiten“ unseren Geist, unsere Seele und unseren feinstofflichen Körper. Mithilfe der Mantrakraft machen wir den Weg wieder frei, sodass unsere Seele wieder mitschwingen kann.

Mit Unreinheiten werden im Yoga sowohl energetische Blockaden in den feinstofflichen Energiebahnen und Chakras als auch emotionale Dysbalancen, hervorgerufen beispielsweise durch Vorurteile, Vorstellungen, Meinungen, Bewertungen oder Prägungen, bezeichnet. Erst wenn der Kīlaka, also der Pfropfen, der die Mantrakraft unter Verschluss hält, gelockert ist, kann Shakti, die Kraft des Mantras, frei fließen. Die Wiederholung des Mantras dient also zunächst der Reinigung und allmählichen Ausdünnung all dieser Schleier. Die Kraft des Mantras versorgt uns von allen Seiten her mit Energie. Diese wirkt in uns und öffnet allmählich den Verschluss. Ein sattvischer Lebensstil unterstützt uns darin, keine weiteren Unreinheiten aufzunehmen. Je intensiver wir meditieren und hingebungsvoll unser Mantra rezitieren, desto eher öffnen sich die Kīlakas. Regelmäßige spirituelle Praxis hilft, die frei fließende Energie aufrechtzuerhalten und nicht in den alten Zustand zurückzufallen.

6. Shakti: die Kraft des Mantras

Shakti ist die Urenergie, die kosmische Energie, die über das Mantra freigesetzt wird. Sie ist daher mit allen anderen fünf Aspekten des Mantras verbunden und in ihnen präsent. Wer täglich mit dem Mantra meditiert, sammelt so viel Shakti an, dass nicht nur die äußere Ausstrahlung, sondern auch die innere Kraft stark wird. Sobald wir mit der Meditation aussetzen, verlieren wir dagegen wieder an Shakti. Schon ein Tag ohne Meditation bedeutet einen gewissen Rückschritt, denn die Shakti muss immer wieder neu aufgebaut, der Geist mühselig in die Meditationsgewohnheit zurückgeführt werden. Wenn wir wirklich tiefer kommen, eine anhaltende Wirkung spüren und unsere Sehnsucht nach Einheit mit Gott verwirklichen wollen, ist regelmäßiges Meditieren eine der wichtigsten Aufgaben in unserem Alltag.

Wiederholen wir ein Mantra, verbinden wir uns mit der Shakti des Rishis, der das Mantra „geschaut" hat, des Meisters, in dessen Tradition wir lernen, und aller Gurus, Meister und Lernenden, die dieses Mantra seit Urzeiten wiederholt haben.

Jeder, der ein Mantra wiederholt, verstärkt das vom Mantra ausgehende Energie- und Lichtfeld. Indem wir chanten, schwingen wir uns auf diese Energie und dieses Licht ein. Die Kraft des Klangs (Mātrā Shakti) hat nicht nur auf Pflanzen eine besondere Wirkung, sondern auch auf uns selbst. Klang schwingt in unseren Zellen, in den Hohlräumen unseres Körpers, in unserer Seele. Er wirkt auf den ganzen Menschen.

In Bīja Shakti drückt sich die Sehnsucht aus, Gott zu verwirklichen und einen höheren Bewusstseinszustand zu erlangen. Durch die Wiederholung des Mantras wird diese Sehnsucht nach dem, was wir in unserer Essenz sind, gestärkt. Wenn wir uns intensiv mit Mantras, Meditation und dem spirituellen Weg beschäftigen, dann spüren wir eine besonders enge Verbindung mit Bīja Shakti.

Fast jedes Mantra aktiviert auch die Ishta-devatā Shakti, die den göttlichen Aspekt in uns stärkt. Zudem setzt sie die mit der Ishta-devatā verbundenen Fähigkeiten und Eigenschaften in uns frei, sodass wir diese auch in unserem Alltag umsetzen und durch uns wirken lassen können. Viele Menschen sehen beim Meditieren mit dem Mantra auch ein Bild der Ishta-devatā oder fühlen ihre göttliche Präsenz als Energie, als Schwingung – außerhalb oder innerhalb von sich selbst, denn die Ishta-devatā existiert nicht nur als Vision, sondern auch als Energieschwingung.

Das Prinzip der Resonanz oder Anziehung

Gleiches zieht Gleiches an und wird durch Gleiches verstärkt. Ungleiche Dinge stoßen einander ab. Negativität zieht Negatives an, Dunkelheit zieht Dunkles an, Hass zieht Hass an, Angst zieht Angst an, Sucht zieht Sucht an, Aggressivität zieht Aggressivität an – und wenn wir nicht innehalten und umkehren, setzen wir eine Abwärtsspirale in Gang, die irgendwann nicht mehr zu stoppen ist und zu Depression, Verzweiflung, Unglück und Tod führt. Andererseits können wir durch Mantrameditation eine Aufwärtsspirale, eine Glücksspirale, in Gang setzen, die Karma auflösen und uns sattvischer Souveränität näher bringen kann.

Das Resonanzgesetz hilft uns, die Wirkung von Mantras auf physikalischer Ebene zu verstehen. Wenn wir am Ufer eines Sees stehen und einen Stein hineinwerfen, breiten sich Wellen aus. Sie werden vom Ufer her zurückgeworfen und dadurch entstehen Überlagerungen. Wenn wir immer wieder Steine in den See werfen, entstehen verschieden starke Wellenmuster und -formen.

Wenden wir uns der persönlichen Ebene zu, stellen wir fest, dass jede Begegnung auf gewisse Weise eine Spiegelung unserer selbst ist. Darüber hinaus kann auch eine gegenseitige Beeinflussung entstehen. Manchmal bewahrheitet sich das alte Sprichwort: „Wie man in den Wald hineinruft, so schallt es wieder heraus." So erwidert ein Unbekannter im Alltag womöglich unser Lächeln, wenn wir ihn zuerst anstrahlen. Genauso können wir erproben, wie die Resonanz ist, wenn wir jemandem grimmig und wütend begegnen. Haben wir Vergleichbares erkannt, können wir unser eigenes Verhalten anpassen und unser Miteinander in Beziehungen in erheblichem Maße beeinflussen. Wenn wir unser Lächeln, unser Strahlen, unser Leuchten, die Schönheit in uns als Spiegel des Göttlichen erkennen und spüren, dann ist Fülle allgegenwärtig und wir gehen in Resonanz mit der Fülle in uns und um uns herum. Öffnen wir also unsere Augen auch immer wieder für *Shrī*, die allem innewohnende Schönheit, dann sehen wir dieses Leuchten auch, wenn wir in den Spiegel schauen.

Kaum etwas erfüllt das Herz mehr als die Liebe zu uns selbst, denn dann schauen wir aus den Augen der Liebe und des mitfühlenden Herzens auf die äußere Welt und geben ihr unseren Glanz.

Ähnlich wie bei den oben aufgeführten Beispielen braucht das Mantra etwas, mit dem es in Resonanz gehen kann, um seine Wirkung zu entfalten: Bewusstheit, Hingabe, Konzentration, Aussprache. Es braucht ein Sich-darauf-Einlassen. Entwickeln wir die Bereitschaft, geduldig das Mantra zu wiederholen und täglich zu meditieren, entfalten sich die Schwingung und die Kraft des Mantras auf immer subtileren und tieferen Ebenen in uns. Geben wir dieser Entfaltung und Entwicklung Raum und Zeit, wird das Mantra zu einer Brücke, um zum Ursprung zurückzukehren. Vertrauen wir auf die Kraft des Mantras, bringt es uns über unsere persönliche Erfahrung in Resonanz mit unserem innersten Kern, unserer göttlichen Essenz, der göttlichen Erfahrung, die sich vor Urzeiten dem Rishi offenbart hat.

Das Mantra insgesamt – mit allen sechs Aspekten – ist damit ein Muster, eine Form der göttlichen Erfahrung. Sie ist als subtile Schwingung wahrnehmbar, mental verdichtet zu einer bestimmten Klangschwingung und letztlich als Klang hörbar. Das Mantra spiegelt die Art und Weise, in der ein Rishi in Resonanz mit dem Göttlichen gegangen ist und es für sich erfahren hat. Die spirituelle Tradition, die daraus entstanden ist, dient als Werkzeug und das Mantra als Mittel, um sich mit seiner Hilfe das Göttliche wieder zu eigen zu machen.

Das Prinzip von Ursache und Wirkung

Jede Ursache hat eine Wirkung, jede Wirkung eine Ursache. Jede Aktion erzeugt eine bestimmte Energie, die mit gleicher Intensität zum Ausgangspunkt oder zum Erzeuger zurückkehrt. Was wir säen, ernten wir. Jeder Gedanke, jede Intention, jedes Mantra setzt eine Ursache, die eine Wirkung hat. Ursache und Wirkung können viele Jahrhunderte und Existenzen auseinanderliegen (Karma) und uns so lange immer wieder begegnen, bis sie von uns in liebevoller sattvischer Erkenntnis angenommen und aufgelöst worden sind.

Das Prinzip der Entsprechungen oder Analogien

Die Außenwelt ist immer ein Spiegel unseres inneren Bewusstseins. Sind wir in Harmonie mit uns selbst, finden wir gleichermaßen Harmonie in unserer Außenwelt. Verändern wir uns, verändert sich damit auch unsere Realität.

Heilende Kräfte entfalten sich durch Mantrameditation

Arbeiten wir durch Mantrameditation an unserem Heil, tragen wir zum Heil der Welt bei.

In der Mantramedizin und ihrer Anwendung in der Mantrameditation nutzen wir eine Vielzahl von intensiv heilenden und transformativen Kräften, die unser Sein stärken, unser Leben ausbalancieren und neue Tore zu höheren Ebenen öffnen. Dazu gehören:

- die Heilkraft von Rückzug, Zentrierung und Präsenz
- die Heilkraft des Wissens, der Weisheit und der Erfahrung
- die Heilkraft von Überzeugung, Intention und innerer Ausrichtung
- die Heilkraft von Einklang und Resonanz
- die Heilkraft von Liebe und Dankbarkeit
- die Heilkraft von Fülle und Wertschätzung
- die Heilkraft von sattvischen Gedanken, Energien und Handlungen
- die Heilkraft der Verbindung, Gemeinschaft und Geborgenheit
- die Heilkraft der Tradition und des Urheberfeldes
- die Heilkraft des Mutes loszulassen, damit Wunder zu mir kommen können
- die Heilkraft der Verehrung der Quelle allen Seins
- die Heilkraft der Hingabe an einen höheren Plan
- die Heilkraft des Vertrauens in das Unsichtbare und in nicht greifbare Kräfte
- die Heilkraft der Einladung an die unsichtbare Welt, mich zu unterstützen

Hinzu kommen heilende Kräfte, die wir inzwischen auch wissenschaftlich sehr genau nachweisen und bekräftigen können:

- die Heilkraft der Klänge und Schwingungen
- die Heilkraft des Singens, des Summens und der Vibrationen
- die Heilkraft des Hörens und Lauschens
- die Heilkraft der richtigen Atmung
- die Heilkraft der Körperharmonie und des Gleichgewichts der Kräfte im vegetativen Nervensystem (Sympathikus und Parasympathikus/Vagus)

Alle diese Kräfte wirken auf ihre Weise und dienen dazu, ein Gegengewicht zu schaffen in einem Alltag, der heute mehr denn je von Unruhe und Disharmonie geprägt ist. Zu viele Gedanken und Sorgen führen zu einer Adrenalindominanz, die den Körper über die Zeit krank macht und damit die Lebenszeit verkürzt. Das muss nicht so bleiben, wenn wir uns dafür entscheiden, den Gegenspieler, den Vagusnerv mit seinem parasympathischen Nervensystem, zu stärken, indem wir täglich meditieren.

Die Stufen der Mantrarezitation

Ein wichtiges Konzept der Mantratheorie sind die Modelle der Mantrawiederholung (*Japa*).

Japa bezeichnet die Wiederholung eines Mantras sowohl in Form der Rezitation als auch in Form der Meditation.

Die Stufenmodelle beschreiben Techniken, wie wir mit einem Mantra besonders wirkungsvoll meditieren und zu einer besonders tiefen Erfahrung kommen können. Indem sie sich unterschiedlicher Lautstärken bedienen, verursachen sie auch auf der physischen Ebene eine starke Wirkung. Bei langjährig Meditierenden, die häufig rein geistig praktizieren, wecken sie die körperliche Erfahrung zu neuem Leben, während Anfänger ein gutes erstes Gespür für die Qualitäten des Mantras erhalten. Wenn wir wachsen und uns weiterentwickeln wollen, müssen wir ungünstige Gewohnheiten überwinden, die uns wie die Erdanziehung an immer mehr vom Gleichen binden. Tägliche Mantrameditation ist eine Art von „Microchallenge", die es uns ermöglicht, unser Leben auf eine neue Stufe zu stellen – wenn wir beharrlich dabeibleiben.

Das 3-Stufen-Modell

Das 3-Stufen-Modell umfasst die folgenden Schritte:

1. *Vaikharī* heißt wörtlich Sprache, Sprachfähigkeit, artikulierte Sprachäußerung und weist auf die Ebene des gesprochenen Wortes hin. Die laute, hörbare Rezitation des Mantras ist also der erste Schritt der Meditation. Man kann das Mantra wie ein Kirtan mit Melodie wiederholen oder einfach rezitieren.
2. *Upāmshu* bedeutet im Sanskrit leise, flüsternd, still. Es bezeichnet ein geflüstertes Gebet oder das geflüsterte Mantra. Im zweiten Schritt geht der oder die Übende also zu einer besonders leisen Mantrawiederholung über.
3. In *Mānasika* steckt der Wortstamm *manas*, der Geist. Mānasika ist die geistige, innere, lautlose Wiederholung eines Mantras. Auch in

diesem dritten Schritt können wir entscheiden, ob wir das Mantra innerlich singen (mit Melodie) oder nur rezitieren.

Kurzanleitung für das 3-Stufen-Modell

1. Sprechen Sie das Mantra einige Male laut aus, bis Ihr Körper seine Schwingung gut spüren kann. Nehmen Sie wahr, wie durch die Rezitation des Mantras Ihr Herzchakra, Ihr drittes Auge und vielleicht auch die Wirbelsäule pulsieren oder sich auf eine andere Weise bemerkbar machen.
2. Sobald Sie merken, dass das laute Rezitieren des Mantras Sie ganz durchdringt, Ihren Körper und Ihre Chakras aktiviert, gehen Sie über zu Upāmshu und rezitieren das Mantra flüsternd. Durch das leise, sanfte Aussprechen können Sie die subtileren Schwingungen des Mantras spüren.
3. Nehmen Sie die feinen, subtilen Schwingungen in sich wahr, gehen Sie über zu Mānasika, zur geistigen Wiederholung des Mantras. Äußerlich ist kein Ton mehr hörbar, aber innerlich setzen Sie die Rezitation fort. Das Mantra klingt durch Ihr rein innerliches Japa weiter.

Das 4-Stufen-Modell

Das 4-Stufen-Modell besteht aus den folgenden Schritten:

1. *Vaikharī* ist identisch mit der ersten Stufe des 3-Stufen-Modells: Das Mantra wird deutlich hörbar gesungen oder rezitiert.
2. *Madhyamā* ist die geistige Wiederholung des Mantras und entspricht der dritten Stufe des ersten Modells (rein innerliches Japa ohne Ton). Madhyamā bedeutet mittel, mittlerer: die mittlere Stufe in der Manifestation der Sprache oder eines Wortes; die gedanklich-geistige Ebene.
3. *Pashyantī* ist die subtile Schwingung und heißt wörtlich „die Sehende“. Pashyantī ist die Stufe des „Sehens“. Wie von selbst sehen wir beim Japa Licht oder wir visualisieren es. Gott erscheint als Vision oder wir stellen uns die Gottheit vor. Besonders tiefe Erfahrungen machen wir, wenn die Mantrawiederholung auf die Ebene der reinen Intuition vor jeder Formulierung übergeht. Wir treten ein in die Schwingung des Mantras jenseits aller Worte.
4. *Parā* ist die höchste Schwingung. Wenn alle Gedanken und Formen aufhören und wir in einen Zustand reinen Bewusstseins eingetreten sind, dann befinden wir uns in Parā. Parā bedeutet wörtlich weg, fort,

hin und bezeichnet die „höchste", transzendente Ebene der Sprache, des Wortes.

Kurzanleitung für das 4-Stufen-Modell

1. Wiederholen Sie das Mantra mehrere Male laut und nehmen Sie das Gehörte mit jeder Faser Ihres Körpers auf.
2. Fahren Sie mit rein innerem Japa, also geistiger Mantrawiederholung, fort.
3. Konzentrieren Sie sich mehr und mehr auf die Schwingung, die bei der geistigen Wiederholung in Ihnen entsteht. Vielleicht nehmen Sie ein bestimmtes Pulsieren, eine Schwingung, vielleicht Freude, ein Gefühl der Liebe oder auch eine Lichterfahrung wahr. Vielleicht erleben Sie eine Vision des Mantras oder der jeweiligen Ishta-devatā. Wenn Sie tiefer in die Meditation kommen, hört die geistige Wiederholung des Mantras von selbst auf. Dann sind Sie ganz in Pashyantī, in der Schwingung des Mantras.
4. Wenn auch alle Bilder in Ihnen aufhören, verschmilzt Ihr Geist in Parā mit dem höchsten Sein. Das ist der Zustand reinen Gewahrseins, in dem Sie über die Schwingung des Mantras hinaus mit der kosmischen Schwingung eins werden.

Als Anfänger ist es günstig, mit einer kurzen Übungsdauer von 5-7 Minuten zu beginnen, diese Meditationszeit aber fest in den eigenen Tagesablauf zu integrieren und wirklich täglich zu üben. Später kann man sich allmählich auf 20-30 Minuten steigern. Es ist zu Beginn nicht entscheidend, dass wir möglichst lange bewegungslos sitzen, sondern dass wir regelmäßig und mit Hingabe üben. Günstig ist die Zeit direkt nach dem Aufstehen. Ein ruhiger Ort in der Wohnung kann mit einem Sitzkissen und gegebenenfalls auch mit Kerzen, Naturgegenständen, inspirierenden Bildern oder Symbolen hergerichtet werden. Muss er nicht weggeräumt werden, kann sich hier eine Schwingung aufbauen, die uns beflügelt und mit all den anderen Meditierenden verbindet, die sich früh am Morgen dieser besonderen Zeit der Stille widmen.

Einfache und kombinierte Mantrameditation

Die weltweit vielleicht am häufigsten praktizierte Meditationsform ist die einfache oder kombinierte Mantrameditation. Ihre schönste Wirkung entfaltet sich, wenn wir mit einer wohlwollenden Geisteshaltung bewusst üben und uns immer wieder nach dem Höchsten, dem Licht, der Energie, der Freude ausrichten.

1. Stimmen Sie sich durch das langsame, bewusste Singen von *Oṃ* oder eines anderen geeigneten Mantras auf die Meditation ein.
2. Werden Sie sich Ihrer stabilen und trotzdem bequemen Sitzhaltung gewahr. Finden Sie in dieser Meditationshaltung zur Ruhe. Halten Sie Ihre Wirbelsäule aufrecht und entspannen Sie dabei Ihre Knie, Ihre Hüften, Ihre Schultern, Ihren Kiefer und Ihr ganzes Gesicht.
3. Atmen Sie tief und bewusst in Ihren Bauch hinein. Schaffen Sie ein Atembewusstsein, indem Sie spüren, wie die Bauchdecke sich einatmend hebt und sich ausatmend wieder senkt. Spüren Sie, wie sich der Geist dabei beruhigt, und lassen Sie den Atem dann ganz natürlich weiterfließen. Beobachten Sie, wie er jetzt ohne Ihr Zutun kommt und wieder geht.
4. Entwickeln Sie einen meditativen Gemütszustand, indem Sie Ihre Gedanken mehr und mehr zurückziehen. Sie können dazu auch ein Gebet oder eine Affirmation sprechen oder folgende Visualisierung nutzen: Stellen Sie sich vor, dass Licht, Energie und Positivität von oben in Sie hineinströmen. In Ihrem Herzen entstehen Wärme, Mitgefühl und Wohlwollen. Einatmend öffnen Sie sich für Licht, Energie und Positivität. Ausatmend strömen Wärme, Mitgefühl und Wohlwollen aus Ihrem Herzen in alle Richtungen.
5. Verbinden Sie nun in der eigentlichen Meditationstechnik Ihre Atmung mit einem Mantra wie *Oṃ* oder einem Wort wie Stille oder Frieden – wählen Sie ein Mantra, das in Ihnen positive Assoziationen weckt. Verbinden Sie das Mantra mit dem Rhythmus Ihres Atems. Einatmend wiederholen Sie *Oṃ*, ausatmend wiederholen Sie *Oṃ*. In der einfachen Mantrameditation bleiben Sie genau bei dieser Technik. Schweift Ihr Geist ab, holen Sie ihn immer wieder freundlich und geduldig zurück, indem Sie ihn auf Ihre Atmung und auf das Mantra fokussieren: einatmend – *Oṃ*, ausatmend – *Oṃ*.
6. In der kombinierten Mantrameditation bleiben Sie ebenfalls bei dieser Technik. Zusätzlich konzentrieren Sie sich aber auf Ihr Herz oder den Punkt zwischen den Augenbrauen. Wählen Sie das Energiezentrum, das sich für Sie natürlich und angenehm anfühlt. Fahren Sie währenddessen kontinuierlich fort, das Mantra im eigenen Atem-

rhythmus zu wiederholen. Gehen Sie so sanft und freundlich wie möglich mit sich selbst um.
Verlangt Ihr Geist nach einem zusätzlichen Konzentrationsobjekt, stellen Sie sich Licht und Helligkeit in der Stirn vor oder spüren Sie Liebe und Freude im Herzen. Atmen Sie immer wieder zu Ihrem Stirn- oder Herzchakra hin oder sanft durch das Energiezentrum hindurch. Lassen Sie sich in allen Phasen der Meditation durch die Wiederholung des Mantras zum Atemrhythmus tragen.

7. Üben Sie sehr intensiv mit der einfachen oder der kombinierten Mantrameditation, kann es passieren, dass Ihr Geist in einen Zustand der Versenkung, des völligen Absorbiertseins gelangt. Womöglich fühlt es sich jetzt so an, als würde sich das Mantra ganz mühelos – „wie von selbst" – wiederholen. Vielleicht fällt das Mantra aber auch ganz weg, ohne dass sich etwas an der Tiefe Ihrer Versenkung verändert. Lassen Sie es einfach zu. Ihr Geist benötigt in diesem Moment das Mantra als wertvolles Hilfsmittel nicht mehr. Er gleitet in einen Zustand einfachen, allumfassenden Seins und höchsten Glücks. Verweilen Sie für weitere 10-15 Minuten darin.
8. Holen Sie sich aus der Meditation zurück, indem Sie wieder tiefer in den Bauch ein- und ausatmen, Ihre Sitzbeinhöcker auf dem Kissen und Ihre Beine am Boden spüren. Sprechen Sie eine Affirmation, die Ihre jetzige Wahrnehmung in Worte kleidet, wie etwa: „Ich bin entspannt, verbunden und frei." „Ich bin voller Freude und Gelassenheit." „Ich freue mich auf den weiteren Tag."
9. Beenden Sie die Meditation, indem Sie Ihr Anfangsmantra dreimal hörbar chanten und Segenswünsche an alle Wesen richten, wie etwa: „Mögen alle Wesen Glück und Harmonie erfahren: *Lokah Samastah Sukhino Bhavantu.*"

Kapitel 2
Die wirksamsten Mantras aus den verschiedenen Traditionen und ihre Bedeutung

Es ist hilfreich, wenn Sie sich in den folgenden Wochen zunächst nur mit den ersten fünf Mantras beschäftigen. Es geht darum, sich in Ihrer Wesensnatur und als Teil des großen Ganzen zu spüren und alles andere loszulassen. Bitte lesen Sie den Text zu jedem Mantra langsam und gründlich durch und kontemplieren Sie darüber, das heißt, denken Sie mit geschlossenen Augen darüber nach, bis die Bedeutung wirklich ins Bewusstsein eingedrungen ist. Erst wenn Sie sich der Bedeutung und der damit verbundenen Intention bewusst sind, können Sie mit der eigentlichen Meditation beginnen. Dabei steht es Ihnen frei, die Mantras zunächst über CD, Spotify oder YouTube zu hören. So können Sie sie sich schneller einprägen und kommen in eine entsprechende Stimmung. Das Hören der musikalischen Interpretationen ist allerdings in seiner Wirkung begrenzt. Sie kommen ins Träumen, tauchen ab in eine leichte Form der Beschwingtheit und Glückseligkeit. All das ist zwar wunderbar, kann aber nur der Anfang einer wundervollen Reise sein, um Ihr System aus dem Stress und Ihrem Gedankenkarussell herauszuholen und Sie in eine Stimmung der Leichtigkeit zu bringen. Der eigentliche Effekt setzt erst ein, wenn Sie die eigene aktive Meditation zur Gewohnheit werden lassen und sie dann Ihr Leben verändert.

Die drei Schritte der Mantrameditation

Erster Schritt: Reinigung und Heilung, Arbeit an sich selbst, Transformation

- Om Namah Shivaya
- Om Shri Gangayai Namaha
- Om Shri Dhanvantaraye Namaha
- Om Ganeshaya Namaha
- Om Tryambakam

1. Om Namah Shivaya

Dies ist ein Mantra des Rückzugs und des Loslassens. *Om* ist der kosmische Klang, *Namah* bedeutet „Ehrerbietung“ und *Shivaya* bedeutet „an Shiva“. Shiva heißt wörtlich „Güte“ und „Glück“. Shiva ist in der hinduistischen Trinität der Zerstörer, der Auflöser. Shiva wird dargestellt als der Ur-Yogi in Meditation. Er wird auch als kosmischer Tänzer dargestellt. Loslassen bedeutet neues Glück. Das Schicksal meint es gut mit uns, wenn es uns immer wieder Altes wegnimmt, sodass sich Neues entwickeln kann.

Wiederholen Sie beim Einatmen *Om Namah* und spüren Sie die Tiefe Ihres Wesens. Beim Ausatmen wiederholen Sie *Shivaya* und lassen alles mit einem Lächeln los. Shiva ist der freudvolle Tänzer, der sich zwischen allen uns innewohnenden Kräften des Universums bewegt, und der furchtlose Zerstörer der Illusion, der Zerstörer des Egos, der Zerstörer von all dem, was uns an Leid und Unglücklichsein bindet. Er besitzt die Fähigkeit, Negativität und falsche Sichtweisen, die uns vom Weg zu unserer inneren Weisheit abbringen, zu zerstören. Daher ist er Zerstörer und Glückseligkeit zugleich und wird auch als „der Liebevolle“ oder „der Gütige“ übersetzt.

Shiva steht für Bewusstheit, für unseren tiefsten, wahren Wesenskern, für unsere Essenz, die unzerstörbar ist, die schon immer war und immer sein wird, die nicht vergänglich ist, keinen Anfang und kein Ende hat.

Wenn wir dieses Mantra chanten, kann es tief in die Schichten unseres Bewusstseins eindringen und unser Wesen transformieren. Shiva kann uns helfen, in eine Selbstakzeptanz zu kommen, indem wir unseren unangenehmen Gefühlen und Gedanken eine Daseinsberechtigung einräumen und unseren Kampf gegen sie aufgeben, sodass Veränderungsprozesse wirklich stattfinden können.

2. Om Shri Gangayai Namaha

Dieses Mantra bewirkt Reinigung, Heilung und Segen. *Ganga* ist der Fluss Ganges, eine Verkörperung der Flussgöttin und der himmlischen, schöpferischen Kraft. *Shri* ist eine ehrerbietige Anrede, die Achtung und Hingabe ausdrückt. Die heiligen Wasser der Ganga waschen eine etwaige Schwere und Stagnation weg, lassen uns fließen mit dem kosmischen Strom und schaffen Raum für einen Neubeginn. Ganga öffnet uns für Veränderung und flexible Anpassungsfähigkeit.

Wiederholen Sie mit der Einatmung *Om Shri Gangayai Namaha* und lassen Sie heiliges, reinigendes Wasser durch sich hindurchströmen, das alles Belastende, Schwere wegschwemmt. Bei der Ausatmung auf *Om Shri Gangayai Namaha* fühlen Sie sich ganz rein und klar, offen für Neues, erfüllt von göttlichem, himmlischem Segen.

Sie können das Mantra auch aufteilen: Bei der Einatmung wiederholen Sie *Om Shri* – Ehrerbietung, Hingabe an das Göttliche – und bei der Ausatmung *Gangayai Namaha* – Leichtigkeit, Fließen, Loslassen. In diesem Mantra geht es um Heilung und den Schutz vor allen Krankheiten. Durch seine göttliche Heilkraft können das Energieniveau erhöht und die Lebenskraft verbessert werden. Es ist ein Mantra, das sowohl auf das Energieniveau des Körpers wirken als auch Ängste lindern kann.

Der indische Ganges ist einer der am stärksten verschmutzten Flüsse der Welt. Dennoch gilt er in Indien als ein reiner, heiliger, lebensspendender Fluss mit einer ganz besonderen Kraft und Ausstrahlung, in dem zahllose Menschen ein Bad nehmen. Es wird gesagt, dass ein Bad in seinem heiligen Gewässer mit der Taufe verglichen werden kann und die Seele reinigt. Er trägt auch den Namen „Mutter Ganga". Hier schwingt Ehrerbietung mit, weil er als Verkörperung der göttlichen Mutter angesehen wird. Der Ganges hat eine reinigende Wirkung und alles Schwere fällt ab, auch das Gefühl, nicht weiterzukommen. Ganga lässt uns fließen. Der Fluss besitzt mysteriöse Kräfte, die in keinem anderen Fluss der Welt zu finden sind.

Ganga kann als der kosmische Fluss verstanden werden. Der Fluss des Lebens, Shakti, die göttliche Energie strömt aus dem göttlichen Bewusstsein.

Dieses Mantra kann uns daran erinnern, dass wir von Gott stammen und irgendwann ins Meer münden, das eine Manifestation Shivas ist. Wir kommen von Gott, wir fließen in Gott. Ganga bedeutet die schnell Fließende. Alles unterliegt einer ständigen Veränderung. Alles ist in Bewegung und fließt, manchmal schneller, manchmal langsamer. Nichts in der Welt bleibt gleich. Das Bad in der Ganga reinigt und es bedeutet auch, sich von allen Sünden und Fehlern zu reinigen, um das Höchste zu erfahren.

3. Om Shri Dhanvantaraye Namaha

Dieses Mantra bewirkt Heilung, Gesundheit und Heilsein auf allen Ebenen: Verehrung dem Dhanvantari, dem göttlichen Heiler und Weisen. Dhanvantari gilt als der mythologische Begründer des Ayurveda, des traditionellen indischen Gesundheitssystems, und als Inkarnation von Vishnu, der erhaltenden, stabilisierenden Kraft im Universum. Sein „Gesundheitstrank“ ist *Amrita*, der „Nektar der Unsterblichkeit“, der von allem Leid befreit.

Dhanvantari ist der Gott der Heilung und wird auch als der Arzt der Götter beschrieben.

Einatmung auf *Om Shri Dhanvantaraye Namaha*: Verbinden Sie sich mit der universellen Heilkraft und lassen Sie sie in sich stark werden. Ausatmung auf *Om Shri Dhanvantaraye Namaha*: Spüren Sie tiefes Vertrauen und Rückanbindung an das Göttliche.

Sie können das Mantra auch in zwei Teilen wiederholen: Einatmung auf *Om Shri* – Vertrauen und Ehrerbietung an die kosmische Intelligenz – und Ausatmung auf *Dhanvantaraye Namaha* – sich vollkommen geborgen, heil und ganz fühlen.

Wenn wir den verehrten (*Shri*) Dhanvantari beim Namen nennen (*Namaha*), geben wir etwas frei, lassen los durch einen Wind, eine Brise, eine Luft, die uns befreit.

4. Om Ganeshaya Namaha

Dies ist ein Mantra des Neubeginns. Ganesha ist der hinduistische Gott des Anfangs. Er wird dargestellt mit einem Elefantenkopf und einem dicken Bauch. Ganesha steht für die Fähigkeit der Freude und des Genießens im Hier und Jetzt. Wenn die Zeit gekommen ist, fangen Sie an, Ihr Leben zu verändern, und lassen Sie sich durch nichts beirren.

Der Name des hinduistischen Gottes Ganesha bedeutet „Herr aller guten Kräfte“.

Atmen Sie ein und wiederholen Sie *Om Ganeshaya*. Spüren Sie dabei alle guten Kräfte in sich. Atmen Sie aus und wiederholen Sie *Namaha*. Ihre inneren Kräfte wollen sich ausdehnen und Gutes bewirken.

5. Om Tryambakam

Dieses Mantra ist ein großes, kraftvolles, den Tod besiegendes Heilmantra. Es wird auch *Mahamrityunjaya Mantra* – lebensspendendes Mantra – genannt. *Om Tryambakam* hilft Ihnen, alte Unreinheiten loszulassen, Anhaftungen loszulassen, Heilenergie stärker werden zu lassen. Sie können es auch als Schutzmantra wiederholen, wenn Sie eine Reise antreten, als Segensmantra zum Geburtstag und als Mantra für verstorbene Seelen.

> Om Tryambakam Yajāmahe
> Sugandhim Pushtivardhanam
> Urvārukamiva Bandhanān
> Mrityor Mukshīya Māamritāt

Om Tryambakam Yajāmahe: Ehrerbietung an denjenigen, der drei Mütter hat. *Try* bedeutet drei, *Amba* ist die göttliche, mitfühlende Mutter. Später wurde dies auch als der „dreiäugige" Shiva interpretiert, was bedeutet, dass das dritte Auge der Intuition mit diesem Mantra gestärkt wird. Die „drei Mütter" stehen für Schutz und Heilung auf allen Ebenen unseres Seins.

Sugandhim Pushtivardhanam: *Pushti* steht für Wohlergehen, Wachstum und Stärke. *Sugandhi* bedeutet wörtlich „wohlduftend" im Sinne von allem Schönen und Guten. Möge dies vermehrt (*Vardhana*) in unserem Leben fühlbar sein.

Urvārukamiva Bandhanān: Lasse alles Belastende von mir abfallen, so wie sich eine reife Frucht (*Urvāruka)* ganz von selbst vom Stiel (*Bandhana*) löst. Mache mich reif für eine feste spirituelle Verankerung, dass ich mich von allem Relativen lösen kann.

Mrityor Mukshīya Māamritāt: *Mrityu* steht für den Tod, für alles Vergängliche, und *Amrita* ist das Gegenteil, die Unsterblichkeit. Führe mich von der Identifikation mit dem Vergänglichen, dem Sterblichen, zur Verwirklichung und Erkenntnis des Ewigen, der unvergänglichen Seele.

Wiederholen Sie beim Einatmen *Om Tryambakam Yajāmahe* und spüren Sie, wie die göttliche Mutter als mitfühlende, schützende Mutter oder Shiva als Kraft des Wohlwollens und der Güte Sie auf allen drei Ebenen des Seins – körperlich, geistig, spirituell – mit Heilenergie und intuitiver Erkenntnis erfüllt. Wiederholen Sie beim Ausatmen *Sugandhim Pushtivardhanam*. Sie sind erfüllt von Kraft, Wohlergehen, neuer Energie.

Wiederholen Sie beim nächsten Einatmen *Urvārukamiva Bandhanān*. Sie werden frei von allen unnötigen Sorgen und Vorstellungen, lassen sie los und verankern sich in tiefem Vertrauen im Göttlichen. Wiederholen Sie beim nächsten Ausatmen *Mrityor Mukshīya Māamritāt* und fühlen Sie sich tief im Inneren verbunden mit allem, geborgen in einer höheren göttlichen Wirklichkeit.

OM TRYAMBAKAM führt uns zu einer höheren Wahrheit, weil wir über die Klänge tiefer erspüren, dass Leben und Sterben nicht zwei voneinander getrennte Dinge, sondern der ewige Kreislauf des Seins, allen Lebens sind. Wir erkennen die ewige Natur der Seele.

Dieses Mantra gehört neben dem Gayatri-Mantra zu den wichtigsten und an höchster Stelle stehenden Mantras. Es geht in diesem Mantra darum, mit unserer tiefsten Angst in Kontakt zu kommen und sie zu überwinden.

Das Mantra kann uns Segen und Schutz geben auf allen Wegen unseres menschlichen Daseins und darüber hinaus, auch wenn wir unseren physischen Körper verlassen, sodass wir den Wandel und die Vergänglichkeit in Gelassenheit annehmen und loslassen können und zur Erkenntnis der Unsterblichkeit geführt werden.

Das tröstende, aufbauende und heilende Mantra kann uns auf unterschiedliche Weise auf unserem eigenen Heilungsweg unterstützen und auch für die Heilung anderer Wesen gesungen werden. Verstorbenen kann es als kraftspendende Unterstützung dienen, leichter in höhere Sphären zu gelangen.

Swami Omkarananda hat es sehr schön mit den Worten übersetzt: „Gott der Allgegenwart und Allwissenheit, meditierend verehre ich Dich, bete ich Dich an! Du Gott, voll des köstlichen Wohlgeruchs Deiner grenzenlosen Liebe, Du ernährst und erhältst alle Formen des Lebens! Wie die Frucht vom Zweig sich löst, so befreie uns von den Fesseln des Todes und schenke uns den Nektar Deiner Unsterblichkeit."

Om Tryambakam wird auch „Mantra der Befreiung" genannt. In der Bitte an Shiva, der Heilung fördert, können wir uns von allen Anhaftungen lösen, indem wir unsere Angst annehmen und überwinden. Dadurch kann sich die Kraft des Annehmens der Dinge, wie sie sind, entfalten und in innere Freiheit und Gelöstheit wachsen.

Zweiter Schritt: Liebe, Mitgefühl, Engagement in der Welt

- Maha Mantra
- Lokah Samastah Sukhino Bhavantu – Om Shanti
- Om Namo Narayanaya
- Om Namo Bhagavate Vasudevaya
- Om Shri Maha-Lakshmyai Namaha

1. Maha Mantra

Das „große" Mantra gilt in unserer Zeit als besonders geeignet, um den Geist in höhere Schwingungsebenen zu bringen und uns mit dem Göttlichen zu verbinden, Liebe und Freude von Herzen zu erfahren.

Hare Rama Hare Rama, Rama Rama Hare Hare
Hare Krishna Hare Krishna, Krishna Krishna Hare Hare

Hare ist die Anrufung von *Hari*, ein Name für Vishnu, das erhaltende Prinzip im Universum, und für Krishna. *Rama* ist eine Inkarnation von Vishnu und bedeutet wörtlich freudevoll, angenehm, schön. Rama steht dafür, dass wir uns für das Gute in der Welt einsetzen wollen, uns und anderen alles Gute wünschen. Wenn wir so unsere enge Identifikation ausweiten, fühlen wir uns verbunden, glücklich und voller Freude.

Krishna – wörtlich der „Dunkle", der „Geheimnisvolle" – will uns sagen, dass das Göttliche nicht mit Worten und dem Intellekt erfasst, sondern nur intuitiv erfahren werden kann. Krishna steht für den Aspekt von Herzensöffnung, Freude und Liebe und auch für eine gewisse Leichtigkeit inmitten aller Herausforderungen des Alltags.

Sie können auf unterschiedliche Weise mit dem Mantra arbeiten.

Aufteilung in vier Abschnitte

Einatmung auf *Hare Rama Hare Rama*: Spüren Sie Freude im Herzen.

Ausatmung auf *Rama Rama Hare Hare*: Lassen Sie diese Freude und Wohlwollen in alle Richtungen ausstrahlen.

Einatmung auf *Hare Krishna Hare Krishna*: Spüren Sie Liebe und eine Grundgelassenheit, eine Grundheiterkeit und Leichtigkeit, die kommt, wenn Sie sich mit der Quelle allen Seins verbinden.

Ausatmung auf *Krishna Krishna Hare Hare*: Öffnen Sie Ihr Herz und fühlen Sie sich in Liebe mit allem verbunden.

Aufteilung in zwei Abschnitte

Einatmung auf *Hare Rama Hare Rama, Rama Rama Hare Hare*: Freude und Gott im Herzen.

Ausatmung auf *Hare Krishna Hare Krishna, Krishna Krishna Hare Hare*: Liebe und Verbundenheit im Herzen.

Ich grüße Rama, die göttliche Verkörperung
Krishnas, Rama, Rama, du göttliche Kraft.
Ich grüße die göttliche Kraft, die durch Krishna wirkt,
Krishna, Krishna, du göttliche Kraft.

In den heilenden, stärkenden, lichtvollen und reinigenden Klängen, die auf unseren Geist wirken, können wir erfahren, dass Krishna uns als göttliche, freundliche Kraft wie ein wohlwollender Lehrer hilft, unser Licht und damit unser volles Potenzial zu entfalten.

Krishna und Rama symbolisieren Reinheit und Klarheit des Geistes. Indem wir unseren Geist mit den Klängen durchtränken, können wir uns mit der Kraft dieses Mantras verbinden, die die Welt von negativen Schwingungen befreit und alles im Leben immer wieder in die stimmige Ordnung zurückführt.

Krishna als „der Geheimnisvolle" will uns sagen, dass „geheimnisvoll" nicht wirklich zu beschreiben ist, so wie auch Gott nicht beschreibbar, sondern nur erfahrbar ist. Als achte Inkarnation Gottes, achte Inkarnation von Vishnu gilt Krishna als ganz besondere Manifestation von Liebe und von Bhakti, von Gottesliebe und von Liebe zu allen Wesen.

Vishnu steht für das Gesetz des Universums. Vishnu gilt für die Vaishnavas und Devas als höchste Gottheit und verkörpert die höchste Wahrheit und Barmherzigkeit. Er kann erfahren werden als reines, unendliches Licht, als reine, tiefe Liebe. Vishnu kann auch als tiefe Weisheit, als reine Intelligenz erfahren werden. Vishnu ist eine heilende Kraft, die überall gegenwärtig ist, leuchtend und strahlend. Er manifestiert sich in allem Vergänglichen. Wir können uns seiner Gnade öffnen und spüren, dass er im Herzen aller Wesen gegenwärtig ist.

Hari ist ein Beiname von Vishnu und kann übersetzt werden als der Strahlende, der Leuchtende. Hari kann auch übersetzt werden als der, der die Herzen aller anzieht, der voller Liebe ist und der uns im Herzen berührt.

Rama ist die siebte Inkarnation von Vishnu und derjenige, der Freude schenkt, der voller Liebe und liebenswert ist.

Wenn wir uns diesem Mantra hingeben, können wir tief in unserem Herzen die Sehnsucht fühlen, unser Leben nach diesen Richtlinien zu führen. Während Krishna als Freund und Lehrer der Menschheit an unserer Seite steht, gilt Rama als die Verkörperung des Menschen, der diese Lehren empfängt und ein Leben nach ehrbaren und ethischen Richtlinien führt. Durch die Verbindung mit diesen beiden Aspekten des Göttlichen können wir erfahren, wie Zuversicht und innerer Frieden Raum bekommen, um sich in uns entfalten zu können.

2. Lokah Samastah Sukhino Bhavantu – Om Shanti

Dies ist ein Segensmantra und bedeutet: „Mögen alle Wesen Glück und Harmonie erfahren." *Lokah* bedeutet Welt. *Samastah* heißt verbunden oder vereinigt. Im übertragenen Sinne steht *Samastah* auch für Harmonie. *Sukha* steht für Freude oder Glück. *Bhavantu* heißt „sie mögen sein". *Lokah Samastah Sukhino Bhavantu* bedeutet also: „Mögen alle auf dieser Welt verbunden sein, in Harmonie sein und Glück erfahren.“ *Shanti* heißt Frieden.

Dieses Mantra können Sie besonders zu Beginn oder zum Abschluss einer Tätigkeit oder einer Meditation wiederholen – klassischerweise dreimal – und dann mit *Om Shanti* abschließen. So widmen Sie alles, was Sie getan haben, einer höheren Kraft, vertrauen es dem Göttlichen an und wünschen, dass alles sich für alle zum Besten wendet, dass alle glücklich und in Harmonie und Frieden mit sich selbst und anderen sein mögen. So können Sie auch Ihren Alltag spiritualisieren und sich immer wieder mit der Quelle allen Seins, dem Göttlichen, verbinden und aus dieser inneren Haltung Kraft, Freude und Zuversicht schöpfen.

Dieses Mantra steht für den großen, allumfassenden, tiefen Frieden des gesamten Universums und soll uns daran erinnern, dass alles in diesem Kosmos miteinander verbunden ist – alles ist eins und auch wir sind miteinander verbunden, sollten einander in Liebe, Güte und Frieden begegnen und uns gegenseitig Glück schenken.

Mögen alle Lebewesen glücklich und frei sein. Mögen alle meine Gedanken, Worte und Taten zum Glück aller beitragen.

Indem wir die Klänge der einzelnen Worte des Mantras in uns schwingen lassen, können wir uns mit unserer tiefsten Sehnsucht verbinden und uns von ihm an den Ort des Einssein und der Einheit führen lassen.

Dieses lichtvolle, nährende und schützende Mantra geht zurück auf Buddhas Aussage, dass alle fühlenden Wesen sich nichts sehnlicher wünschen, als in Freiheit und Liebe und frei von Leid zu sein.

Durch das Chanten des wunderschönen Mantras können wir uns innerlich mit unserer Kraft der Liebe verbinden, auf dass es allen Wesen wohlergehen möge. Hiermit erschaffen wir ein Feld von tiefer Güte und Mitgefühl, Verstehen und aufrichtiger Empathie. Dieses Feld erschaffen wir aus unserem inneren Einverständnis heraus, uns für den Schutz und das Wohlergehen aller Wesen einzusetzen.

Das Mantra erinnert uns auch daran, dass wir zu unterscheiden lernen, was uns nährt und was uns innerliche Leere fühlen lässt. Es hilft uns, ein Bewusstsein für unsere Gedanken, unsere Worte und unser Handeln zu entwickeln und ein Wissen, dass all dies Auswirkungen auf alle anderen Lebewesen, Pflanzen und die Natur hat. Es geht um die Stärkung unseres Mitgefühls und um die Segnung aller Wesen, auch andersdenkender Menschen, und es lädt uns ein, uns mitfühlend auch unangenehmen und leidvollen Situationen zu öffnen und hinzuwenden.

3. Om Namo Narayanaya

***Narayana* ist ein Name für Vishnu als Urintelligenz hinter dem ganzen Universum.** *Om Namo Narayanaya* ist die Anrufung der Energie Vishnus, um Gott in allen Wesen und im ganzen manifesten Universum zu sehen. Dieses machtvolle Mantra hilft Ihnen, mit sich selbst und anderen friedfertig umzugehen, das Leben als eine Erfahrung zu sehen, an der wir wachsen können und uns zu unserem wahren Sein weiterentwickeln.

OM NAMO NARAYANAYA ist ein Mantra für den Weltfrieden und universelle Harmonie.

Atmen Sie ein, wiederholen Sie *Om Namo Narayanaya* und lassen Sie sich ganz von liebevoller Friedensenergie erfüllen. Atmen Sie aus, wiederholen Sie *Om Namo Narayanaya* und strahlen Sie von Herzen Licht, Liebe und Freude in alle Richtungen aus.

Sie können das Mantra auch aufteilen. Atmen Sie ein mit *Om Namo* – ich grüße die göttliche Essenz in allen Wesen. Atmen Sie aus mit *Narayanaya* – verbunden mit der göttlichen Quelle allen Seins in allen Wesen.

4. Om Namo Bhagavate Vasudevaya

Dies ist ein Mantra der Hingabe, der Liebe, der Gottesnähe: „Ehrerbietung (*Namo*) an das Göttliche (*Bhagavate*), an das Licht aller Geschöpfe (*Vasudeva*)." *Vasudeva* ist ein Name für Krishna und bedeutet wörtlich das Leuchtende, Strahlende (*Deva*) aller Geschöpfe (*Vasu*).

Vasudeva enthält in seiner Klangschwingung die Botschaft der Liebe und der Freude jenseits aller äußeren Veränderungen.

Atmen Sie ein auf *Om Namo Bhagavate* – Ehrerbietung an das Göttliche überall. Atmen Sie aus auf *Vasudevaya* – das als Licht und Essenz in allen Wesen ist.

Eine andere Möglichkeit besteht darin, jeweils das ganze Mantra zu chanten. Atmen Sie ein auf *Om Namo Bhagavate Vasudevaya* – ich bin verbunden mit dem göttlichen Licht. Atmen Sie aus auf *Om Namo Bhagavate Vasudevaya* – von Herzen strahle ich Licht, Liebe und Freude zu mir selbst und in die ganze Atmosphäre.

5. Om Shri Maha-Lakshmyai Namaha

Dies ist ein Mantra der Verehrung und Ehrerbietung für die große *(Maha)* glücksverheißende Göttin *Lakshmi*. Lakshmi bedeutet Glück, Wohlstand, alles Großartige und Freudvolle. Lakshmi steht auch für Empfangen und Weitergeben, für Fließenlassen und somit auch für die Nächstenliebe und dafür, für andere Menschen da zu sein: Wir empfangen alle möglichen Segnungen und lassen sie durch uns hindurchfließen, geben sie weiter. Lakshmi verkörpert aber auch Schönheit und die Fülle der Natur.

Lakshmi ist die Glücksgöttin, die auf großartige Weise Glück und Segen bringt.

Atmen Sie ein auf *Om Shri Maha*: Fühlen Sie, wie von oben aller Segen, alles, was Sie brauchen, in Sie hineinströmt. Atmen Sie aus auf *Lakshmyai Namaha*: Ich lasse los, ich lasse Energie und Segen durch mich fließen. Alles fließt. Ich bin glücklich und geborgen im Göttlichen.

Sie können auch einatmen auf *Om Shri* – Hingabe und Ehrerbietung – und ausatmen auf *Maha-Lakshmyai Namaha* – an die göttliche Verkörperung von Schönheit und Glück.

Dritter Schritt: Ausrichtung auf das Höchste

- Om
- Soham
- Gayatri-Mantra

1. Om

***Om* steht symbolisch für alle Dreiheiten und auch für deren Transzendenz.** Es setzt sich zusammen aus den drei Teilen A, U und M und der Stille hinter allem und wird daher auch als *Aum* gelautet. Gesprochen wird es jedoch klassischerweise immer als *Om*.

Om steht für:

- Brahma, Vishnu, Shiva und die Einheit, also das Prinzip von Schöpfung, Erhaltung, Zerstörung und die unveränderliche Einheit dahinter
- Vergangenheit, Gegenwart, Zukunft und die Ewigkeit
- Gott Vater, Gott Sohn, Gott Heiliger Geist und Einheit
- Physische, astrale, kausale Welt oder Ebene und das, was jenseits davon ist

Wenn Sie *Om* wiederholen, spüren Sie das tiefe göttliche spirituelle Prinzip. Spüren Sie, dass alles eins ist. Atmen Sie ein auf *Om* und spüren Sie, wie Sie von allem die Essenz einatmen, im Herzen berührt werden. Atmen Sie aus auf *Om* und spüren Sie, wie Sie sich mit der Essenz in allem verbinden.

OM ist der Urlaut, der Urklang, der alles in sich enthält.

Dieses Mantra hilft uns, uns zu zentrieren und in eine tiefe innere Ruhe zu finden. Als uranfänglicher Klang, aus dessen Schwingung alles, was ist, entstanden ist, kann uns das Mantra, wenn wir uns diesem

Klang hingeben, an den Ort der Quelle unseres und allen Seins führen. Es ist die Quelle, die heil und frei von Leid ist, die weit, offen und frei ist, an der die männliche und die weibliche Energie miteinander verschmelzen und eins werden. Das Mantra *Om* kann uns helfen, immer wieder an diesen Ort zurückzukehren, der unserer wahren Essenz entspricht, unserem unverfälschten Wesenskern. Hier treten wir in ein Feld ein, in dem wir uns heil und verbunden fühlen.

Der große kosmische Klang des *Om* lässt sich schwer beschreiben. Wir können ihn nur erfahren.

Indem wir dieses kraftvolle Mantra chanten, können Körper, Geist und Seele in eine Harmonie geführt werden und unsere geistigen und körperlichen Schöpfungskräfte können erhöht werden. Es hat zudem eine reinigende Wirkung und eine Schutzwirkung und stärkt unsere Aura. Die wunderbaren Klänge durchfluten unseren ganzen Körper und unsere inneren und äußeren Räume und können uns in einen tiefen inneren Frieden versetzen.

2. Soham

***Soham* bedeutet „ich bin das" und steht für das Lösen von allem, was nicht wesentlich ist.** *So* bedeutet „das". *Aham* bedeutet „ich bin".

Atmen Sie ein auf *So* und spüren Sie Ihre Wesensnatur. Atmen Sie aus auf *Ham* und lassen Sie alles los. Atmen Sie ein auf *So* und spüren Sie Ruhe in sich. Atmen Sie aus auf *Ham* und alles andere vergeht.

Im Tantra steht *Soham* für die Einheit von Bewusstsein und Energie, die Einheit von Gott und Welt. Dabei repräsentiert *So* alle Erscheinungsformen, das gesamte Universum, und *Ham* ist die Erkenntnis, dass ich reines Bewusstsein bin. Das gesamte Universum und das absolute Bewusstsein sind eins.

Soham ist ein wunderschönes vedantisches Mantra, das unbewusst von jedem Lebewesen durch die Atmung geäußert wird: *So* beim Einatmen und *Ham* beim Ausatmen.

SOHAM ist ein kraftschenkendes Mantra für mehr Selbstliebe, Achtsamkeit und inneren Frieden.

Es geht in diesem Mantra um die Bedeutung des ICH BIN. Ich bin nicht meine Gedanken oder meine Gefühle. Ich bin viel mehr als meine Geschichte und meine Leistung, ich bin weder Körper noch Geist. Ich bin das unsterbliche Selbst, das, was bleibt, auch wenn mein Körper durch Veränderungen geht. Ich bin das, was nicht beschreibbar ist.

Soham verbindet uns mit unserem tiefsten Inneren, der wahren Einfachheit unseres wahren Ichs, mit unserem reinen Bewusstsein. Wir sind all das, das Göttliche, das Niedere, wir sind alles. Dieses Mantra bringt uns in die Einheit und in inneren Frieden und ist der Zugang zu einer höheren Wahrheit. *Soham* ist der natürliche Klang unseres Atems, der uns immer wieder an unser ICH BIN erinnert. Es ist die Einheit, das gesamte Universum und das Bewusstsein des ICH BIN. Alles ist eins.

Soham ähnelt *Om* und *Om* ist hierin enthalten. Wenn wir dieses Mantra rezitieren oder singen, können wir mit unserem ganzen Herzen, mit unserer Seele empfinden, dass wir selbst die allwissende, allmächtige Brahma, die Seele der höchsten Glückseligkeit sind. Es wird möglich, wenn wir uns dieser Weisheit in höchstem Maße hingeben und diesen Segen durch das Erleben empfangen.

3. Gayatri-Mantra

Das heilige Gayatri-Mantra gilt als wichtigstes Gebet Indiens und primäres Mantra der vedischen Überlieferung. Es ist eines der besonders machtvollen *Moksha Mantras.* Das Gayatri-Mantra ist an die Göttin Savitri gerichtet, die eine Verkörperung des Sonnengottes ist und deren Licht auch als das „kosmische Licht", also das „wahre Selbst" bezeichnet wird.

Om Bhur Bhuvah Svaha
Tat Savitur Varenyam
Bhargo Devasya Dhimahi
Dhiyo Yo Nah Prachodayat

Om Bhur Bhuvah Svaha: O höchste göttliche Energie, die du mit deinem Licht die physische, astrale und kausale Welt geschaffen hast.

Tat Savitur Varenyam: Du bist das, was alles Wünschenswerte hervorbringt.

Bhargo Devasya Dhimahi: Wir meditieren über dich, o strahlendes göttliches Licht.

Dhiyo Yo Nah Prachodayat: Bitte erleuchte mein Verständnis und gib mir Inspiration.

Das Gayatri-Mantra besitzt die Fähigkeit, den Suchenden zur Befreiung aus dem ewigen Kreislauf der Wiedergeburten zu führen.

Wiederholen Sie beim Einatmen *Om Bhur Bhuvah Svaha* und fühlen Sie sich verbunden mit dem Licht hinter allem. Wiederholen Sie beim Ausatmen *Tat Savitur Varenyam* und strahlen Sie Lichtenergie überall hin aus. Wiederholen Sie beim Einatmen *Bhargo Devasya Dhimahi* und stellen Sie sich vor, dass Licht von oben Sie durchströmt. Wiederholen Sie beim Ausatmen *Dhiyo Yo Nah Prachodayat* und schicken Sie Lichtenergie und Positivität zu allen Wesen.

Eine freie Übersetzung des Gayatri-Mantras lautet: „Der Ursprung und die Wesensgrundlage des vollständigen Daseins und der gesamten Erfahrung des Lebens hindurch ist DAS alles hervorbringende und nährende, verehrungs- und anbetungswürdige, aufklärend erhebende, glanzvoll strahlend erfüllende EINE. Mögen alle Wesen zu höherer Einsicht und Weisheit geführt werden und durch feinen, klaren, wachen und meditativen Verstand die Genialität eines erleuchteten Bewusstseins erfahren."

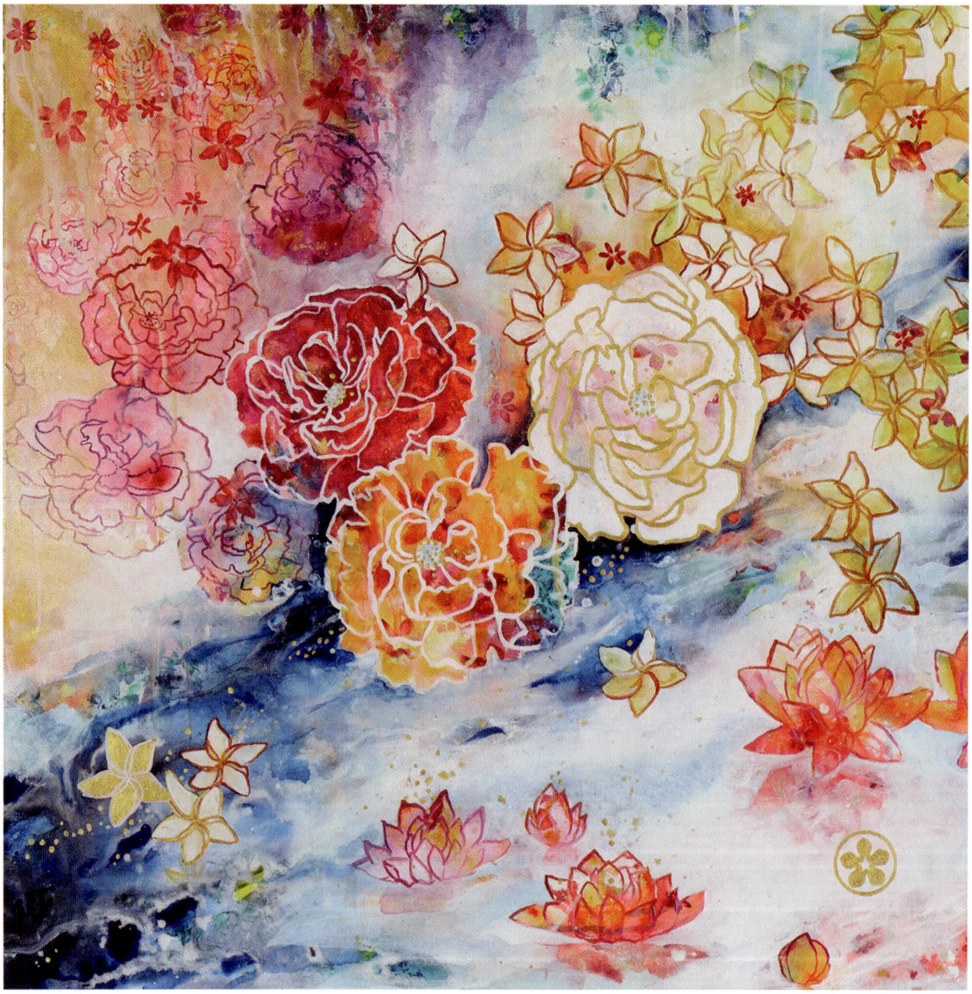

ENLIGHTMENT © by Ava Chiba DIVINE ART

Heilende Mantras im tibetischen Buddhismus

- Om Mani Padme Hum
- Teyata Om Bekanze
- Om Benza Satto Hung

1. Om Mani Padme Hum

Om Mani Padme Hum **ist das universelle Mantra der Liebe und des Mitgefühls** und wird Avalokiteshvara, dem buddhistischen Bodhisattva des Mitgefühls und Schutzpatrons Tibets, zugeordnet. Es steht für die Zusammenfassung der 84.000 Lehrreden des Buddha. Bereits im 5. Jahrhundert soll es nach Tibet gelangt sein. Es ist das meistrezitierte Mantra des Buddhismus und die Quelle allen Wissens und aller Errungenschaft.

Om Mani Padme Hum heißt wörtlich: „O du Juwel in der Lotusblüte." Die Worte tragen eine tiefe Bedeutung in sich, die im Singen oder Rezitieren des Mantras spürbar wird. Das Mantra reinigt und öffnet den Geist für die Liebe und das Mitgefühl, lüftet und befreit uns von dem Schleier, der unseren Geist verhüllt, führt zur Erkenntnis und Erleuchtung und zur Befreiung aller Lebewesen aus dem Kreislauf von Leben und Wiedergeburt.

Avalokiteshvara bedeutet so viel wie „der gütig herabschauende Herr des Dharma". Avalokiteshvara gehört zur Lotosfamilie und versprach Buddha Shakyamuni, im Daseinskreislauf zu bleiben und zu helfen, bis alle Wesen im Universum erleuchtet sind.

Mit dem Avalokiteshvara-Mantra rufen wir den Buddha des Mitgefühls an: „Vollkommen erleuchteter Avalokiteshvara, schenke mir dein unermessliches Mitgefühl. Befreie mich vom Leiden. Führe mich zur Erleuchtung und spende mir deinen Segen."

Aussprache: Aum Mani Peme Hung

Wirkung: Das Mantra unterstützt die Wunscherfüllung und die spirituelle Verwirklichung, löst Negativität auf, stärkt unser Mitgefühl für uns und andere, lässt uns aus dem Herzen heraus handeln, schenkt Gelassenheit und geistigen Frieden sowie Schutz bei Gefahr, Krankheit, Sterben und Tod.

Visualisierung: Sehen Sie den Buddha des Mitgefühls im Raum vor sich. Sein Segen strömt über Sie und in Sie hinein und reinigt Ihr Karma. Ihr Herz nimmt seine Energie auf, wird zu einer kleinen, strahlenden

Sonne. Geben Sie Ihre Herzenswärme an andere fühlende Wesen, die leiden, weiter.
Energie: liebevoll, kraftvoll, heilsam, herzöffnend
Tradition: Mahayana- und Vajrayana-Buddhismus

Da es viele Interpretationen des Mantras gibt, möchte ich an dieser Stelle auf die Interpretation des Dalai Lama verweisen, die ich hier wortgetreu in der Übersetzung wiedergebe (Auszug aus einer Rede in einem buddhistischen Zentrum in New Jersey, USA):

„Es ist sehr gut, das Mantra *Om mani padme hum* zu rezitieren. Während Sie das tun, sollten Sie aber über seine Bedeutung nachdenken, denn der Sinn dieser sechs Silben ist groß und unausschöpflich. Die erste, *Om*, ist aus drei Buchstaben zusammengesetzt, nämlich A, U und M. Sie symbolisieren den unreinen Körper, die unreine Rede und das unreine Bewusstsein des Übenden. Gleichzeitig symbolisieren sie aber auch den reinen erhöhten Körper, die reine Rede und das reine Bewusstsein eines Buddha.

Können unreiner Körper, Rede und Bewusstsein in reinen Körper, Rede und Bewusstsein verwandelt werden, oder sind beide völlig voneinander getrennt? Alle Buddhas sind Beispiele, in denen Wesen wie wir selbst auf dem Weg schließlich zur Erleuchtung gelangt sind. Der Buddhismus behauptet nicht, dass es irgendjemand gäbe, der von Anfang an frei von Fehlern wäre und alle guten Qualitäten besäße. Die Entwicklung eines reinen Körpers, reiner Rede und reinen Bewusstseins geschieht dadurch, dass Schritt für Schritt die unreinen Zustände überwunden und in die reinen transformiert werden.

Wie ist das zu tun? Der Weg dorthin wird in den nächsten vier Silben angedeutet. *Mani* – das heißt Juwel – symbolisiert die Faktoren der Methode: die uneigennützige Intention, nach Erleuchtung zu streben, heilende Hinwendung und Liebe. Geradeso wie ein Juwel in der Lage ist, die Armut zu vertreiben, kann der uneigennützige Erleuchtungsgeist die Armut oder Schwierigkeiten des Kreislaufs der Wiedergeburten und des nur in Einsamkeit erzielten Friedens beseitigen. Ebenso wie ein Juwel die Wünsche der Lebewesen erfullen kann, erfullt der uneigennützige Erleuchtungsgeist die Wünsche der Lebewesen.

Die zwei Silben *padme* – das heißt Lotus – symbolisieren Weisheit. Gerade wie der Lotus aus dem Schlamm emporwächst, ohne dass seine Schönheit von dem Schmutz getrübt würde, so kann uns Weisheit in einen widerspruchsfreien Seinszustand versetzen, während wir in tiefe Widersprüche verstrickt blieben, wenn wir diese Weisheit nicht hätten. Es gibt Weisheit, welche die Vergänglichkeit aller Dinge erkennt, Weisheit, die erkennt, dass Personen leer sind in Bezug auf Selbstgenügen oder substantielle Existenz, Weisheit, die Leere in Bezug auf Dualität erkennt, d. h. Leere in Bezug auf den ontischen Unterschied zwischen Subjekt und Objekt, und Weisheit, die Leere in Bezug auf inhärente Existenz erfährt. Obwohl es also verschiedene Arten von Weisheit gibt, ist unter diesen Weisheit, die Leere erfährt, die wesentliche.

Vollkommene Reinheit muss durch die unteilbare Einheit von Methode und Weisheit erzielt werden, die in der letzten Silbe *hum* – sie bedeutet Unteilbarkeit – symbolisiert wird. Im Sutra-System bezieht sich die Unteilbarkeit von Methode und Weisheit auf Weisheit, die durch Methode, und Methode, die durch Weisheit beeinflusst ist. Im Mantra- oder Tantra-Fahrzeug bezieht sie sich auf ein Bewusstsein, in welchem die volle Form von Weisheit und Methode als einer unteilbaren Wesenheit gegeben ist. Im System der Wurzelsilben für die fünf Sieger-Buddhas ist *hum* die Wurzelsilbe des Aksobhya – des Unbeweglichen, Unveränderlichen, der durch nichts gestört werden kann.

So bedeuten die sechs Silben *om mani padme hum*, dass man in Abhängigkeit von der Praxis des Weges, der eine unteilbare Einheit von Methode und Weisheit ist, den eigenen unreinen Körper, unreine Rede und unreines Bewusstsein in den reinen erhöhten Körper, reine Rede und reines Bewusstsein eines Buddha verwandeln kann. Es heißt, dass man nach Buddhaschaft nicht außerhalb seiner selbst suchen solle, denn die Grundbedingungen für die Erlangung der Buddhaschaft liegen in uns. Wie Maitreya in seiner Höheren Wissenschaft des Großen Fahrzeugs (Uttaratantra) sagt, haben alle Wesen die Buddha-Natur in ihrem eigenen Bewusstseinskontinuum. Wir tragen den Samen der Reinheit, des Wesens des So-Gegangenen (*Tathagatagarbha)*, das verwandelt und zu voller Buddhaschaft entwickelt werden muss, in uns.“

Dr. phil. Geshe Gendun Yonten sagt über *Om Mani Padme Hum*:

„Als junger Mönch habe ich im indischen Ganden-Kloster das Mantra *Om Mani Padme Hum* während einer zweiwöchigen Meditation 111.111-mal im Geist wiederholt. Es öffnet unser Herz und erzeugt tiefes Mitgefühl für alle Lebewesen. Die Einweihung in dieses kraftvolle Mantra habe ich von seiner Heiligkeit, dem Dalai Lama, empfangen und gebe sie von Herzen gerne weiter.

Dieses kraftvolle Mantra begleitet meine Klienten und mich seit über 30 Jahren. Die tägliche Mantra-Arbeit führt uns zur Erkenntnis und setzt körperliche, mentale und spirituelle Energien frei. Schmerzen werden gelindert, unsere Lebenskraft kommt wieder ins Fließen, wir werden gereinigt und finden Vertrauen in unsere Selbstheilung und somit in unser Leben. Es beruhigt den Geist und bringt den Körper in eine gesunde Balance."

2. Teyata Om Bekanze

Dieses tibetische buddhistische Mantra lädt uns ein, uns voller Vertrauen unserem inneren Heiler zuzuwenden, der unsere Schmerzen lindern und unsere Lebenskraft stärken kann.

Teyata Om Bekanze
Bekanze Maha Bekanze
Radza Samudgate Soha

Teyata: dir gebe ich mein Ja
Bekanze: Name des Medizin-Buddhas, bedeutet auch „Heiler"
Radza (von Raja): König
Gate: gehen
Samudgate: gründliches (Weg)Gehen
Soha: so sei es

Eine Übersetzung des Mantras lautet: „Ich verneige mich vor dem heilenden Buddha, der alle fühlenden Wesen schnell und vollständig von Krankheiten und deren Ursachen befreit und den Weg aus dem Leidenskreislauf zeigt. Ich bitte um deinen Segen."

Unser innerer Heiler hilft uns, die Ursache unserer Krankheiten zu erkennen und sie aufzulösen.

Der Medizin-Buddha ist lapislazuliblau. Er sitzt im Lotossitz, hält in der Linken eine Schale mit Nektar, die Rechte formt das Mudra der Wunscherfüllung und hält einen Myrobalanezweig, ein Symbol für Heilung (tibetische Tradition). Er ist einer von acht heilenden Buddhas, zu denen auch Buddha Shakyamuni gehört. Er gelobte die Heilung aller fühlenden Wesen von Krankheit sowie die Beseitigung der Ursachen: Gier, Hass und Unwissenheit. Er hütet die Medizintantras in Tibet, ist die geistige Quelle der Medizin und gilt als König aller Heiler. Sein Mitgefühl beruht auf der Erkenntnis, dass es kein getrenntes Ich gibt. Er soll schon vor diesem Kalpa (Weltzeitalter) gewirkt haben. Am Ende seines Weges steht die Buddhaschaft.

Wirkung: Das Mantra lindert Schmerzen, stärkt die Lebenskraft und das Vertrauen auf den inneren Heiler, fördert den Energiefluss, schafft günstige Umstände für Therapien, steigert die Heilkraft von Medizin und Behandlungen. Es hilft, die Ursachen von Krankheiten zu erkennen und aufzulösen.

Visualisierung: Sehen Sie den Medizin-Buddha über sich. Aus seinem Herzchakra, in dem sein Mantra im Uhrzeigersinn kreist, strahlt ein Licht – so hell wie hundert aufgehende Sonnen. Es zerstreut alle Krankheiten, Leiden und deren Ursachen. Sein Licht berührt Sie. Schicken Sie es dorthin, wo Sie es heute brauchen.

Energie: heilend, nährend, sanft, beruhigend, entspannend, weitend

Tradition: Mahayana- und Vajrayana-Buddhismus, verschiedene Formen und Mantras, große Verbreitung in ganz Asien

Wenn wir dieses Mantra chanten, können wir seine nährende, heilende, beruhigende Energie fühlen und uns mit dem Medizin-Buddha verbinden. Als König aller Heiler basiert sein Mitgefühl auf der Erkenntnis, dass es kein getrenntes Ich gibt und dass die Ursache allen Leids und Schmerzes ist, dass wir uns getrennt vom großen Ganzen fühlen, in Form von Krankheiten in Unwissenheit, Gier und Hass liegt.

3. Om Benza Satto Hung

Dieses Mantra hilft, negatives Karma aufzulösen, das über viele Lebenszeiten hinweg geschaffen wurde: „Buddha der Reinigung in mir, der alle Buddhas verkörpert, bitte stärke meine Entschlossenheit, mein Karma zu reinigen und zu transformieren. Gib mir die Fähigkeit, meinen Geist mit der unzerstörbaren Kraft eines Diamanten gut, tugendhaft, gütig und unermesslich liebend zu machen.“

Wir rufen mit OM BENZA SATTO HUNG die höchste und reinigende Kraft des universellen Geistes an.

Auch wenn unser Potenzial in der Dunkelheit der Negativität dunkel bleibt, muss dies nicht dauerhaft der Fall sein. Negatives Karma kann transformiert werden.

Mantras aus der Kundalini-Tradition

- Ong Namo Guru Dev Namo
- Ra Ma Da Sa
- Sa Ta Na Ma
- Ma

Die hier ausgewählten Mantras sind exemplarisch – es gibt weit mehr Mantras im Kundalini-Yoga, die alle auf ihre Weise eine heilende Wirkung haben. Ich habe diese Mantras ausgewählt, weil ich sie persönlich seit über zwanzig Jahren als effektiv und kraftvoll erlebt habe. Gleichzeitig sind sie auch die bekanntesten Heilmantras der Kundalini- beziehungsweise der Sikh-Tradition. Die Klänge sind so notiert, dass sie deutsch ausgesprochen dem ursprünglichen Klang am nächsten kommen. Im Kundalini-Yoga begleitet man die Mantrameditation mit speziellen Gesten, sogenannten Mudras, um den Effekt zu verstärken und die Entschlossenheit der Absicht zusätzlich zu untermauern.

Mudras sind Gesten, die Energie lenken können.

Am bekanntesten sind Mudras, die mit Händen und Fingern geformt werden. Übersetzt bedeutet Mudra „das, was Freude gibt" – *Mud* heißt Freude und *Ra* bedeutet geben.

Das häufigste Mudra im Yoga ist sicherlich das Anjali Mudra, auch Namaskar Mudra genannt. Hier werden die Hände in Gebetshaltung vor das Herzchakra (Anahata-Chakra) gebracht. Das Anjali Mudra ist im Yogaunterricht fast immer Teil der Begrüßung und Verabschiedung und wird häufig während des *Om*-Singens gehalten. Mit dieser Geste sagen wir: „Das Höchste in mir grüßt das Höchste in dir." Deshalb wird das Mudra auch als *Namaste* bezeichnet. In Indien ist das Anjali Mudra als respektvolle Begrüßungsgeste im Alltag weit verbreitet.

Wenn die Hände statt vor dem Herzen vor dem Gesicht zusammengelegt werden, möglicherweise in Kombination mit einem leichten Senken des Kopfes, so drückt das besonders großen Respekt aus. Werden die Hände dagegen zum Sahasrara-Chakra geführt, also über dem Scheitel des Kopfes zusammengelegt, so symbolisiert das, dass eine höhere Macht gegrüßt wird.

Das Anjali Mudra wirkt ausgleichend und stressreduzierend und lenkt die Aufmerksamkeit nach innen.

1. Ong Namo Guru Dev Namo

Dieses Mantra wird auch als Adi-Mantra bezeichnet. Die einzelnen Silben des Mantras haben folgende Bedeutung:

Ong: Schöpfungskraft

Namo: ich verneige mich, spreche den Namen mit Ehrfurcht aus

Guru: Weisheit, Quelle des Ur-Wissens, das, was vom Dunkel zum Licht führt (*Gu* = Dunkelheit, Nichtwissen, *Ru* = auflösend)

Dev: subtil, göttlich

Namo: ich verneige mich abermals, rufe diese Qualität in mir wach

Das Mudra zu diesem Mantra wird wie folgt ausgeführt: Legen Sie die Hände flach aneinander vor die Brust, sodass die Daumen leicht das Brustbein berühren.

Tönen Sie das Mantra mindestens dreimal, für eine tiefere Wirkung 11 oder 31 Minuten.

Indem wir dieses Mantra tönen, wecken wir unsere Fähigkeit, uns selbst neu zu erschaffen. Das tun wir auf unbewusste Weise ständig und mit dem Chanten dieses Mantras holen wir dieses Geschenk in unser Bewusstsein, verneigen uns tief davor und verbinden es mit der göttlichen Weisheit, die alles zur Entfaltung bringt. Solange wir unbewusst sind, erschaffen wir Leid und Unfreiheit. Wenn wir uns in das Bewusstsein unserer göttlichen, weisen Schöpfungskraft hineinbegeben und uns ihm überlassen, erschaffen wir Schönheit, Heilung und Entfaltung.

ONG NAMO GURU DEV NAMO ist ein Mantra aus der Kundalini-Tradition, das unsere schöpferische Kraft weckt.

Ong Namo Guru Dev Namo bedeutet übersetzt: „Ich verbinde mich mit der kosmischen Energie und dem erhabenen Weg, der mich vom Dunkel zum Licht führt.“ Mit diesen Worten verneige ich mich vor meinem höheren Selbst, der mir innewohnenden Weisheit sowie allen Energien, durch deren Wirken ich innerlich wachsen kann.

Dieses Mantra hilft uns immer dann, wenn es uns an Vertrauen mangelt, und es lädt uns ein, der inneren Führung zu folgen und unserer inneren Weisheit zu vertrauen. Es unterstützt uns darin, uns zu zentrieren, den Geist zu fokussieren, unseren feinstofflichen Körper wahrzunehmen und uns mit dem Göttlichen zu verbinden, denn alles ist eins.

2. Ra Ma Da Sa, Sa Se So Hung

Dieses Mantra wird auch als Siri-Gaitri-Mantra bezeichnet. Es stammt aus dem Kundalini-Yoga nach Yogi Bhajan und ist ein Mantra der Heilung. Die einzelnen Silben des Mantras haben folgende Bedeutung:
Ra: Sonne (väterlich)
Ma: Mond (mütterlich)
Da: Erde (irdische Existenz)
Sa: Unendlichkeit (überpersönlich)
Sa: Unendlichkeit
Se: wahres Selbst
So: Verschmelzen, Einssein
Hung: das große Ganze

Das Mudra zu diesem Mantra wird wie folgt ausgeführt: Legen Sie die Oberarme an den Brustkorb und halten Sie die Hände schräg vor den Schultern mit den Handflächen flach nach oben.

Das Mantra wird folgendermaßen gechantet: Finden Sie eine einfache, vielleicht auch monotone Melodie und betonen Sie alle acht Silben gleichermaßen. Tönen Sie langsam, kraftvoll und mit Bewusstheit. Das „s" ist in allen vier Silben ein eher zischender Klang. Verleihen Sie den letzten beiden Silben einen Nachdruck, indem Sie den Nabelpunkt einziehen. Nach jeder Wiederholung des Mantras atmen Sie lang und tief ein. Bewegen Sie den Mund und die Lippen deutlich, sodass die Resonanz sowohl im Mund als auch in den Nasennebenhöhlen zu spüren ist. Lauschen Sie auf den Klang Ihrer Stimme. Chanten Sie für 11-31 Minuten.

RA MA DA SA, SA SE SO HUNG ist ein Mantra der Heilung, das Sie sich selbst oder jemand anderem widmen können.

Das Mantra weckt die Heilenergie in uns, indem es uns mit den schöpferischen Energien des Kosmos verbindet. Wir erinnern uns daran, dass wir Teil der Schöpfung sind, die sich unendlich immer weiter entfaltet, so auch in uns. Wir laden diese Energien ein, auch in uns oder in dem Menschen, dem wir die Meditation widmen, zu wirken. Das Wissen um unsere Vollkommenheit und Schönheit ruht tief in uns und mit diesem Mantra verbinden wir uns damit und lassen die Vorstellung von Unvollkommenheit und Krankheit los. Das Mantra wirkt auf der mentalen, emotionalen, körperlichen und spirituellen Ebene.

Die vier Silben *Ra Ma Da Sa* stehen für die Sonne (Symbol für die Quelle des Lebens), den Mond (Symbol für beständigen Wandel und Neubeginn), die Erde und die Unendlichkeit des Universums. Ihr Ursprung ist im altindischen Sanskrit zu finden. Dieses Mantra soll uns mit der allumfassenden Heilkraft des Universums verbinden: Ich bin eins mit dem unendlichen Zyklus. *Se* symbolisiert das „du" und *So Hung* die persönliche Identität.

Indem wir das Mantra mit seinen positiven Schwingungen und seiner besonderen Heilenergie wiederholen, kann es uns helfen, gesundheitliche Probleme loszulassen, unsere festgefahrenen Gewohnheiten zu durchbrechen und unsere Gedanken zur Ruhe zu bringen. Es wirkt ausgleichend und kann uns mit positiver Lebensenergie bei negativen oder traurigen Gefühlen oder Erlebnissen versorgen.

3. Sa Ta Na Ma

Dieses Mantra wird auch als Kirtan-Kriya bezeichnet. Die einzelnen Silben des Mantras haben folgende Bedeutung:
Sa: Unendlichkeit, Kosmos
Ta: Leben, Existenz
Na: Tod, Transformation
Ma: Zyklus, Wiedergeburt

Das Mudra zu diesem Mantra wird wie folgt ausgeführt: Legen Sie die Hände auf den Knien ab, sodass Sie die Finger frei bewegen können. Legen Sie die Daumenspitzen bei *Sa* mit den Zeigefingerspitzen fest zusammen, bei *Ta* mit den Mittelfingerspitzen, bei *Na* mit den Ringfingerspitzen und bei *Ma* mit den Spitzen der kleinen Finger.

Chanten Sie das Mantra in gleich langen Abschnitten (z. B. 3 oder 5 Minuten) erst mit normal lauter Stimme, dann geflüstert, dann still in Gedanken, dann noch einmal still in Gedanken, geflüstert und wieder gesungen. Bewegen Sie die ganze Zeit hindurch die Finger in den vier Mudra-Positionen.

Fokussieren Sie sich gleichzeitig auf Ihre beiden obersten Chakras und stellen Sie sich mit jeder Silbe einen Lichtstrahl vor, der in einer L-förmigen Bewegung in das siebte Chakra eintritt und aus dem sechsten Chakra wieder herausstrahlt.

Das Mantra SA TA NA MA steht für den Kreislauf der Schöpfung.

Indem Sie dieses Mantra chanten, stellen Sie sich bewusst in den Kreislauf der Schöpfung und erkennen, dass Sie Teil der Schöpfung sind und dass die Schöpfung durch Sie geschieht. Sie geben allen Widerstand gegen Transformation und Entfaltung auf und erlauben dem Leben, frei in Ihnen und durch Sie zu fließen. Diese Hingabe ermöglicht ein tiefes

Vertrauen in das Leben, alte Verhärtungen und Blockaden können sich lösen und Ihre Energien können in allen Bereichen wieder ins Fließen kommen. Es gibt für dieses Mantra noch viele weitere mögliche Mudras und Anwendungsbereiche. Die hier beschriebene Form ist die klassische und bekannteste Variante.

4. Ma

***Ma* steht für die Urmutter, das mütterliche Prinzip des Universums.** Wir bitten mit diesem Mantra um göttlichen Schutz und Positivität.

Das Mudra zu diesem Mantra wird wie folgt ausgeführt: Auf dem Boden sitzend beugen Sie das rechte Bein im Knie und setzen den Fuß flach auf den Boden. Legen Sie den linken Fuß entspannt neben oder hinter den rechten Fuß. Legen Sie den rechten Oberarm auf das rechte Knie und halten Sie die Hand wie eine Schale hinter oder über dem Ohr. Die Handkante berührt dabei den Kopf und die Hand bildet ein kleines Gewölbe über dem Ohr, das nach vorne oder nach unten geöffnet ist, sodass Sie Ihre eigene Stimme gut hören können. Wechseln Sie nach der Hälfte der Zeit die Seiten und fahren Sie auf der linken Seite fort. Halten Sie den Nacken langgezogen.

Das Mantra MA verbindet uns mit der liebenden und mitfühlenden Energie der göttlichen Mutter.

Tönen Sie das Mantra „nach innen", sodass Ihr ganzer Kopf, Hals und Oberkörper mitschwingen. Tönen Sie 5 oder 11 Minuten auf jeder Seite. Für jede Wiederholung des Mantras nutzen Sie Ihren vollständigen Atem, tönen also so lange, wie Ihr Atem trägt, und atmen dann langsam und vollständig ein. Wenn Sie das Mantra zusammen mit anderen chanten, entsteht ein Klangteppich, zu dem jeder in seinem Tempo und seiner Tonhöhe beiträgt.

Ma zu tönen, ist deswegen so heilsam, weil diese Silbe zu den Urtönen der Menschheit gehört und unmittelbar Trost und Geborgenheit schenkt. Wir wenden uns in unserer Vorstellung an die Urmutter, legen alle unsere Sorgen in ihren Schoß, lassen uns von ihr heilen. Wir stellen uns vor, wie wir gehalten, genährt und mit Liebe und Fürsorge umhüllt werden.

Dadurch, dass der Klang den ganzen oberen Bereich des Körpers in sanfte Schwingung versetzt, wird der vordere Teil des Vagusnervs aktiviert, der dafür sorgt, dass alle unsere Körpersysteme harmonisch aufeinander abgestimmt arbeiten. Ein tiefer Frieden breitet sich in uns aus, der uns hilft, anzunehmen, was ist, und loszulassen, was wir nicht mehr brauchen.

Kapitel 3
Die Mantra-Challenge

Vor etwas über 20 Jahren lernte ich die ersten Mantras kennen und begeisterte mich zunehmend für die wunderbaren Künstler und Musiker, denen es gelang, die Mantras mit ebenso wunderbaren, teils atemberaubenden Melodien zu veredeln. So schrieb ich auf meine Rezeptblöcke nicht mehr nur Buchtitel, sondern auch Mantras und gab Hinweise auf Musiker, die mir besonders auffielen. Deva Premal war neben Krishna Das und Snatam Kaur für mich die herausragende Künstlerin und Interpretin. Bereits ihr Vater hatte ihr als Kind das Gayatri-Mantra vorgesungen und eine entsprechende Lebensweise vorgelebt. So gehen noch heute meine Kurpatienten mit Empfehlungen zu Mantras von Deva Premal aus meiner Praxis.

Im Jahr 2016 lernte ich sie dann endlich auf einem Festival in Arillas auf Korfu persönlich kennen und 2018 entschlossen wir uns, gemeinsam eine große Studie – eine „Mantra-Challenge" – auf die Beine zu stellen und Menschen zu inspirieren, daran teilzunehmen.

Die Ergebnisse der Mantra-Challenge

Von über 10.000 Teilnehmenden haben 3.597 ihre Fragebögen vollständig ausgefüllt.

- 37,6 % der Teilnehmenden hielten es für sinnvoll, zusätzlich eine ayurvedische Heilkräuterrezeptur einzunehmen, um entspannter und gelassener in die Meditation zu gehen.

- 77,9 % der Teilnehmenden gaben an, täglich oder zumindest 5- bis 6-mal pro Woche zu meditieren.
- Die Ergebnisse zeigen, dass sich die meisten Teilnehmer dafür entschieden, bei einem Mantra (meist Gayatri: 31,4 %) zu bleiben. Nur 20,1 % zogen es vor, auch einmal das Mantra zu wechseln.
- 2.965 Meditierende (84,4 % der Teilnehmenden) gaben an, dass sich das körperliche Wohlbefinden deutlich gebessert hat.
- 2.253 Meditierende (79,2 % der Teilnehmenden) gaben an, dass sich der Leidensdruck deutlich verringert hat (besonders erwähnt wurden Depressionen, Erschöpfung, Tinnitus, Rheuma, Migräne, Hashimoto und Bluthochdruck).
- 3.158 Meditierende (89,8 % der Teilnehmenden) gaben an, dass sich das emotionale Wohlbefinden deutlich verbessert hat.
- 3.094 Meditierende (87,9 % der Teilnehmenden) fühlten sich deutlich wacher und klarer.
- 3.104 Meditierende (88,1 % der Teilnehmenden) gaben an, sich deutlich besser fokussieren und auf das Wesentliche konzentrieren zu können.
- 2.990 Meditierende (84,9 % der Teilnehmenden) gaben an, ihre Handlungen besser auf das wirklich Notwendige ausrichten zu können.
- 3.090 Meditierende (87,8 % der Teilnehmenden) gaben an, sich deutlich entspannter, gelassener und ausgeglichener zu fühlen.
- 2.860 Meditierende (81,4 % der Teilnehmenden) gaben an, besser schlafen zu können.
- 3.076 Meditierende (87,3 % der Teilnehmenden) gaben an, sich durch die Mantrameditation besser um sich selbst zu kümmern und sich deutlich mehr Zeit zu nehmen für das, was ihnen wirklich am Herzen liegt.
- 2.964 Meditierende (84,5 % der Teilnehmenden) gaben an, deutlich mehr Zeit mit Familie und Freunden zu verbringen.
- 2.997 Meditierende (86 % der Teilnehmenden) gaben an, dass sich das Verhältnis zu ihrem Umfeld deutlich verbessert hat.
- 2.971 Meditierende (85 % der Teilnehmenden) gaben an, dass sich die Qualität ihrer Gespräche mit anderen verbessert hat und dass die Gespräche deutlich tiefer und erfüllender sind.

Wie oft hast du es geschafft, die zehnminütige Mantrameditation durchzuführen?

3.559 Antworten

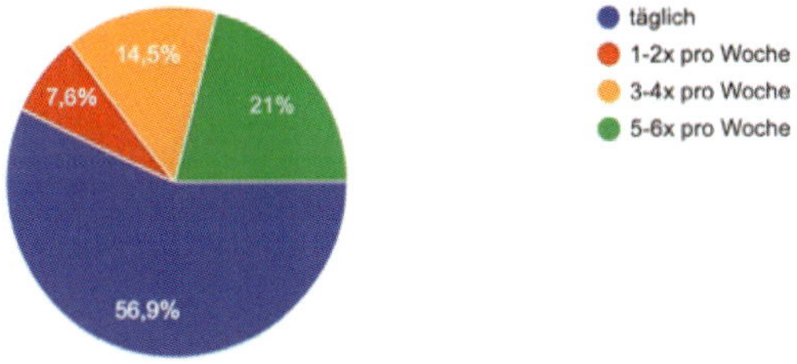

Welche Mantras hast du zur Meditation genutzt?

3.552 Antworten

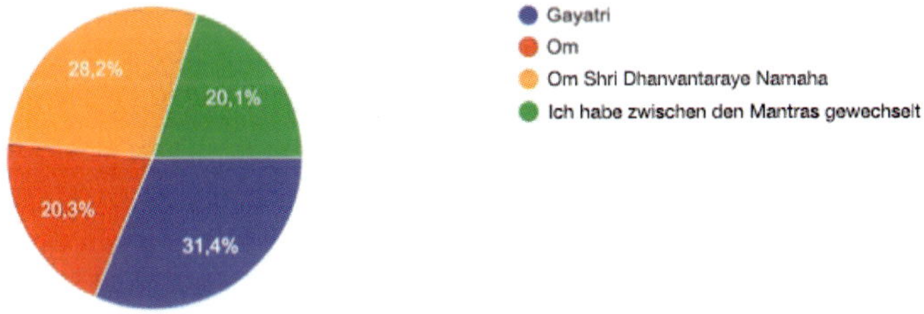

Wie hat sich dein körperliches Wohlbefinden in den letzten Wochen verändert?

3.514 Antworten

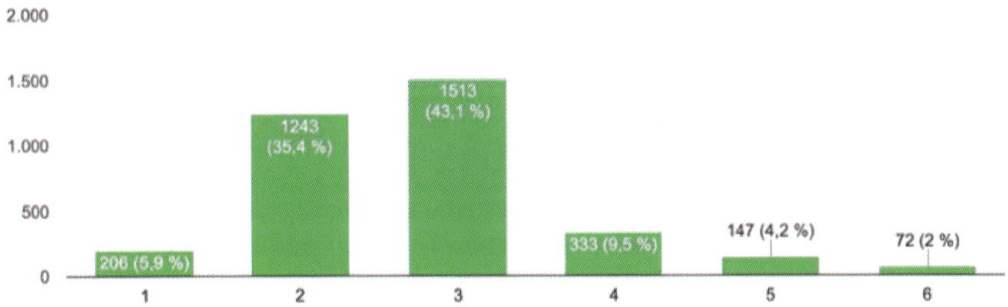

Hast du eine Krankheit und hat sich der damit verbundene „Leidensdruck" verändert?

2.845 Antworten

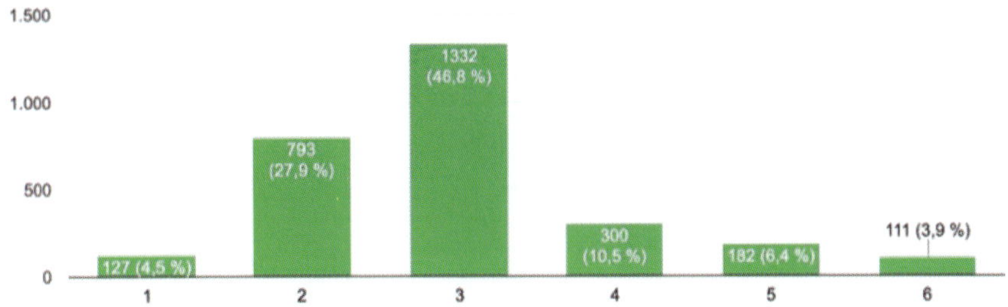

Wie hat sich dein emotionales Wohlbefinden verändert?

3.517 Antworten

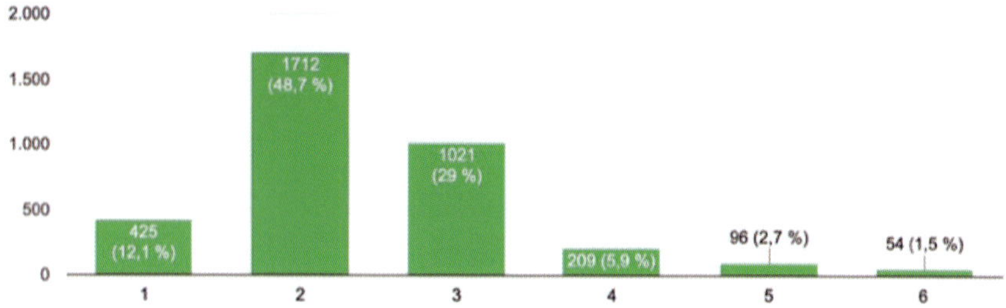

Fühlst du dich wacher und klarer?

3.520 Antworten

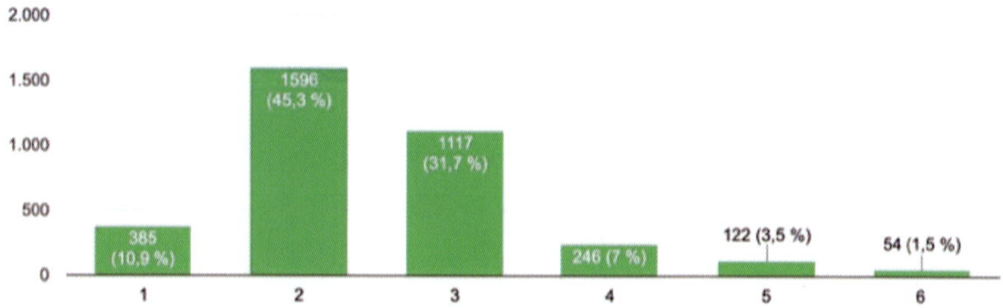

Bist du fokussierter und kannst du besser das Wesentliche hinter all dem Wichtigen erfassen?

3.524 Antworten

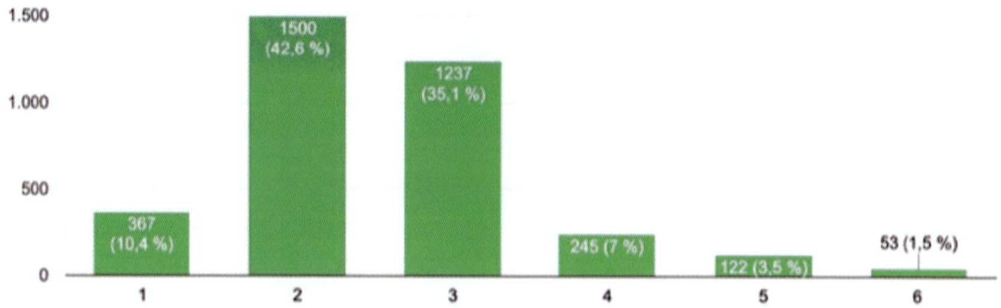

Gelingt es dir, auch deine Handlungen mehr auf das wirklich Nötige auszurichten?

3.522 Antworten

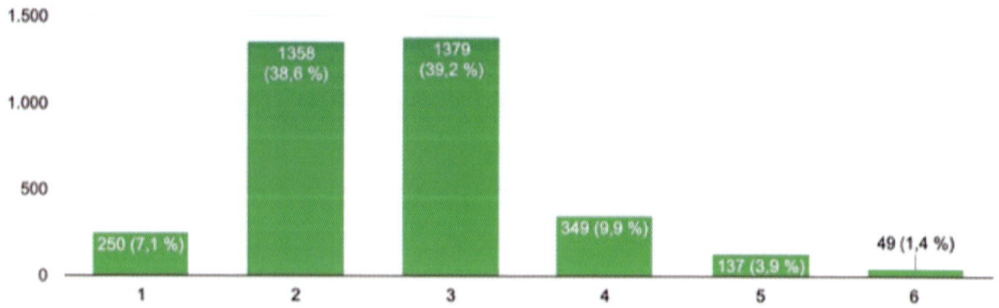

Bist du entspannter, gelassener und ausgeglichener?

3.520 Antworten

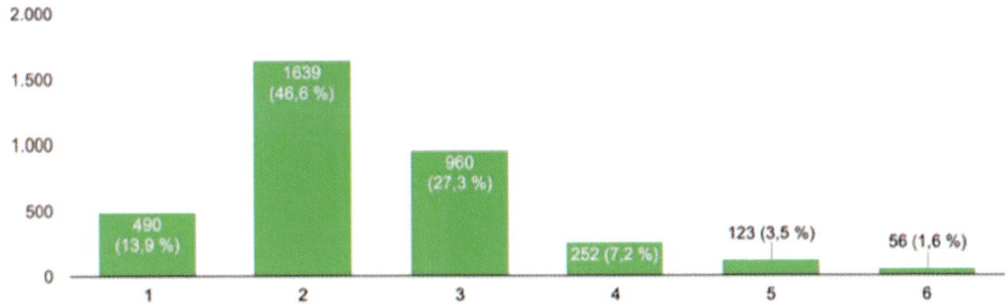

Kannst du besser schlafen?

3.514 Antworten

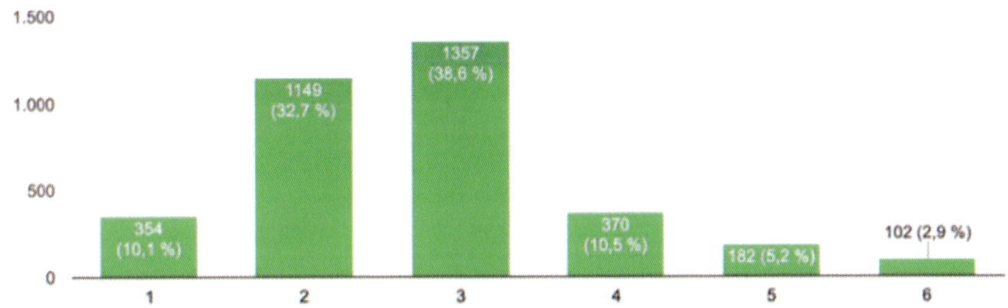

Kannst du dich besser um dich kümmern und nimmst du dir mehr Zeit für dich und für das, was dir am Herzen liegt?

3.524 Antworten

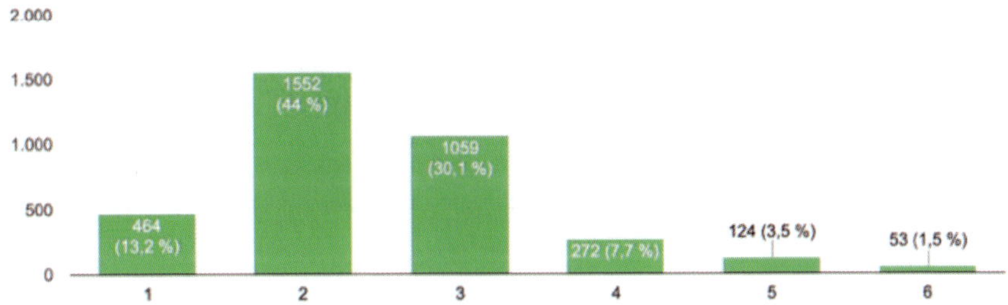

Nimmst du dir mehr Zeit für deine Familie und deine Freunde?

3.487 Antworten

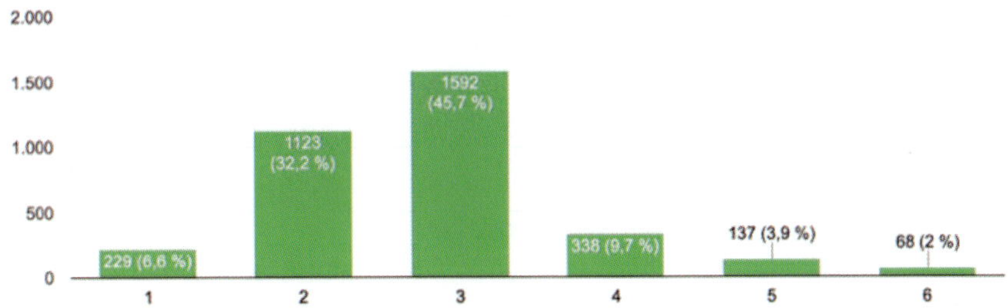

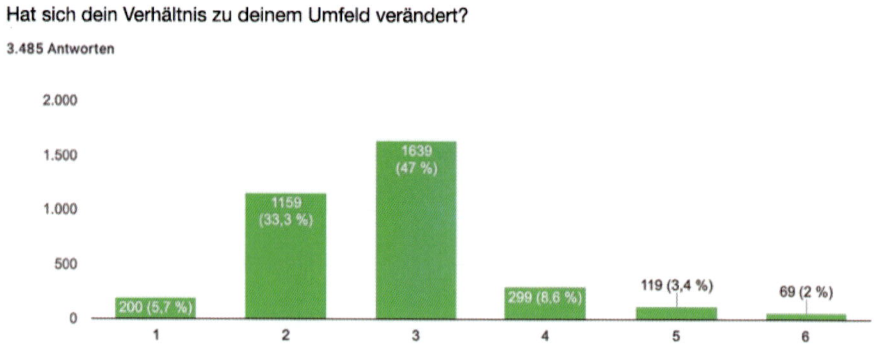

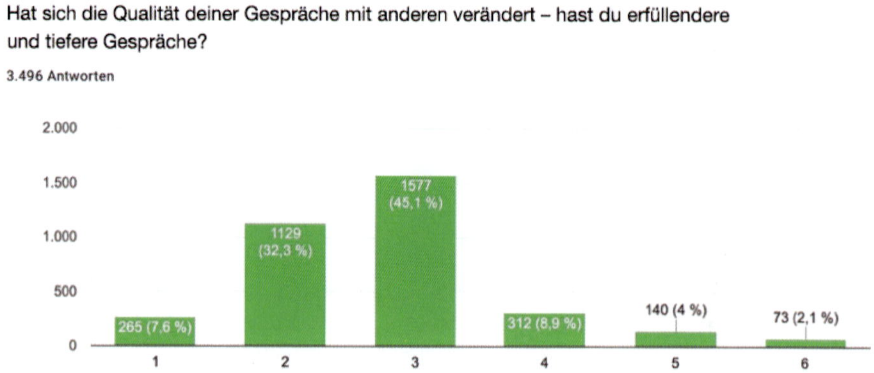

Abb. 9: Die Ergebnisse der Mantra-Challenge im Überblick
(Die Bewertungsskala ist an das Schulnotensystem angelehnt:
1 = sehr starke Veränderung, 6 = keine Veränderung)

Die Ergebnisse der Mantramedizin-Studie zeigen sehr eindrucksvoll, dass Mantramedizin einen wertvollen Beitrag leisten kann, das Leben zu erleichtern, um wertvolle Elemente zu bereichern und erfüllender zu gestalten. Da sie an den Ursachen von Krankheiten (z. B. Unruhe, Disharmonie, Stress) ansetzt, bereichert sie auch jedes therapeutische Konzept.

Mantramedizin ist Therapie und Prävention zugleich. Als Teil der integralen Medizin sollte sie eine zentrale Rolle in der ganzheitlichen Behandlung kranker Menschen spielen. Durch den gezielten Einsatz ausgewählter Mantras können Intention und Vorsätze deutlicher im Bewusstsein verankert werden. Dies öffnet Türen zu ganzheitlicher Heilwerdung und Weiterentwicklung.

Erfahrungsberichte zur Mantrameditation

Meine persönliche Erfahrung mit dem Maharaja Mantra

Mein langjähriger Freund und Wegbegleiter Dr. Hobert bat mich, für dieses wunderbare Buch, dessen Prozess ich mit Freude beobachtet und begleitet habe, etwas über meine Erfahrung mit dem Hare-Krishna-Maha-Mantra zu schreiben. Dies ist mir eine große Freude.

Das Hare-Krishna-Maha-Mantra, aus seinen 16 Klangsilben bestehend, tanzt jeden Tag für mehrere Stunden über meine Lippen. Seelen wie ich, die den Sinn ihres Lebens darin sehen, sich mit dieser höchsten Essenz zu verbinden, wissen, dass dies nicht „nur" kraftvoll aufgeladene Klangschwingung ist, sondern dass Krishna selbst in seinem Namen ist. Der heilige Name, das Mantra, ist nicht verschieden von Krishna.

Wer ist denn dieser Krishna? Krishna ist Gott und Gott ist Liebe.

So ist das Chanten, das mich mit Krishnas heiligem Namen verbindet, das In-Beziehung-Gehen mit Gott, mit Krishna, mit der Liebe selbst. Es ist nichts, was ich beliebig einmal tue und einmal nicht. Es ist wie der Atem der Seele. Es ist für mich und für viele, die diesen Weg gehen, die wesentlichste Aufgabe und Beziehung in dieser Welt. Ja genau, ich bin in Beziehung mit Gott, in der Form seines heiligen Namens.

Wir sind in dieser Welt als geistige, göttliche Wesen, um eine menschliche Erfahrung zu machen, nicht als menschliche Wesen, um eine geistige, göttliche Erfahrung zu machen.

Ein guter Freund und Wegbegleiter hat einmal gesagt, das Chanten des heiligen Namens Gottes sei wie die Nabelschnur, über die der Embryo mit seiner Mutter verbunden ist. Es ist die Nahrung und der Atem der Seele.

Wenn die Seele mit dem beschäftigt ist und das lebt, was ihre eigentliche, wirkliche Natur ist, lebt sie in ihrer Bestimmung. Sie hat eine ewige Bestimmung (Nitya Dharma) und eine zeitweilige Bestimmung in dieser Welt (Naimittika Dharma). In dieser Erkenntnis ist sie glücklich und im Einklang. Dadurch sind wir auch in Harmonie mit Geist und Körper.

Wir erkennen, dass wir nicht dieser Körper sind, sondern einen Körper haben, mit dem wir Erfahrungen machen dürfen in dieser Welt. Wir gehen mit viel mehr Leichtigkeit durch die Unbeständigkeit der Dinge des Lebens. Manchmal können Dinge im Leben uns herausfordern, aber wir sind immer mehr im Frieden, weil wir wissen, dass dies eine zeitweilige Erscheinung ist und dass unsere Seele davon nicht berührt wird. Die Seele ist ewig.

Somit kann ich für mich sagen, dass das durchgängige Chanten des Hare-Krishna-Mantras mich immer wieder neu nach Hause kommen und in die Essenz göttlicher, ewiger Liebe eintauchen lässt. Durch das Hare-Krishna-Maha-Mantra ist Krishna selbst in mein Leben gekommen und wo Krishna ist, dort sind auch die, die ihn verehren und lieben. Somit habe ich durch meine Beziehung zum Maha-Mantra meine Seelenfamilie gefunden. Sie ist essenziell für mich auf diesem Weg und ich erinnere mich dabei immer auch an die Worte, die Jesus dazu sprach: „Wo zwei oder drei in meinem Namen versammelt sind, da bin ich mitten unter ihnen."

Genau so erlebe ich es, wenn ich mit Menschen zusammen das Maha-Mantra chante. Dann ist Gott und Gott als die Liebe mitten unter uns. Ich kann sagen, dass das Maha-Mantra mir das Gefühl gibt, hier und jetzt in meiner Seelenheimat angekommen zu sein.

Damodari Dijana Wloka
Diamond Coaching, Transformations-Coach
www.diamondcoaching.art

Lokah Samastah Sukhino Bhavantu: das Mantra der bedingungslosen Güte

Dieses Mantra hat mich zutiefst berührt und war eines der einschneidendsten Erlebnisse, die ich jemals mit Kirtan-Musik hatte. Alles begann mit meinem ersten Engelkarten-Reading im Jahr 2007. Es war unglaublich aufregend für mich und alle drei gezogenen Karten – eine für meine Vergangenheit, eine für die Gegenwart und eine für die Zukunft – trafen zu 100 % zu, sodass ich tief gerührt einen Gänsehautschauer nach dem anderen erlebte. Und dann gab es noch eine Karte, die während des Mischens herausgefallen war. Auf der Karte stand: Musik. Die Person, die das Reading damals für mich machte, sprach ihr eine ganz besondere Bedeutung zu. Musik sollte noch eine entscheidende Rolle in meinem Leben spielen … und genau das tut sie nun.

Musik war auch vorher schon wichtig für mich, keine Frage. Ich habe es geliebt, auf Konzerte und Festivals zu gehen, war lange mit einem Musiker liiert und gehe noch heute leidenschaftlich gerne tanzen. Allerdings hat sich der Inhalt der Musik in den letzten 15 Jahren stark verändert. Haben mich damals elektronische Bässe tanzend in Trance versetzt, sind es heute Harmonium und Gesänge auf Sanskrit, die mich in einen Freudentaumel bringen. Von elektronischer Musik zum Kirtan. Was für eine Transformation. Kirtan-Musik hören, Sanskrit-Mantras singen und dazu tanzen, das ist heute einer meiner stärksten Herzöffner.

Wenn du etwas besingst oder chantest (rezitierst), verbindest du dich mit diesen heiligen Energien und ihre Kraft wirkt auf dich, durch dich und für dich. Dabei ist es noch nicht einmal nötig zu verstehen, was oder auch wen du besingst. Schließlich ist ein Mantra eine energetische Sprache und nicht eine Sprache, die vom Verstand kreiert wurde. Du brauchst sie nicht zu verstehen, um sie zu benutzen. Mantras funktionieren auf der zellulären Ebene. Wie ein universeller Code, der uns alle verbindet.

Wir alle sind Schwingungswesen und unser Körper bildet den Resonanzraum. Das bestätigt die Wissenschaft nun auch immer mehr. Jeder Einzelne von uns schwingt in einer ganz eigenen Frequenz und diese Frequenz verändert sich abhängig davon, was wir tun, sagen oder denken.

Mantras haben eine heilende und erbauende Wirkung auf uns, sie transformieren uns. Ihre Kraft entfaltet sich durch das stetige Wiederholen, laut oder auch leise in Gedanken.

Ich höre und singe Mantras im Auto, am Schreibtisch, beim Aufräumen, beim Gang mit meiner Hündin, auf der Tanzfläche oder im Yogastudio. Der Alltag bietet viele Situationen, die wir nutzen können, um unsere Energie anzuheben. Das Duschen am Morgen, der Weg zur Arbeit, der Lebensmitteleinkauf, das Abholen des Kindes von der Schule. Auch im vollsten Terminplan gibt es Raum, um uns auf etwas Positives auszurichten. Die Versuchung ist groß, sich dem Stress oder der Sorge hinzugeben. Aber es ist definitiv einen Versuch wert, die gleiche Gedankenenergie, die wir normalerweise negativen Gedanken widmen, zu nutzen und auf ein Mantra zu richten.

Als meine Freundin mich zu meinem ersten Kirtan-Konzert überhaupt mitnahm, gesungen von Janin Devi, war sie keineswegs sicher, ob mir diese Art von Musik gefallen würde. Und tatsächlich, als alle wie in Ekstase tanzten und jubelten, saß ich regungslos inmitten der Menge, mit geschlossenen Augen, und rührte mich zwei Stunden lang nicht vom Fleck – jedoch nicht, weil ich mich gegen diese Musik sperrte. Im Gegenteil: Mir liefen konstant Tränen über die Wangen, goldene Tränen der Heilung. Es war gleich das erste Mantra des Abends, das diesen tiefen Moment der Glückseligkeit in mir ausgelöst und mein Herz geöffnet hatte. *Lokah Samastah Sukhino Bhavantu*, das Mantra der bedingungslosen Güte: „Mögen alle Wesen auf allen Planeten Glück und Harmonie erfahren." Ich war wie in Trance. Weder konnte noch wollte ich mich rühren. Ich war einfach nur präsent, eingetaucht in dieses Energiefeld der Heilung und Liebe, das sich mir über die Worte und die Engelsstimme von Janin Devi eröffnet hatte.

Ich bekam nicht mit, was um mich herum geschah, ich spürte nur unendlichen Frieden und eine unbeschreibliche Glückseligkeit. Als das Konzert vorbei war, verabschiedete ich mich schnell und konnte erst zwei Tage später in Worte fassen, was mit mir an diesem Abend geschehen war. Ich rief meine Freundin an und versuchte zu erklären, wie sehr die Kraft dieses Mantras mich in den Bann gezogen hatte: Ich war vollkommen versunken und in einen tiefen Frieden getragen worden mit dem Ergebnis, dass ich noch immer zu schweben glaubte. *Lokah Samastah Sukhino Bhavantu* war für mich eine Erleuchtungserfahrung, die mich bis heute – 15 Jahre später – zutiefst prägt. Die Folge ist, dass die heilige Energie der Mantras seitdem in alles einfließt, was ich tue, sowohl beruflich als auch privat.

Alexandra Strüven
Seelenbegleiterin und Autorin von *Lass uns über Engel reden*
www.alexandraverena.com

Ansammlung von Mantras

Mein Name ist Tanja, ich bin 42 Jahre alt und lebe in Deutschland. Vor etwa 20 Jahren suchte ich nach Sinn, den ich in der christlichen Kirche nicht fand, und begann mich mit dem tibetischen Buddhismus zu beschäftigen. Der Diamantweg-Buddhismus (Kagyü) war meine erste Station. Unter anderem erhielt ich mehrere sogenannte Einweihungen, eine Zeremonie, die den Teilnehmern ermöglichen soll, eine bestimmte Meditation auszuführen. Dazu gehörte auch die Einweihung auf Chenrezig (tibetisch) oder Avalokiteshvara (Sanskrit). Von dem anleitenden Lehrer Sherab Gyaltsen Rinpoche war ich so inspiriert, dass ich das Versprechen abgab, das Mantra *Om Mani Padme Hum* eine Million Mal zu wiederholen. Was habe ich mir davon erhofft? Ich wollte ein besserer Mensch werden, mehr Mitgefühl mit anderen haben und der Erleuchtung näherkommen. Das Sammeln der Mantras erschien mir ein Weg, um mich diesem Thema jeden Tag ein wenig zu nähern.

Bei der Meditation auf Avalokiteshvara (Chenrezig, liebende Augen, männliche Verkörperung des universellen Mitgefühls) wird ein immer gleicher Ablauf nachvollzogen. Ich nehme Zuflucht zu Buddha, suche also mein Heil nicht in Geld oder Ruhm. Ich erkenne die großartige Chance, dass ich an meinem Geist arbeiten kann, und entscheide mich, dies zum Besten aller Wesen zu tun. Ich visualisiere Chenrezig vor mir, wunderschön, liebevoll lächelnd, mit den vier Armen, die für die vier Anteile von universellem Mitgefühl stehen: bedingungslose Liebe, Mitgefühl (nicht Mit-Leid), Mit-Freude und Gleichmut. Lichter strahlen von ihm zu mir und zu allen Wesen und dann auch von mir zu allen Wesen, da ich Mitgefühl mit ihnen entwickeln möchte und ihnen Hilfe, Glück, Gesundheit wünsche. Schließlich verschmilzt Avalokiteshvara mit mir, wie Wasser in Wasser fließt, es gibt keine Trennung mehr. Zum Schluss verschenke ich alles Gute, das eben entstanden ist, an alle Wesen und stehe auf in dem Wissen, dass jetzt die aktive Zeit der Meditation beginnt, in der ich das gedanklich Geübte umsetze, bis ich mich wieder aufs Kissen setze, um zu meditieren.

Es hat etwa drei Jahre gedauert, in denen ich täglich mindestens einmal und am Wochenende mehrmals diese Meditation durchführte und die eine Million Mantras sprach. Mit einer Mala, einer Kette aus 108 Holzkugeln, zählte ich die Mantras und die Zahl der Wiederholungen einer Mala kreuzte ich auf einem karierten Zettel an, den ich dafür bereitgelegt hatte.

Was habe ich dadurch erreicht? Es war für mich an vielen Tagen freudvoll, etwas für alle Wesen zu tun, mich selbst eingeschlossen. Ich war überzeugt, meine Zeit sinnvoll genutzt zu haben, und merkte, dass ich in vielen Situationen stärker als früher in der Lage war, Mitgefühl statt Ärger zu empfinden. Dies entspricht dem Ziel, das Mitgefühl „vom Kopf ins Herz" zu bringen.

Es gab auch Zeiten, in denen ich beim Meditieren müde, gelangweilt oder gedanklich zu unruhig war. Meine Fähigkeit, mich zu konzentrieren, hat sich durch die beständige Übung aber auf einem guten Niveau gehalten.

Gegen Ende der drei Jahre machte mich jemand darauf aufmerksam, dass meine Tendenz, zu schnell Dinge für andere zu tun und zu wenig auf meine eigenen Bedürfnisse zu achten oder Grenzen zu setzen, mit dem einseitigen Fokus meiner Meditationspraxis zusammenhängen könnte. Er empfahl mir, nicht nur auf eine friedvolle Buddha-Form wie Chenrezig, sondern auch auf eine sogenannte zornvolle Buddha-Form zu meditieren, die für vollste, aber wutfreie Kraft steht und häufig von Flammen umgeben dargestellt wird. Ich hatte gerade eine entsprechende Einweihung und Erklärung dazu bekommen und entschied mich dafür, es eine Zeit lang täglich zu machen, diesmal ohne ein Versprechen einer bestimmten Anzahl. Anfangs war es für mich irritierend und verwirrend, vom Gefühl her ganz anders. Aber Buddhas sind in der Essenz alle gleich, nur die vordergründig dargestellte Qualität oder Fähigkeit ist verschieden. Die in dieser Visualisierung enthaltene Vorstellung von Schutz und Grenzsetzungskraft tat mir gut und half mir tatsächlich, im Alltag sehr langsam mein Handeln zu verändern.

Im tibetischen Buddhismus gibt es eine Vielzahl von Buddha-Formen mit ihren jeweiligen Mantras, zum Teil sogar solche, die für spezielle Krankheiten oder Zustände empfohlen werden. Ob es jeweils förderlicher ist, sie zu lesen, zu hören, zu singen oder mit Visualisierung zu meditieren, sollte jeder nach eigenem Ermessen entscheiden. Mir tun Mantras und Meditation bis heute gut, körperlich und geistig und hoffentlich darüber hinaus.

Tanja Walter
Yogalehrerin und Fitnesstrainerin

Mein persönliches Erleben mit dem Mantrasingen

Mitten in einer tiefen Krise, nachdem mich diverse Situationen von Trauer und Krankheit im wahrsten Sinne des Wortes zum Erliegen gebracht hatten, machte mir das Leben auf einer anderen Ebene das größte Geschenk, das mein ganzes Dasein veränderte. Ich lernte die heilenden Kräfte des Mantrasingens kennen. Die Liebe, die so fühlbar durch die Mantras fließt, hat bis heute mein Leben aus meinem tiefsten Inneren geradezu „verzaubert".

Ich kann aus tiefstem Herzen und voller Dankbarkeit sagen, dass das Singen der Mantras meiner Sicht auf mich selbst und meiner Sicht auf das Leben eine vollkommen neue Richtung gegeben hat. Die Mantras haben mir geholfen, meine Lebensfreude und Kraft und meine Wahrnehmung auf einer tieferen Ebene wiederzuerlangen. Es war, als hätten sie einen Schleier vor meinen Augen und meiner Wahrnehmung gelüftet. Wie eine Öffnung eines inneren Tores, einer fest verschlossenen Tür zur Seele. Sie haben mein Herz auf einer sehr tiefen Ebene berührt und so konnte ich mich nach und nach nicht mehr nur als ein denkender, sondern vor allem auch als fühlender Mensch wieder wahrnehmen. Denn im Singen geschah etwas, wofür es keine Worte gibt. Es war wie eine Neugeburt. Ein Prozess von Erkenntnissen, Vergebung, Loslassen alter Glaubenssätze und Konditionierungen, Hingabe an Heilung und Transformation und auch Mut, um wesentliche Veränderungen in meinem Leben vorzunehmen.

Ich habe beim Mantrasingen in einer Gemeinschaft von Menschen erlebt, wie heilsam es ist, seiner Seele Raum geben zu dürfen für all die Emotionen, die berührt werden möchten. Den Gefühlen über das Singen in einem geschützten Raum Ausdruck zu geben und sich in seiner Freude, aber auch in Traurigkeit, Verwundbarkeit und Zartheit zeigen zu dürfen. In einem Raum, in dem es keine tröstenden Worte braucht, sondern Verbundenheit und Mitgefühl allein durch das Hinspüren eine heilende Wirkung haben, und sich davon getragen zu fühlen. Das Da-sein-Dürfen aller Gefühle ohne Angst, dass sie bewertet oder sogar zerredet werden könnten. Über die Klänge der Mantras können Tränen oder Traurigkeit Heilung erfahren und sich in etwas Stärkendes, Aufbauendes verwandeln, getragen von der Verbundenheit zu den anderen und aufgefangen vom großen Ganzen. Es war fast so, als kommunizierten die einzelnen Herzen untereinander.

Mantrasingen berührt auf jeder Ebene. Es macht Freude, das gemeinsame Miteinander lässt uns spüren, wer wir sind, und erinnert uns daran, dass wir verbunden sind. Ein Gefühl von Freiheit, Selbstbestimmung, gemeinsames Bewegen, Lachen und Tanzen.

Was das Mantrasingen zu einem so besonderen Erleben macht, ist die Einfachheit im Singen. Die Texte und Melodien sind schnell mitzusingen, selbst in den unterschiedlichsten Sprachen, und das wirklich Besondere ist, dass das Singen frei ist von jeglichem Leistungs- und Erwartungsgedanken, dass es kein Richtig und kein Falsch gibt und dass jeder auf seine besondere, einzigartige Art und Weise klingt. Das freie Singen hat darüber hinaus noch eine weitere Komponente: die Freiheit, selbstbestimmt sein zu dürfen. Je nachdem, wie mein Seinszustand im gegenwärtigen Moment ist, kann ich in die Gemeinschaft eintauchen, mich einbringen, darf jedoch ebenso mich als eigenständig spüren und in den

Rückzug, in die Stille für mich gehen, wenn es in dem Augenblick für mich gut ist, mich zurückzunehmen. Nichts wird von außen von mir erwartet. Es ist eine freie Entscheidung, die ich als einen zutiefst ehrlichen Erlaubnisraum mir selbst gegenüber empfunden habe, und zugleich die Gewissheit und Sicherheit, dass ich Teil einer stabilen Gemeinschaft bin.

Nun möchte ich auf mein Erleben mit der Mantra-Challenge eingehen: Für eine medizinische Studie standen drei besondere Mantras zur Auswahl. Ich habe hiervon das *Om* für mich ausgewählt.

Morgens, kurz nach dem Wachwerden, ist für mich der optimale Zeitpunkt, dieses Mantra zu singen. Ich habe das Gefühl, hier noch sehr „offen" zu sein, sodass ich mich den Klängen und ihrer Wirkung gut hingeben kann.

Zu Beginn spürte ich noch eine gewisse Anstrengung, da ich bemerkte, dass das verlängerte Ausatmen in Verbindung mit dem Singen sehr ungewohnt war und ich die ersten Male nicht genug Luft hatte. Das verbesserte sich jedoch von Mal zu Mal.

Das *Om* hat nach wenigen Tagen innere Bilder von Wellenbewegungen und der Tiefe des Ozeans in mir entstehen lassen, in die ich tiefer und tiefer eintauchen konnte, ein Gefühl von Geborgenheit, Vertrauen und Einssein mit mir selbst, mit meiner Umgebung und mit allem.

Ich habe das Gefühl, mit diesem Mantra noch einmal eine Ebene tiefer „eingetaucht" zu sein und das *Om* nicht nur als diesen Ozean wahrzunehmen, sondern immer mehr Teil dieses Ozeans zu sein. Ich spüre das besonders, wenn ich morgens erwache. Gedanken und Gefühle haben sich in mir gewandelt. Früher bin ich morgens schon mit Ängsten aufgewacht und einem Empfinden, den Tag irgendwie „abarbeiten" zu müssen. Das hat sich in Schlaflosigkeit, Herzrasen, innerem Zittern, Migräneanfällen bis hin zu Sehverlust und einer schweren Erkrankung ausgedrückt.

Ich starte jetzt vollkommen anders in den Tag und die Tage verlaufen insgesamt viel schöner, mit viel mehr Ruhe, Gelassenheit, Dankbarkeit und Zufriedenheit. Somit empfinde ich viel mehr Freude bei allem, was ich tue. Meine Beziehungen haben sich verändert, indem alles viel liebevoller ist. Es ist richtig fühlbar, wie die Schwingungen der Mantras mehr und mehr zu meinem Seinszustand werden und ich schneller bemerke, aus welchem Bewusstseinszustand (Liebe oder Angst) ich denke, fühle oder handle.

Mantras haben mich von innen heraus verzaubert, als dehnten sie sich wie ein Fluss in mir aus für ein Leben in Liebe und Freude. Sie haben mir geholfen, Dinge zu wagen und meine Ängste in Vertrauen zu verwandeln.

Katja Rieper
Systemischer Coach, Integraler Gesundheitscoach
Tanzpädagogin und Bewegungstrainerin
www.katjarieper.com

Die Bedeutung von Mantras in meinem Leben

Die Kraft der Mantras begleitet mich nun schon seit 1997, als ich meine erste Kundalini-Yoga-Stunde in New York besuchte. Die Melodien und die für mich damals unverständlichen Silben berührten mich im Herzen. Als ich an Weihnachten ungeplant in einem Yoga-Ashram landete, um mich etwas aus der Stadt zurückzuziehen und zu meditieren, erfuhr ich am eigenen Leibe, dass Mantras, gesungen, gesprochen oder still rezitiert, der Schlüssel zu anderen Bewusstseinsebenen sein können. Die Thematik interessierte mich so sehr, dass ich beschloss, so bald wie möglich tiefer in diese Praktiken einzutauchen, und so kam es, dass ich fast ein Jahr lang an jenem Ort Hatha-Yoga, Mantrarezitation und -singen sowie Meditation, östliches Schriftenstudium und selbstloses Dienen (Karma-Yoga oder Seva) zu meinem ganzen Alltagsinhalt machte. Nichts schien wichtiger, als das innere Universum zu erforschen, da mir die Außenwelt nicht die Antworten lieferte und sehr limitiert schien.

So berührte mich im Alter von 24 Jahren die Kraft von *Om Namah Shivaya*: „Ich ehre das Lichtvolle, das allem innewohnt." Wie es Sanskrit so an sich hat, können Worte bloß umschreiben, was der erfahrbare Inhalt ist. Deshalb gibt es auch unterschiedliche Wörter, die sich der Essenz des Mantras annähern können. Ob es nun Gott, das Göttliche, Liebe, das Vollkommene, das universelle Bewusstsein oder Shiva – um nur ein paar mögliche Beispiele zu nennen – genannt wird, ist schlussendlich irrelevant. Vielmehr spielt die Resonanz eine Rolle, die wir selbst spüren. In diesem Sinne fühle ich mich in der Haltung der Ehrerbietung und Hingabe und gleichzeitig in der Anerkennung der alles durchdringenden Essenz äußerst angesprochen. Es widerspiegelt für mich eine Lebenshaltung von Liebe, Respekt und Dankbarkeit. Dies innerlich oder singend zu wiederholen, fokussiert den Geist auf ein höheres Prinzip und verstärkt gleichzeitig auch diese geistig-emotionale Ausrichtung. Energie folgt der Aufmerksamkeit.

Zu guter Letzt ist da noch das Element von etwas Unbeschreiblichem, das wir im Englischen mit „grace“ benennen. Mir gefällt der Begriff „Gnade“ nicht so sehr, weil er für manche Menschen negativ konnotiert ist. Meine eigene Erfahrung jedoch ist, dass ich umso mehr im Herzen beschenkt werde, je mehr Fokus, Liebe und Hingabe ich beim Wiederholen (Mantra Japa) oder Mantrasingen (Kirtan) hineingebe. So oft fühlte ich mich, als würde ich richtiggehend mit himmlischer Liebe geduscht werden. Es heißt in den indischen Schriften, dass nur ein Tropfen Liebe für das Göttliche tausendfach zurückkommt. Ja, so ist es. Diese Erfahrung erfüllt mich mit tiefer Demut und Dankbarkeit all denen gegenüber, die vor uns den Weg gegangen sind und ihre Weisheit mit der Welt geteilt haben. Sie sind wichtige Wegweiser. Auch dafür, dass dieses uralte Wissen über die Kraft der Silben erhalten blieb und nicht zuletzt durch den Yogatrend Verbreitung im Westen gefunden hat.

Wer sich spirituellen Praktiken hingibt, entdeckt jedoch auch, dass Verborgenes an die Oberfläche kommt, dass sich Emotionen zeigen, die eingefroren waren, und dass einiges in Bewegung kommen kann. Alles ist ein Bewusstwerdungsprozess, der nicht immer leicht vonstattengeht. Entweder möchten wir hinschauen und erkennen oder wir rennen lieber davon. Die Mantrapraxis kann auf alle Fälle einiges zu dieser Transformation beitragen, weil sie wie ein Beschleuniger wirkt.

So spürte ich nach dem Chanten von Mantras immer wieder deutlich, wie alle meine Chakras aktiviert und ausgeglichen wurden. Kein Wunder, denn jeder gesungene Vokal hat ja schon eine Wirkung auf eines unserer Energiezentren. Die subtilen Energiebahnen werden gereinigt und unsere Verbindung zu unserer geistigen Heimat freigeschaufelt.

Ich experimentierte aber auch mit unterschiedlichen Mantras und merkte dabei, dass jedes eigene Qualitäten hat. Deshalb ist es ratsam, sich auf den Weg zu machen und zu schauen, welches Mantra uns anzieht, und dann mit diesem über eine Weile Erfahrungen zu sammeln. Es entfaltet sich über die Zeit. So ist für mich ein Mantra wie eine Telefonnummer, die mich mit dem Göttlichen in mir verbindet. Es kann zu einem stetigen Begleiter im Alltag werden und eine innigere Beziehung mit dem Göttlichen in uns entstehen lassen. Auf diese Weise kam es, dass ich irgendwann nicht mehr ein Fluchwort ausstieß, wenn etwas schieflief, sondern mir stattdessen automatisch das Mantra über die Lippen kam, was einen ganz anderen Effekt hatte: Ich fühlte mich getragen anstatt als Opfer einer Begebenheit.

So begleiten mich Mantras seither auf vielen Waldspaziergängen, beim

Kochen, am Anfang der Meditation, in fokussierten oder auch stresserfüllten Momenten. Sie bringen die Schwingung von Klarheit und Verbundenheit in unser Leben. Alles, was es braucht, ist, uns ihrer zu erinnern und uns ihnen zu widmen.

Bettina Keller Schörnig
Yogatherapeutin & Coach
SOMA Institut
www.soma-institut.ch

Meine Erfahrungen mit der Mantrameditation

Auf meinem bisherigen Lebensweg und der Reise zu mir selbst habe ich verschiedene Formen von Meditation kennengelernt. Doch hier möchte ich nun speziell über meine Erfahrungen mit der Mantrameditation berichten und wie sie mein Leben bereichert und erleichtert hat, besonders zu einem Zeitpunkt, als ich meine Mitte verloren hatte … als ich mich verloren hatte.

Der Auslöser war emotionaler Stress und mein Körper zeigte es mir durch Symptome wie starkes Herzrasen mit Unruhe und Ängsten. Damals suchte ich einen Arzt, der Körper, Geist und Seele als Einheit sah und der mich ganzheitlich auf meinem Weg zurück in meine Mitte begleiten würde. Mein Weg führte mich zu Dr. Hobert und durch ihn erfuhr ich von Deva Premal. Als ich das erste Mal das Gayatri-Mantra von ihr hörte, berührte es mich sofort im Herzen und es ist auch heute noch mein Lieblingsmantra.

Da mir das Singen große Freude bereitete, spürte ich sofort den Wunsch, an der von Dr. Hobert durchgeführten 60-tägigen Mantra-Challenge mit Deva Premal teilzunehmen. Bei dieser Challenge standen drei Mantras zur Auswahl. Obwohl ich ein Lieblingsmantra hatte, entschied ich mich am Anfang für das Mantra *Om Shri Dhanvantaraye Namaha*.

Jeden Morgen, gleich nach dem Aufstehen, begann ich mit dem Mantrasingen. Durch die aufrechte Sitzposition war ich sofort fokussierter und wenn zuerst auch starke Unruhe und viele Gedanken da waren, spürte ich nach und nach beim Singen mehr Ausgeglichenheit. Manchmal verselbstständigte sich das Singen der Worte und es war, als wenn es von allein und doch bewusst geschähe.

Es war eine Zeit mit Höhen und Tiefen und auch während der Meditation war es nicht immer gleich. Doch gerade beim Mantrasingen fühlte ich mich selber wieder mehr und manchmal war es so, als würde in meinem Gehirn, ja in meinem ganzen Körper etwas neu zusammengefügt. Für mich war es wie das Eintauchen in eine andere Welt, in eine andere Welt auch in mir, als wenn ich einen anderen Raum beträte.

Das Singen der Verse erfüllte mich sehr. Durch die Silben, die sich aneinanderfügten, sich wiederholten und getragen wurden vom Klang meiner Stimme, wurde ich bewusster für das Hier und Jetzt. Mein Körper war wie ein Resonanzkörper, in dem die Töne jede einzelne meiner Zellen in eine ausgleichende Schwingung brachten. Ich entspannte immer mehr. Ohne dass ich zuerst die Bedeutung der einzelnen Worte kannte, war ich jedes Mal von einer besonderen Energie erfüllt.

Später folgten *Om* und das Gayatri-Mantra. Ich merkte, wie sich meine Stimme beim Singen veränderte. Sie wurde kräftiger, meine Einatmung ging tiefer in den Bauchraum und meine Ausatmung war länger. Ich kam wieder mehr in meine Kraft.

Wenn auch am Anfang immer wieder Gedanken kamen, wurde mein Geist während des Singens ruhiger. Trotz äußerer Geräusche blieb ich mehr und mehr ganz bei mir. Die Gedanken lösten sich auf, Weite breitete sich in mir aus, die Grenze zwischen innen und außen fiel manchmal weg. Am Ende jeder Meditation waren zunehmend die Gefühle von Ausgeglichenheit, Erfülltsein und Bewusstsein da.

Während der 60-tägigen Challenge war es das tägliche Singen und Hören der Mantras, das in mir so viel bewirkte. Es war für mich eine Bereicherung und Erleichterung in meinem Leben: eine bewusste Zeit, eine Verabredung mit mir selbst und dem Leben sowie die besondere Energie beim Mantrasingen, durch die ich die Liebe zu mir selbst und zu allem Leben wiedergefunden habe.

Ich bin jetzt achtsamer, bewusster, erfüllter, ausgeglichener, glücklicher und ich bin wieder sehr neugierig auf das Leben.

So wurde und ist die Mantrameditation für mich ein Geschenk, für das ich dankbar bin, denn ich kann die Mantras jederzeit und überall hören, singen, sprechen oder in Gedanken wiederholen, um in Balance zu bleiben oder zu kommen. Sie ist auch heute immer wieder einer dieser besonderen Momente, in denen ich die Liebe zu mir selbst und zum Leben spüre, diese besondere Energie, die für mich die bedingungslose Liebe ist.

Carola Morast

Wie Mantras mein Leben immer wieder neu ausrichten und bereichern

Wer hat nicht schon von ihnen gehört – Mantras. Ich bin mit Mantras in Berührung gekommen, weil ich nach mentaler und emotionaler Unterstützung gesucht habe. Auf meinem Weg von Krankheit in Richtung Gesundheit durfte ich lernen, meinen Körper als ein System anzuerkennen. Diese Haltung hat meinen Blick im Laufe der Zeit immer mehr geweitet – von einer eindimensionalen Sicht auf die physischen Symptome hin zu einer ganzheitlichen Betrachtung meines Körpers. Den Körper als Einheit und Ganzes wahrzunehmen heißt für mich, dessen physische und vor allem auch mentale und emotionale Aspekte bewusst anzuschauen und mich zu fragen: Was fehlt mir noch für ein gesundes und glückliches Leben? Wie unterstütze ich meinen Körper bestmöglich?

Ich habe mich auf die Suche begeben, um Möglichkeiten zu finden, die meinen kranken Körper wieder in Balance bringen. Und deswegen gibt es Mantras in meinem Leben. Mantras sind mein guter innerer Zuspruch, eine liebevolle Zuwendung, meine sanften und zarten Seelenstreichler. Mantras begleiten mich in meinem Tag und richten meinen Fokus immer wieder aus in Richtung Liebe und Frieden.

Wie komme ich zu dieser Aussage? Ich habe reflektiert, wie und warum ich Mantras in meiner Meditationspraxis und meinen Achtsamkeitsroutinen anwende.

Ich probiere immer wieder verschiedene Varianten aus, um das Potenzial und die Wirkung von Mantras für mich selbst wahrzunehmen. So praktiziere ich Meditationen, bei denen ich Mantras in Gedanken immer wieder laut oder leise wiederhole. Dabei fühle ich dann in mich hinein: Was macht das mit mir? Wie wirkt das Mantra auf mich? Auch mache ich gern Yoga-Einheiten, bei denen ich zu Beginn ein Mantra als Intention setze oder während der Yoga-Einheit Übungen mache, bei denen ich ein Mantra singe oder rezitiere.

Und ich nehme immer wieder teil an Mantra-Challenges, bei denen ich über einen Zeitraum von einem bis sechs Monaten in den jeweiligen Meditationen verschiedene Mantras anwende. Ich lerne so immer wieder neue Mantras kennen und probiere sie für mich aus.

Dabei folge ich übrigens immer meinem guten Gefühl. Wie fühlt es sich an, wenn ich das Mantra höre, flüstere, singe oder in Gedanken leise aufsage? Wie geht es mir damit an dem Tag und über den Zeitraum, in dem ich das Mantra verwende? Die Resultate auf meinen Körper und mein Wohlbefinden sind erstaunlich, sehr vielfältig und durchweg positiv.

Ich erlaube mir, die Mantras ganz individuell in meine Routinen einzubauen. Mit einigen Mantras bin ich so sehr in Resonanz, dass ich sie fast täglich nutze, weil sie für mich einen so schönen Selbstfürsorge-Charakter haben.

Welche Mantras sind das bei mir?

Schon am Morgen bei meinen Dehnübungen rezitiere ich in Gedanken das Mantra *Lokah Samastah Sukhino Bhavantu*. Mein Wunsch ist es, direkt am Morgen meine Intention für den neuen Tag, mein Leben und meine Arbeit zu setzen. Diese Grundhaltung in meinem Leben fördert meine Liebe und mein Mitgefühl und steigert meine Lebensfreude und -energie. Ich spüre immer mehr eine Gelassenheit und tiefen Frieden, weil ich mich mit mir, meinen Werten und meinem Lebenssinn verbunden fühle.

Bevor ich dann an dem Tag mit anderen Menschen in Kontakt trete, kümmere ich mich noch einmal mit einem ganz besonderen Mantra um mich. Als weiteren Teil meiner Morgenroutine höre, summe oder singe ich das Gayatri-Mantra. Dieses Mantra ist meine persönliche Umarmung am Morgen, hier schenke ich mir selbst Verständnis, Liebe und Mitgefühl. Das Mantra ist mein Anker, mein Ratgeber und mein Mutmacher. Nach dem Hören oder Singen des Mantras verbinde ich mich bewusst mit meiner inneren Herzensstimme und lausche in mich hinein. Sehr oft erkenne ich dann viel klarer, welche nächsten Schritte und Entscheidungen für mich anstehen. Welchen nächsten Schritt ich gehen möchte oder welcher Schritt gegangen werden möchte. Und auch, wie ich diesen Schritt gehen kann. Das hilft mir, meinen Herzensweg immer besser zu sehen und ihm mutig zu folgen.

Auch im Laufe des Tages lasse ich mich von Mantras begleiten und unterstützen. Wenn ich das Gefühl habe, dass ich Kraft brauche, aufgewühlt bin und in Angst bin, dann höre ich einige Mantras sozusagen in Dauerschleife. Diese Mantras helfen mir, mich bewusst zurückzubringen in ein tiefes und liebevolles Vertrauen.

Das erste Mantra ist *Ra Ma Da Sa, Sa Se So Hung*. Ich wähle dieses Mantra aus, wenn ich mich kraftlos, traurig und erschöpft fühle. Die nicht nur beruhigende, sondern auch energetisierende Wirkung auf meinen Körper erstaunt mich immer wieder aufs Neue. Ich sage hier noch dazu, dass es manchmal einige Tage braucht, bis sich diese heilsame Wirkung einstellt.

Das zweite Mantra ist die hawaiianische Ho'oponopono-Kontemplation. Ich entscheide mich für dieses Mantra, wenn ich einen Konflikt in mir spüre oder im Außen wahrnehme. Oft erzähle ich dann auch ausgewählten Freunden davon, dass ich dieses Mantra aktuell wieder intensiv höre und damit meditiere. Ich bitte sie in dieser Zeit auch, mit mir gemeinsam zu verabredeten Zeiten mit dem Mantra zu meditieren. Rückblickend sehe ich deutlich in meinem Leben, welchen liebevollen und friedvollen Einfluss dieses Mantra auf mich und mein Umfeld hat.

Die Welt der Mantras ist eine ganz besondere Welt. Mantras in das eigene Leben zu holen und selbst zu erleben, ob und wie sie wirken, ist eine spannende Reise, die einem erstaunliche und wunderschöne Erfahrungen schenkt. Es lohnt sich, sich mit Neugierde für diese Erfahrung zu öffnen und seine eigene Reise in die Welt der wundervollen Mantras zu unternehmen.

Katrin Kröner

TEIL 3

DER SATTVISCHE KÖRPER ALS SPRUNGBRETT

Das Prinzip des Geistes

Die Quelle des Lebens ist unendlicher Schöpfergeist. Die Schöpfung ist mentaler Natur. Der Geist herrscht über die Materie. Alles Geistige und geistig Geschaffene unterliegt ständigem Wandel durch geistiges Wachstum. Es gibt keinen Stillstand, nur ständige Bewegung. Alles so Geschaffene unterliegt unserem bewussten oder unbewussten, letztlich aber freien Willen. Das Bewusstsein bestimmt das Sein. Gedanken sind reine Schöpferkraft. Unsere **Vorstellung** von dem, was ist, erschafft eine Realität, wobei die Intensität der Zielvorstellung (Rajas), des inneren Wünschens und Sehnens die treibende Kraft darstellt. Das ausgesprochene Wort ist die Tat der Gedanken, die das Denken zementiert. Jeder Mensch kann jederzeit aus der Unwissenheit in das Wissen eintreten und bewusst das Erbe der Vollkommenheit, die Fülle dessen, was ist, annehmen. Dadurch verändert er seine Welt und schafft sie neu.

- NACH HERMES TRISMEGISTOS

KAPITEL 1
DIE NATUR UND IHRE EVOLUTIONÄRE KRAFT

Ein „metaphysisches Agens" nannte der berühmte Philosoph Karl Popper die jedem Lebewesen innewohnende „Sonne" (Diamant), die die Evolution steuert und immer weiter zu Höherem antreibt. Eine in uns befindliche Kraft der Mitte, die alles Kranke aus sich selbst zu heilen versucht, die es „gut" mit uns meint und grundsätzlich bestrebt ist, uns den Weg zu einem langen, erkenntnisreichen, gesunden, tatkräftigen und freudvollen Leben zu weisen. Entsprechen wir diesem „Evolutionsvorsatz" und folgen ihm, dann leben wir im Einklang mit der Natur und der Idee des Schöpfers. Jedes Zuwiderhandeln gegen die Natur und die ihr innewohnende Vernunft bedeutet demnach einen Verstoß gegen die Gebote der göttlichen Vernunft und eine Verletzung der göttlichen Ordnung. Verstößt der Mensch also gegen diese gottgewollte Harmonie, indem er nicht im Einklang mit den Gesetzen der Natur (der Vernunft) lebt, reagiert die Natur unweigerlich mit Krankheit. Befindlichkeitsstörungen, Symptome und Krankheiten sind also Alarmsignale. Es sind Aufforderungen, auf den Weg der Vernunft (der Natur) zurückzukehren, um die Harmonie wiederherzustellen. Diese Selbstheilungskräfte der Natur in uns – die Griechen nannten sie *Syneidesis*, biologisches Gewissen des Körpers – streben die erneute Versöhnung mit der Natur beziehungsweise mit der Vernunft an, indem die Erkenntnis reift, niemals von ihr getrennt worden zu sein.

Hier liegt der Ansatzpunkt, an dem sich Glaube und Vernunft treffen. Schon die Philosophen der Antike setzten die Natur nicht nur mit den Göttern gleich, sondern auch mit der Vernunft. Natürlich leben bedeutete für sie, vernünftig und damit gottgefällig (sattvisch) zu leben und mit dem Herzen dabei und präsent zu sein.

Die Weisheit des Körpers und seine Botschaften

Der antike Philosoph Hermes Trismegistos erkannte, dass das Geburtsbild eines Menschen sowohl seine Anlagen als auch seinen Lebensplan und seine Lebensaufgaben analog widerspiegelt. Bezieht man diese Erkenntnisse in die praktische Psychologie ein, ergibt sich ein recht effektives Werkzeug zum Verständnis und zur besseren Bewusstheit des individuellen Schicksals. Es eröffnet Einblicke in das eigene Potenzial, in angeborene Qualitäten, Stärken wie Schwächen. Letztlich schafft es ein neues Verständnis vom Leben, indem es zum Beispiel aufzeigt, ob man seine Fähigkeiten und Anlagen entwickelt hat und lebt oder ob man sie ignoriert, gar verdrängt, sodass sie an anderer Stelle in die Sichtbarkeit treten. So können Probleme oder seelische Konflikte in die Außenwelt projiziert oder auf körperlicher Ebene in Form einer Krankheit ausgetragen werden.

Nach dieser Sichtweise ist Krankheit Ausdruck einer natürlichen Aufforderung, bisherige Gewohnheiten, Verhaltensweisen und Maßstäbe einer kritischen Überprüfung zu unterziehen und gegebenenfalls zu korrigieren. Je mehr seiner Anlagen ein Mensch in seinem Leben in die Tat umsetzt, desto harmonischer wirkt er auf seine Umwelt. Lebt er mit vollem Bewusstsein all seine Potenziale, befindet er sich in vollkommener Harmonie mit dem Göttlichen an sich.

Jede Konfliktkonstellation in der psychischen Struktur eines Menschen findet ihr Analogiebild in der Außenwelt oder innerhalb des Körpers in den Organen, die symbolisch dem seelischen Problem entsprechen.

Findet der Mensch dagegen keinen Zugang zu seinen Anlagen, weil er nichts von ihnen spürt, sie nicht umsetzen kann oder sie verdrängt, begegnen sie ihm in Form von Menschen oder Situationen, die sein Schicksal gestalten. Dies beruht auf Lebensgesetzen, die vor Urzeiten definiert und niedergeschrieben wurden und bis heute Gültigkeit haben.

Der grobstoffliche Körper als Spiegel der Gunas

Die heutige Zeit stellt uns auf vielen Ebenen vor immense Herausforderungen. Die gesamte Weltlage scheint sich zuzuspitzen und leider häufen sich auch persönliche Krisen. Der Wunsch, das Leben in entscheidenden Punkten zum Positiven zu verändern und das eigene Potenzial in seiner Gesamtheit zu nutzen, tritt immer deutlicher zutage. Und tatsächlich:

In uns allen schlummern mehr biologisch angelegte Möglichkeiten, um dieses Ziel zu erreichen, als die meisten von uns zu hoffen wagen. Wenn wir die entscheidenden körperlichen Schlüsselfaktoren entdecken, können wir seelische und mentale Kraft entfalten.

Was steht zwischen uns und unseren potenziellen Möglichkeiten? Gibt es neben dem unsichtbaren Klebstoff der Gewohnheiten und der Sehnsucht nach einem veränderten Denken und Handeln – wir leiden lieber, als etwas zu verändern! – ganz handfeste körperliche Hindernisse? Können moderne Labordiagnostik oder neue Verfahren wie die Herzratenvariabilitätsmessung dazu beitragen, körperliche Prozesse ans Licht zu bringen, die uns Auskunft darüber geben, wie sattvisch, rajasisch oder tamasisch unser Körper gerade unser Bewusstsein widerspiegelt? Und können wir durch konkret definierte Maßnahmen Einfluss auf unsere „Transzendenzorgane" nehmen?

Tatsächlich gibt es Laborparameter, die manifeste, aber kaum spürbare Funktionseinschränkungen in die Sichtbarkeit bringen können. Obwohl sie kaum wahrnehmbar sind, können sie gravierende Auswirkungen auf unser Bewusstsein und unsere intuitiven und visionären Fähigkeiten haben. Körperliche Prozesse, mentale Klarheit und seelische Stärke sind eng miteinander verbunden. In dieser ganzheitlichen Perspektive spielt der Entzündungsdruck (nitrosativer Stress/Rajas), der in unterschiedlich starkem Ausmaß das größte Hindernis für ein gesundes, langes Leben darstellt, eine große Rolle. Er schiebt den Krankheitsverlauf schleichend, aber stetig an. Aus diesem entzündlichen Stress heraus entstehen nicht nur die großen Erkrankungen der heutigen Zeit, sondern auch im Vorstadium subtile, zunächst kaum wahrnehmbare Einschränkungen unseres Bewusstseins. Die Vernebelung unserer Achtsamkeit, unserer Empathiefähigkeit und unseres Fokussierungsvermögens auf das Wesentliche hinter all dem scheinbar so Wichtigen macht uns lenkbar und abhängig.

Heilwissen und Heilpflanzen aus allen Zeiten und Kulturen können uns helfen, unsere körperliche und seelische Balance wiederzufinden.

Die gute Nachricht: Gleichzeitig haben wir heute Zugang zu einer Schatzkiste an Heilwissen aus verschiedenen Zeiten und Kulturen. Wir besitzen wertvolle Erkenntnisse über Heilpflanzen und ihre jahrhundertelange Anwendung. Ihre unterschiedlichen Wirkweisen wurden von heilkundigen Menschen zum Wohl der Gemeinschaft erforscht, zusammengetragen und an die nächsten Generationen weitergegeben – darunter vieles, was uns heute nützlich sein kann, um belastete Organe wieder ins Gleichgewicht zu bringen, sie zu reinigen und zu stärken.

Sechs Transzendenzorgane bilden die Grundlage für ein sattvisches Leben

Von besonderer Bedeutung für unsere spirituelle Weiterentwicklung sind sechs Schlüsselorgane, über deren Funktionsweise wir heute durch spezielle Messungen auch recht präzise Aussagen machen können. Dabei sind Herz (messbar über HRV) und Lunge (Vagusatmung) die altbekannten Hauptschlüsselorgane für ein glückliches, langes Leben in heiterer Gemütsruhe. Ein weiteres wichtiges Schlüsselorgan ist der Selbstheilungsnerv, auch Vagus genannt, den wir aktivieren und stärken können, um mit seiner Hilfe in stressigen Zeiten wieder entspannen zu lernen. Die Zirbeldrüse ist zusammen mit Teilen des Hypothalamus das Schlüsselorgan zur Fokussierung und Ausrichtung des inneren Kompasses auf „Weitsicht“ und Transzendenz. Das Bauchhirn mit seinem Darm-Mikrobiom spielt eine bislang völlig unbeachtete Rolle als Schlüssel für ein glückliches Älterwerden. Hier können wir durch besondere Pflege Unvorstellbares erreichen, energieraubende und krankmachende Autoimmunprozesse eindämmen und die notwendigen Hormone für Leichtigkeit und erholsamen Schlaf bilden.

Als sechsten Schlüsselfaktor gilt es das „Yin und Yang“ der Omega-Fettsäuren in die Balance zu bringen. Mit einer ausreichenden Menge an mehrfach ungesättigter Fettsäure EPA *(Eicosapentaensäure)* und vor allem an DHA-Fettsäuren *(Docosahexaensäuren)* finden die Zellen der Wahrnehmungsorgane wieder in ihre naturgegebene Balance.

Das Bauchhirn mit seinem Mikrobiom

90 % aller parasympathischen Fasern laufen vom Bauchhirn zum Kopfhirn. Unsere Nahrung und unsere Bauchhirnverfassung steuern damit unsere Wahrnehmungsfähigkeit und die Verarbeitung dessen, was wir aus der Außenwelt wahrnehmen, viel mehr als bislang vermutet.

Funktioniert unser Verdauungskanal optimal, schafft dies die entscheidende Voraussetzung für drei Viertel aller Selbstreorganisationsprozesse. Bis zu 80 % unseres Immunsystems werden über den Darm gesteuert. In den Tiefen der Darmschleimhäute entscheidet sich, ob durch Entzündungsdruck sogenannte „Autoimmunfeuer“ entstehen oder angefacht werden.

In diesem Verdauungsabschnitt sind zahlreiche Bakterienfraktionen angesiedelt. Eingebettet in verschiedene Etagen von Fettschichten und Schleimhäuten haben die Bakterien unterschiedlichste Aufgaben. Die Abwehr, Vernichtung und Verstoffwechselung von Erregern und Schadstoffen gehört ebenso dazu wie die Bildung effektiver Schutzschichten und Barrieren, um zu verhindern, dass Gifte aus dem Darm in das Blut übergehen. Darüber hinaus bilden sie wichtige Hormone wie Tryptophan – die Vorstufe von Serotonin und Melatonin –, die danach in der Zirbeldrüse weiterverarbeitet werden.

Eine Analyse der Funktionsweise des Mikrobioms ist in heutigen Laboren sehr exakt möglich. Wir können präzise feststellen, wo sich Störungen im Mikrobiom befinden, welche Bakterienfraktionen ihrer Aufgabe nicht nachkommen, wie tief Autoimmunentzündungsprozesse in das Darmgewebe eingedrungen sind und ob bereits ein „Leaky-Gut-Syndrom“ (löchriger Darm) vorliegt. Dessen Grad der Ausprägung kann inzwischen über den Stuhl und die Blutwerte sehr genau bestimmt werden, beispielsweise über den Blutspiegel des Proteins Zonulin, das die Durchlässigkeit enger Verbindungen zwischen den Wänden des Darms reguliert. Bereits Vorstufen des Leaky-Gut-Syndroms führen zu Autoimmunerkrankungen, an denen heute immer mehr Menschen leiden. Die Schilddrüsenerkrankung Hashimoto und die entzündliche Darmerkrankung Colitis ulcerosa finden hier genauso ihren Anfang wie viele chronisch-degenerative Erkrankungen – von Rheuma über Arteriosklerose, bedingt durch die Autoimmunentzündung der Innenwände der Gefäße, bis hin zu Krebs.

Das Mikrobiom des Darms spielt sowohl für unsere körperliche Gesundheit als auch für unsere Wahrnehmungsfähigkeit eine entscheidende Rolle.

Die ursächliche Behandlung all dieser Erkrankungen sollte immer über den Darm erfolgen. Eine Ernährungsumstellung inklusive gezielter präbiotischer Nahrungsmittel mit Ballaststoffen wie Chicorée, Zwiebeln, Artischocken, Lauch, Bananen oder Roggen lindern das Geschehen. Außerdem unterstützen Präbiotika und Probiotika, allen voran spezielle Rezepturen hochdosierter Laktobazillen und Bifidobakterien. In der Apotheke sind präbiotische und probiotische Präparate verschiedener Hersteller erhältlich, *Darmkraft* von *Ethno Health* ist über das Internet zu beziehen.

Das vegetative Nervensystem mit dem Vagusnerv

Durch Sorgen, intensives Denken und Grübeln befinden sich viele Menschen in einer Angstspirale und dadurch in der Dominanz des Stresshormons Adrenalin. Das Mark der Nebenniere schüttet permanent so viel Adrenalin aus, als ob der Säbelzahntiger im Busch säße und jeden Moment hervorspringen könnte. Das ist ein uraltes Reaktionsmuster, das der Mensch in frühester Zeit ausgebildet hat. Wer sich ohne Entspannung ständig in diesem sympathikotonen, adrenalingefüllten Zustand befindet, erschöpft den Vagusnerv, den Hauptnerv des parasympathischen Systems. Er ist der Gegenregulator des Sympathikus. Früher wurde das gestaute Adrenalin über den Kampf mit oder die Flucht vor dem Feind abgebaut. Heute gelingt es vielen Menschen, mit Sport und Bewegung Stress und Adrenalinüberschuss abzubauen. Für den Kampf bereitgestellte Immunfaktoren, ausgeschütteter Zucker, zur Reparatur freigesetztes Cholesterin, angespannte Muskeln, eine schnellere Herzfrequenz und ein erhöhter Blutdruck – all dies muss regelmäßig wieder zurückgeführt werden. Gelingt das nicht mehr, sprechen wir von einer vegetativen Anpassungsstörung. Der Vagusnerv kann nicht mehr ausreichend seiner Hauptfunktion nachgehen, nämlich den Hypothalamus – unsere übergeordnete Schaltzentrale im Gehirn – regenerativ zu unterstützen, um davon abhängige Systeme im Regelkreis der Hormone immer wieder in die Selbstheilung hinein zu begleiten und Klarheit zu erhalten.

Der Vagusnerv ist unser Selbstheilungsnerv – jede Form der Heilung geschieht durch einen aktiven, starken Vagusnerv. Er ist auch zuständig für die Selbstempathie und für das vorausschauende Denken. Wer in der Adrenalindominanz ist, verliert meist den Überblick über das, was für ihn gut und gesundheitlich nützlich ist – und was nicht. Ein starker Vagus hilft uns, ganzheitlich zu erkennen und wahrzunehmen, wann genug wirklich genug ist.

Der Vagusnerv wird jedoch durch die ständige Ablenkung und Unruhe sowie eine permanente Adrenalindominanz so stark gefordert, dass hier häufig etwas Substanzielles fehlt. Woran es genau mangelt, kann man auch bei einem erschöpften vegetativen Nervensystem mithilfe moderner Analysen wie dem Stress-EKG sowie Untersuchungen von Blut oder Speichel herausfinden, die zeigen, wie es um die Stresshormone bestellt und wie der Vagusnerv aufgestellt ist.

Der Vagusnerv ist durch unseren modernen Alltag heute bei den meisten Menschen zutiefst erschöpft.

Mit speziellen Atem- und Meditationstechniken können wir einen entscheidenden Beitrag leisten, um diesen wichtigen zehnten Hirnnerv im Gleichgewicht zu halten. In der *Traditionellen Chinesischen Medizin* würde man von der „Mitte" sprechen, die in die Balance gebracht werden muss. Die Mitte entspricht dem Organ der Milz und wird in der Elemente-Lehre dem Erdelement (Erdung) zugeordnet. Dieses Element zu stärken und ins Gleichgewicht zu bringen, kann mit der richtigen Kost gelingen, beispielsweise mit der Ernährung nach den fünf Elementen. Auch Entspannungstechniken, Heilkräuter, Infusionstherapien mit Neurotransmittern und Aminosäuren sowie eine sich zunehmend ändernde Grundhaltung wirken heilsam auf das vegetative Nervensystem.

Ein Beispiel für die Stärkung der Mitte ist die alte chinesische Originalrezeptur *Ziziphus 9* von *Ethno Health* mit Drachenaugenextrakt, Kreuzblume, Dornkirsche, Astragalus und vielen weiteren Heilextrakten. Auch eine Wurzelrezeptur mit Wurzelextrakten aus Ginseng, Maca, Ashwangandha, Taigawurzel, Engelwurz, Astragalus und Rosenwurz hat sich als sogenannte psychoadaptogene Mixtur bewährt (z. B. *Wurzel-Komplex* von *Ethno Health*).

Die Zirbeldrüse und der Hypothalamus

Die Zirbeldrüse (Epiphyse) ist eine kleine Drüse inmitten des Gehirns, die nachts Serotonin in Melatonin umwandelt und daher unseren Schlaf-Wach-Rhythmus reguliert – sie steuert unsere innere Uhr. Man bezeichnet die Zirbeldrüse auch oft als unser spirituelles Organ, denn sie hilft uns, zu einer intuitiven, wachen Denkweise zu finden. Mit einer starken Zirbeldrüse nehmen wir uns in einem größeren Kontext wahr und entwickeln uns aus dem Ego heraus in etwas Größeres hinein, denn Adrenalindominanz heißt auch gleichzeitig immer Dominanz des Egos.

Die Zirbeldrüse ist der Sitz der Transzendenz und ermöglicht uns, in unsere eigenen tiefen Schichten zu schauen und tiefere Formen der Bewusstheit zu erleben.

Je mehr der Parasympathikus, der Vagusnerv, gestärkt ist, desto besser funktioniert auch die Zirbeldrüse. Dann gelingt es uns, im Rhythmus des großen Ganzen – der Natur und aller unsichtbaren Teile unseres Lebens – unseren Platz einzunehmen und intuitiv wache und klare Entscheidungen zu treffen.

Neben Mikronährstoffen wie den Vitaminen B1 und B12 sowie AFA-Algen und dem Heilpilz Igelstachelbart *(Hericium)* unterstützt auch hochdosierter Ginkgo-Extrakt die Zirbeldrüse (z. B. in *Gehirnkraft* von *Ethno Health* enthalten).

Das Yin und Yang der Omega-3-Fettsäuren

Unsere Wahrnehmung formt unsere Gedanken und diese wiederum sind der Antrieb für unsere Handlungen. Wirklich freie Entscheidungen sind nur dann möglich, wenn ein materielles Grundgerüst im Körper vorhanden ist. Das Gehirn besteht aus Fettstrukturen, wobei der Großteil dieser Fettstrukturen sogenannte DHA-Fettsäuren *(Docosahexaensäuren)* sind. Sind keine ausreichenden Reserven an DHA-Fettsäuren verfügbar, können unsere Wahrnehmungsorgane nicht das gesamte Spektrum erfahren, das eigentlich ihrem Potenzial entsprechen würde. Teile der Realität bleiben uns so verschlossen, unter anderem der empathische Zugang zu anderen Menschen. Untersuchungen zufolge hat die Fähigkeit, sich in das Leid anderer Menschen einzufühlen (*empathic concern*), in den letzten Jahren dramatisch abgenommen. Parallel dazu findet auf körperlicher Ebene ein Absinken des Blutspiegels an aktiven Omega-3-Fettsäuren statt. Auf pflanzlicher Basis sind sie nur in Algenölen zu finden. Gleichzeitig nimmt das Verhältnis von Omega-6-Fettsäuren zu Omega-3-Fettsäuren katastrophale Ausmaße an. Ein Verhältnis von 4:1 (oder weniger), also viermal mehr Omega-6-Fettsäuren als Omega-3-Fettsäuren, wird derzeit als optimal für den Körper angesehen. In der Realität weisen aber viele Menschen ein Verhältnis von 6:1 bis hin zu 20:1 auf. Das Ungleichgewicht rührt daher, dass zu viele tierische Lebensmittel auf den Tisch kommen. In der Massentierhaltung bekommen die Tiere Omega-6-haltiges Futter, damit sie schnell dick werden und ordentlich Fett ansetzen. Das bedeutet, dass alle tierischen Produkte, seien es Fleisch, Eier oder Milchprodukte, mit Omega-6-Fettsäuren überladen sind – in Deutschland um das 15-fache, in den USA sogar um das 29-fache. Das Gleiche gilt für Zuchtfische, die mit Omega-6 überfüttert werden. Sie überfluten den Körper mit so viel Omega-6, dass das Omega-3 verdrängt und damit das gesunde Fettpotenzial nicht wirklich ausgeschöpft wird – schleichende Entzündungsprozesse sind die Folge.

Es gibt den sogenannten Omega-3-Index, der besagt, dass ein rotes Blutkörperchen mindestens zu 8 % aus EPA- und DHA-Fettsäuren bestehen muss, um seine entzündungshemmende Aufgabe auszuüben. Der Durchschnitt der Bevölkerung hat aber nur Blutkörperchen, die zu 2 % aus EPA und DHA bestehen – ein großes Potenzial liegt hier ungenützt brach. Und: Vielen Menschen sind diese Zusammenhänge leider noch immer unbekannt.

Omega-3-Fettsäuren gehören zu den ungesättigten Fettsäuren und haben eine entzündungshemmende Wirkung.

Die *Fraunhofer-Gesellschaft* hat einige Algensorten identifiziert, darunter beispielsweise die Nana-Alge und die Schizochytrium-Alge, die den Körper mit ausreichend Omega-3-Fettsäuren versorgen. Sie müssen allerdings täglich eingenommen werden, beispielsweise in Form von Algenöl. Die Rezeptur *Omega 3 plus* von *Ethno Health* enthält neben EPA und DHA auch CBD-Öl, Curcumin und Rosmarinextrakt.

Kapitel 2
Die Heilkraft des Atems, des Singens und der Meditation

„Der Atem ist das Selbst des Menschen.
Das Wort ATMAN bedeutet Seele,
wir finden es wieder in dem deutschen Wort ATMEN.
Der Atem ist ein Strom, der von der physischen Ebene
zum inneren Zentrum fließt,
ein Strom, der durch den Körper,
den Geist und die Seele geht,
den innersten Lebenskern berührt
und wieder zurückströmt."

- Hazrat Inayat Khan

Atem bedeutet Leben

Er ist das Erste und das Letzte, was uns als Menschen hier auf der Erde mit dem Leben verbindet: der Atem. Atem bedeutet Leben. Er spielt in der Meditation eine Schlüsselrolle. Er stärkt den Vagus und öffnet damit das Tor zur Entspannung und Harmonisierung aller Körperabläufe.

Atem hat viele Bedeutungen: Wir empfinden Dinge als „atemberaubend schön", weil wir vielleicht überwältigt sind von der Schönheit des Augenblicks und uns wünschen, dass er niemals enden solle. Es verschlägt uns vor Schreck den Atem, weil alle Körperfunktionen auf Überleben geschaltet sind. Wir hetzen durch unser Leben und haben keine

Zeit zum Luftholen. Manchmal braucht es auch einen langen Atem für Dinge, die sich entwickeln wollen.

Im Buch *Krankheit als Weg* von Thorwald Dethlefsen und Ruediger Dahlke heißt es: „In der biblischen Schöpfungsgeschichte wird uns erzählt, dass Gott dem geformten Erdenkloß seinen göttlichen Odem einhauchte und so den Menschen zu einem ‚lebendigen' Seelenwesen machte … Erst dieser Hauch, der aus dem Bereich jenseits des Erschaffenen kommt, macht den Menschen zu einem lebendigen, beseelten Wesen … Der Atem gehört nicht zu uns, noch gehört er uns. Der Atem ist nicht in uns, sondern wir sind im Atem. Über den Atem sind wir ständig verbunden mit etwas, was jenseits des Geschöpften, jenseits der Form ist … Der Atem ist die Nabelschnur, durch die dieses Leben zu uns fließt. Der Atem sorgt dafür, dass wir in dieser Verbindung bleiben."

Wenn wir diese Zeilen auf uns wirken lassen, bekommen wir eine Ahnung von der tieferen Bedeutung des Atems und davon, welche Dimension er für unser Leben hat. Der Atem oder die universelle Lebensenergie, die wir aufnehmen, kann uns somit auch erinnern an Verbundenheit, Einssein und Einheit. Fließenlassen. Hingabe. Kontrolle aufgeben. Energie aufnehmen und alles, was uns nicht dienlich ist, an die Erde zurückgeben.

„Das größte aller Wunder besteht darin, am Leben zu sein. Und wenn wir einatmen, berühren wir dieses Wunder."
- Thich Nhat Hanh

„Der Atemzug, den du gerade eingesogen hast, war eben noch in jemand anderem, und wenn du ihn loslässt, geht er zum nächsten. Der Atem hält alles in Bewegung …", so schreibt es Gabrielle Roth in ihrem Buch *Leben ist Bewegung*. In dieser Aussage steckt das tiefste, essenziell überlebenswichtige Grundbedürfnis der Menschen: Autonomie und Verbundenheit. Der Atem erinnert uns daran, wie das Leben gemeint ist. Man könnte fast sagen, dass der Atem unser größter Lehrer ist, dessen Sprache wir nur verstehen müssen.

Unser ganzer Körper ist von unserem Atem durchzogen, den ständig pulsierenden, rhythmischen Bewegungen. Pulsation und Rhythmus stehen für Bewegung und Bewegung ist Lebendigkeit. In der Dualität unseres Atems, von Einatmung und Ausatmung, finden sich die Gegensätze des Lebens wieder, die miteinander wiederum eine Einheit bilden. Durch diese Pulsation durchläuft unser Körper kontinuierlich einen Prozess von Aufnehmen und Loslassen und je tiefer wir atmen, umso mehr frische Lebensenergie wird in unseren Körper gegeben.

Einatmen und Ausatmen. Kontraktion und Expansion. Anspannung und Entspannung. Alles, was lebt, bis in die kleinste Zelle, jedes Organ pulsiert und ist Rhythmus.

Eine Reise durch das Innere unseres Körpers macht das ewige Pulsieren deutlich und lässt uns staunen. Jedes Organ hat seinen eigenen Rhythmus. So pulsiert das Herz in einem anderen Rhythmus als die Lunge oder eine kleine Zelle. Alles bewegt sich für sich allein und ist über den Atem wiederum in einen größeren Rhythmus eingebunden, miteinander verbunden als eine große Melodie unseres Lebens. Eine einzelne Zelle bildet noch kein Herz ab. Nur indem sich viele Zellen zusammenfinden und in einer harmonischen Verbindung miteinander schwingen, entsteht ein gesunder Herzschlag. Im *Alleinsein* jeder einzelnen Zelle ist das *All-Eins-Sein* bereits abgebildet. So wie auch das Herz nicht für sich *all-ein* bestehen und den Menschen lebensfähig machen kann, sondern die Lunge, den Atem und weitere Organe dazu benötigt.

Oft können wir unsere Sehnsucht nach Verbundenheit in uns spüren, Momente puren Glücks, die Welt scheint für einen Augenblick stillzustehen. Wenn wir von etwas ergriffen sind, nehmen wir automatisch einen tiefen Atemzug, wir atmen geradezu durch. Wir tun es ganz intuitiv, ohne darüber nachzudenken. Momente, die so für immer bleiben könnten. Auch die Weisheit unseres Körpers lässt uns in vielen Situationen einen tiefen Atemzug nehmen, als spräche sie zu uns und sagte: „Halte inne, es ist genug. Nach der Anspannung ist es Zeit auszuruhen."

Einen guten, gesunden Atem können wir sogar sehen: Einen Menschen, dessen Lebensenergie frei fließen kann, erkennen wir oftmals an einem aufrechten Gang, einem klaren wachen Blick, guter Hautspannung und harmonischen, dynamisch kraftvollen Bewegungen. Hier kann die Atmung frei fließen und wir erleben diesen Menschen mit seinem strahlenden Wesen.

Sind Blockaden in unserem Körper und das Energiesystem ist aus seiner Balance gefallen, macht sich das oft in unserer Körperhaltung bemerkbar. Unser Körper ist der Spiegel unserer Seele.

„Der Atem ist ein Freund, der dich in seine Schwingung, seine Lebendigkeit, seine Zartheit und Innigkeit und in seine Kraft aufnimmt und dich trägt und hält. Wenn du ihn vergessen hast, nicht achtest, gegen seine – deine – Schwingung lebst, hast du dich vergessen."

- Herta Richter

Der Atem verbindet Herz und Gehirn

Die moderne Medizin erkennt immer mehr die Bedeutung des Atems und der Zusammenhänge von Atem, vegetativem Nervensystem, Organsystem, Herz-Gehirn-Verbindung. Auch die Intelligenz des Herzens mit seinem 5.000-mal stärkeren magnetischen Resonanzfeld als das Gehirn gewinnt zunehmend an Bedeutung. Gehen wir in eine tiefe Verbundenheit mit unserem Atem, betreten wir Heilungsräume mit ungeahntem

Potenzial, in denen unsere Selbstheilungskräfte in besonderer Weise angeregt werden können.

Unser Organismus fühlt sich am wohlsten, wenn wir glücklich sind, wenn unser Leben gelingt, wenn wir uns in erfüllten Beziehungen befinden, wenn wir uns rundum wohlfühlen und in unserer Balance oder unserer Mitte sind. Diesen Zustand kennen wir, wenn wir uns sicher und geborgen fühlen, wenn wir in voller Freude und in unserer Kreativität sind, wenn wir uns entspannt fühlen. Diese Momente, in denen alles im Fluss ist, werden auch als Kohärenzzustand bezeichnet, ein Gefühl von innerer Stimmigkeit. Jetzt ist alles richtig. Ähnlich wie in einer Meditation oder beim Mantrasingen nehmen wir uns nicht mehr als getrennt von der Welt, sondern in einem Einheitsgefühl der Verbundenheit mit allem wahr.

Das kalifornische *Institute of HeartMath*® (IHM), das darüber forscht, welche Bedeutung unser Herz und dessen Verbindung zum Gehirn haben, wie dies unsere Wahrnehmung beeinflusst und welche Synergien zwischen Herz und Gehirn bestehen, definiert Kohärenz wie folgt: „Grundsätzlich bedeutet Kohärenz, dass ein System oder mehrere Systeme in Harmonie miteinander sind. Funktioniert ein System kohärent, dann geht fast keine Energie verloren, da einzelne Teile harmonisch zusammenarbeiten. Darüber hinaus entsteht etwas, das größer ist als die Summe seiner Teile – Synergie. Arbeiten die Teile eines Systems nicht harmonisch oder aufeinander abgestimmt, kommt es zu Energieverlusten, Interferenzen und Störungen im System – wir sprechen dann von Inkohärenz."

Der Grad an Kohärenz in unserem Körper ist anhand von Herzfrequenzvariabilität und Herzrhythmus messbar. Mit dieser Methode kann der Grad an Stress, den ein Mensch empfindet, gemessen werden. Der Musiktherapeut Wolfgang Bossinger beschreibt die Herzfrequenzvariabilität als die „Schwingungsbreite" der Herzfrequenz, die den Abstand zwischen einzelnen Herzschlägen misst. Das Herz schlägt nicht kontinuierlich in gleichen zeitlichen Abständen, sondern passt sich an Veränderungen der Umgebung an. Eine hohe Herzfrequenzvariabilität, die auch bei Kindern zu messen ist, ist dabei Ausdruck optimaler Gesundheit und zeigt, dass wir uns in höheren Emotionen wie Freude oder Liebe befinden.

Unser Gehirn und unser Herz stehen kontinuierlich im Austausch miteinander. Zwischen diesen beiden Organen gibt es mehr Nervenverbindungen als zwischen allen anderen Körpersystemen. Unser Gehirn und unser Herz fühlen sich am wohlsten, wenn wir uns im kohärenten Zustand befinden, denn im Zustand der Kohärenz verbrauchen wir wenig Energie, da wir optimal in Harmonie mit uns selbst und der Umwelt schwingen und aus dieser Haltung heraus bestes zwischenmenschliches Miteinander gelingen kann. Stecken wir in Gefühlen wie Angst oder Wut fest, führen diese zu einer niedrigen Herzfrequenzvariabilität und somit zu einem inkohärenten Zustand und können uns beispielsweise in Form von Herzerkrankungen schaden. Atem, Herz und Gehirn reagieren somit sehr sensibel auf unsere Gefühle, die sich dann auf unser Kohärenzgefühl auswirken. Alles steht miteinander in Beziehung und in einer Wechselwirkung.

Umgekehrt nehmen auch Stress, Druck, das Gefühl, getrieben zu sein, Gefühle von Einsamkeit und Sinnlosigkeit, Sorgen und ganz besonders Angst unmittelbaren Einfluss auf unsere Atmung, unser Herz und unser Gehirn. Auch dies kann weitreichende Folgen für unseren gesamten Organismus haben. Ganz automatisch sagen wir, dass wir „mal wieder richtig durchatmen können" möchten, und das heißt es nicht ohne Grund, wenn wir uns in Situationen befinden, in denen uns im wahrsten Sinne des Wortes „die Luft ausgeht". Unser Nervensystem registriert diese Bewegungen und Gefühle und passt die Atmung an. Haben wir Angst oder strengen wir uns körperlich an, beschleunigt sich die Atmung, erschrecken wir uns, kann sie aussetzen, entspannen wir uns, wird die Atmung ruhiger.

„Wenn wir wirklich lebendig sind, ist alles, was wir tun oder spüren, ein Wunder. Achtsamkeit zu üben bedeutet, zum Leben im gegenwärtigen Augenblick zurückzukehren."
- Thich Nhat Hanh

Gedanken, Emotionen und das Nervensystem

Unsere Gedanken sind ein weiterer nicht zu unterschätzender Faktor, der uns in eine innere Disharmonie und zu einer flachen Atmung führt.

Wir denken ca. 60.000 bis 80.000 Gedanken am Tag. Der meisten dieser Gedanken sind wir uns gar nicht bewusst, weil es unbewusste Gedanken sind, die aus unserer Vergangenheit resultieren und über die Zeit zu einer Gewohnheit in uns geworden sind, sodass wir sie kaum noch wahrnehmen. Unsere Gedanken sind wiederum mit bestimmten Gefühlen verbunden. Diese Gedanken und subtilen Emotionen nehmen unmittelbar Einfluss auf unser vegetatives Nervensystem.

Das vegetative Nervensystem besteht aus zwei Verästelungen, dem Sympathikus und dem Parasympathikus. Dabei ist der Vagusnerv der

Teil des parasympathischen Nervensystems, der sich durch den Körper und die Organsysteme erstreckt.

Der Sympathikus dient bei einer Bedrohung oder Gefahr der Aktivierung in unserem System, mobilisiert blitzschnell enorme Energie und schüttet Stresshormone wie Adrenalin, Noradrenalin, Dopamin und Cortisol aus, um auf eine äußere Bedrohung mit Flucht, Kampf oder Erstarrung zu reagieren. Herzfrequenz und Blutdruck werden erhöht, der Atem beschleunigt und flach, die Darmtätigkeit heruntergefahren, Die Blutgefäße verengen sich, damit im Fall eines Kampfes sofort alle lebenswichtigen Funktionen des Körpers zur Verfügung stehen. Diese Funktionen sind tief in uns verwurzelt und haben seit Urzeiten unser Überleben gesichert.

Der Gegenspieler des Sympathikus ist der Parasympathikus. Er dient der Erholung, ist unter anderem zuständig für unsere Fähigkeit, zu regenerieren und zu entspannen, für den erholsamen Schlaf und für eine gute Verdauung. Außerdem sorgt er dafür, dass sich unsere Herzfrequenz verlangsamt und unser Atem sich beruhigt.

„Der Atem ist die Brücke, die das Leben mit dem Bewusstsein verbindet, die Brücke, die deinen Körper mit deinen Gedanken verbindet. Wann immer dein Geist sich verliert, benutze deinen Atem, um die Verbindung wiederherzustellen."
- Thich Nhat Hanh

Die Atmung kann unser gesamtes System sofort und unmittelbar wieder in die Balance bringen, aber fast niemandem ist bewusst, welch großes Heilpotenzial sie für Körper und Geist hat. Viele Weisheitstraditionen sind seit Jahrtausenden von der unglaublichen Heilkraft des Atems fasziniert. Die Atmung birgt viele Geheimnisse, die heute immer mehr entschlüsselt werden.

Schnelle Kohärenz mit dem bewussten Atem

Viele Wissenschaftler sind sich einig, dass wir über den verlängerten, bewussten Atem sehr schnell einen Zustand der Kohärenz herbeiführen können. Entscheidend ist, dass wir die Atmung deutlich verlangsamen und dass die Ausatmung im Idealfall länger ist als die Einatmung. Thomas Loew, Professor für Psychosomatik am Universitätsklinikum Regensburg und Autor von *Langsamer atmen, besser leben*, betont: „Die Atmung ist der gemeinsame Nenner aller Entspannungsverfahren." Hiermit stellt er auch noch einmal die große Bedeutung und hohe Wirksamkeit des Atems in den Mittelpunkt.

Man kann sagen, dass, wer richtig atmet, Geist und Körper heilen kann. Die richtige Atmung kann unter anderem Stress reduzieren, Ängste lindern, bei Depressionen und Burnout helfen, Schmerzen minimieren, den

Blutdruck senken, das Immunsystem stärken, Entzündungsprozesse reduzieren und den Alterungsprozess verlangsamen. Hier wird deutlich, warum viele Weisheitslehren den Atem über alles andere stellen.

Wir müssen zwischen Brust- und Bauchatmung unterscheiden:

Bei der *Brustatmung* heben sich mit der Einatmung die Rippen und der Brustkorb. Der Brustraum vergrößert sich. Die Atmung konzentriert sich dabei auf diesen Bereich. Sind wir in der Brustatmung, ist die Atmung häufig flacher und schneller. Das bedeutet, dass wir weniger Sauerstoff aufnehmen und unser Herz mehr arbeiten muss.

Die *Bauchatmung* wird auch Zwerchfellatmung genannt. Mit der tiefen Bauchatmung nehmen wir vermehrt Sauerstoff auf, sodass jede Zelle gut damit versorgt ist. Es ist eine Atmung bis in den unteren Teil der Lunge hinein und mit der gleichmäßigen Atmung wird unsere gesamte Atemmuskulatur gut trainiert. Anspannungen können sich lösen. Bei der Einatmung wölbt sich die Bauchdecke nach außen. Das Zwerchfell zieht sich zusammen und bewegt sich abwärts. Dabei nimmt es das Herz ein wenig mit und entlastet es zugleich. Der Blutfluss strömt leichter in den Venenkreislauf zum Herzen. Auch Magen und Darm werden sanft nach unten bewegt, sodass die Lunge Raum hat, sich zu entfalten. Ausatmend zieht sich die Bauchdecke wieder zurück, das Zwerchfell zieht sich wieder nach oben und entspannt.

Eine besondere Herausforderung bei Atemübungen ist, mit der Aufmerksamkeit beim Atem zu bleiben. Den Fluss des Atems zu beobachten, ohne ihn zu bewerten. Ihn da sein zu lassen, wie er jetzt in diesem Moment ist. Indem wir uns bewusst des Atems gewahr werden, führt er uns in das Fühlen in den Körper hinein. Wir können beim bewussten Einatmen wahrnehmen, wie die Luft, die wir über die Nase in uns aufnehmen, in uns hineinströmt, jeden Bereich unseres Kopfes mit frischer Energie füllt, weiter durch unseren Brustkorb fließt, Herz, Lunge mit frischer Energie füllt, weiter in unseren Bauchraum strömt, unsere Bauchdecke sich dabei nach außen wölbt, auch der Bauchraum mit neuer Energie geflutet wird ... Hier können wir uns tiefer und tiefer hineinziehen lassen, ohne etwas zu tun. Diese Kraft im Sein zu erfahren, lässt uns tiefer und feiner mit uns und unseren Bedürfnissen in Verbindung treten. Atmen wir aus, lassen wir alles los, was wir nicht mehr brauchen.

Bei jeder Einatmung können wir uns vorstellen, dass wir universelle Energie oder göttliches Licht einatmen. Dieses Licht können wir uns als goldenen, wärmenden Strahl vorstellen, der durch den Scheitelpunkt unseres Kopfes in uns hineinströmt, unsere Wirbelsäule als Lichtsäule erstrahlen lässt und unseren gesamten Körper von innen mit Licht erhellt. Mit der Ausatmung können wir uns vorstellen, dass wir dieses Licht, das in uns ist, in das Feld des Lebens zurückgeben und es in die Atmosphäre atmen: Licht als Symbol von Liebe, Frieden, Vertrauen, Mitgefühl für uns und die Welt.

Wenn wir die Natur lieben, können wir sie mit jeder Einatmung in ihrer Vollkommenheit, ihrer Schönheit und ihrem Duft einatmen, in uns aufnehmen und durch uns hindurchfließen lassen und mit jeder Ausatmung entweder alle Schönheit und Vollkommenheit von uns und aus uns heraus wieder an die Natur zurückgeben oder auch all das, was uns belastet und ängstigt, der Erde, die uns trägt und hält, anvertrauen. Dabei können wir uns vorstellen, dass die Natur uns an das ewig und jetzt Seiende erinnert und daran, dass aus ihrer stetigen Veränderung alles Weitere entsteht.

In diesen Räumen tiefen Atems können wir Kräfte mobilisieren, aus denen Selbstheilung geschehen kann. Verschiedene Studien, unter anderem von Dr. Martin Paulus von der University of California, belegen, dass wir durch eine bewusste, verlängerte Atmung unser vegetatives Nervensystem beeinflussen und Emotionen wie Angst und sogar Depressionen lindern können. Die Wissenschaftler führen dies auf den kohärenten Atem und die Stärkung des parasympathischen Nervensystems zurück.

Über den Atem können wir sehr leicht in eine innere Stimmigkeit kommen.

Atmen kann große Freude bereiten, Heilung bringen, uns in die Tiefe unserer Seele und in die Verbindung unserer drei Intelligenzzentren Kopf, Herz und Bauch führen, sodass sie in ein gemeinsames Schwingen kommen und der Kopf nicht mehr nur für sich allein Gedanken denkt, die vielleicht nicht mit unserem Herzen oder unserem Bauchgefühl übereinstimmen.

Singen als Gesundheitserreger für unseren Körper

Singen macht nicht nur Freude, sondern birgt in Verbindung mit der Heilkraft des Atems ein enorm großes Potenzial für unser Wohlbefinden und unsere Gesundheit. „Singen ist gestaltetes Atmen", sagt Prof. Dr. Gertraud Berka-Schmid, denn Singen führt ganz automatisch in die verlangsamte, vertiefte Atmung.

Denken wir nur einmal an das Mantra *Om*, das uns einlädt, einen tiefen Atemzug zu nehmen und mit der Ausatmung die Silben A-U-M langsam ausklingen zu lassen. Mit der vertieften Atmung und dem Klang *Om* kommen wir in eine innere Harmonie mit allem. Ein Gefühl von tiefer Ruhe kann sich in uns ausbreiten. Diese Klänge können ein Feld von Frieden, Mitgefühl und Liebe erzeugen und einen gemeinsamen Herzschlag entstehen lassen.

Schwedische Wissenschaftler haben herausgefunden, dass sich beim gemeinsamen Singen mit der Atmung auch der Herzrhythmus der Sänger synchronisiert und ihre Herzen somit gemeinsam in einer Frequenz schlagen. Außerdem hat das Singen eine beruhigende Wirkung auf den Herzrhythmus. Das belegt eine Studie der schwedischen Universität Göteborg im Fachjournal *Frontiers in Neuroscience*. In weiteren Studien fand man heraus, dass beim gemeinsamen Singen sogar die Muskelbewegungen und die Nervenaktivitäten in großen Teilen des Körpers synchronisiert werden.

Die Gründerin der *British Academy of Sound Therapy* (Britische Akademie für Klangtherapie) Lyz Cooper sagt: „Das Mantra *Om*, das als Sanskrit-Schriftzeichen auf 1500 bis 1200 Jahre vor Christus zurückdatiert, erfüllt den Körper mit Vibrationen und erzeugt durch seinen nasalen Klang eine Schwingungsenergie, die das Gefühl von Ruhe und Energie intensiviert. Die Stimmbänder, die inneren Organe und das Nervensystem sind miteinander verknüpft. Die Stimme regt diese innere Verbindung an. Die Atmung reichert unser Blut mit Sauerstoff an und belebt das Gehirn. Dadurch steigt die Konzentration. Schon zwanzig Minuten Summen oder Singen reichen aus, um das Stresshormon Cortisol zu senken und sich ruhiger und entspannter zu fühlen."

Singen stärkt darüber hinaus unser Immunsystem und unsere Abwehrkräfte. Untersuchungen der Psychoneuroimmunologie zeigen bereits nach wenigen Minuten und nach einer einzigen Mantrameditation einen signifikanten Anstieg von Immunglobulin A im Speichel. Dieses Protein schützt die oberen Atemwege gegen Viren und Bakterien.

Beim Singen kommen wir automatisch in den vertieften und verlängerten Atem und versorgen uns darüber optimal mit Sauerstoff und somit auch mit Lebensenergie. Unsere Lungen werden gestärkt und wir kommen in einen natürlichen Atemrhythmus. Studien zeigen, dass es über die verlängerte Atmung beim Singen auch zu einem Anstieg der Herzfrequenzvariabilität kommt. Über unsere Schwingungsfähigkeit sind wir anpassungsfähig an wechselnde Bedingungen im Außen und an veränderbare soziale Strukturen. Gemeinsames Singen stärkt also sowohl die Herzen der Sänger als auch die Gemeinschaft.

Auch unser Gehirn schwingt mit, verändert seine Gehirnwellen und schüttet als Belohnung Endorphine, sogenannte Glückshormone, aus. Es wird leistungsfähiger, wir sind fokussierter und konzentrierter. Studien aus der Hirnforschung zeigen, dass Meditation und Musik die Neubildung von Nervenzellen anregen. Durch eine regelmäßige Mantrameditation können wir unsere Konzentrationsfähigkeit bis ins hohe Alter immer weiter verbessern.

Singen stärkt unser Wohlbefinden und unser vegetatives Nervensystem, wirkt damit auf unseren Vagusnerv und stimuliert die Zirbeldrüse. Diese kleine Drüse ist auch für die Melatoninausschüttung zuständig und sorgt für einen erholsamen, guten Schlaf. Ist unser Nervensystem in Balance, bringt es unseren Körper in einen Kohärenzzustand und von hier aus können Selbstheilungsprozesse geschehen. Anspannung und Stress können sich lösen und unser Geist beruhigt sich. Da bestimmte Formen des Singens, insbesondere das Singen von Mantras, eine stark entspannende und beruhigende Wirkung haben, feinstofflich auf unser System wirken und uns mit unserer innewohnenden Weisheit verbinden, kommt es zu einem Abbau der Stresshormone Adrenalin und Kortisol. Ebenso wird die Ausschüttung von Testosteron gehemmt.

„Einfache Übungen wie bewusstes Atmen und Lächeln sind sehr wichtig. Sie können unsere Zivilisation verändern."
- Thich Nhat Hanh

Dies bestätigt auch der Gesangsforscher Dr. Karl Adamek. Er konnte wissenschaftlich nachweisen, dass Singen zur Bewältigung negativer Emotionen wie Stress, Angst, Trauer und Depressionen hilfreich sein kann und der Mensch mit seiner Fähigkeit zu singen eine gute Chance zur gelingenden Lebensgestaltung hat. Singen wirkt somit auch als ein vollkommen natürliches Antidepressivum.

Die Mantrameditation kann Angstgefühle und Schmerzen verbessern und spezifische Veränderungen in der Genexpression bewirken, die wichtige Immunprozesse und Entzündungswege beeinflussen. Studien zeigen beispielsweise, dass sowohl beim Reizdarmsyndrom als auch bei chronisch-entzündlichen Darmerkrankungen den schädlichen Auswirkungen von Stress entgegengewirkt werden kann. Auch bei jeder anderen Form von Schmerzen wirkt die Mantrameditation unterstützend.

Auch für Kinder und ältere Menschen ist Singen von unschätzbar hohem Wert. Der Neurowissenschaftler und Leiter der Zentralstelle für neurobiologische Präventionsforschung der Universität Göttingen und Mannheim/Heidelberg, Prof. Dr. Gerald Hüther, sagt: „Singen ist ‚Kraftfutter' für Kindergehirne! Es ist eigenartig, aber aus neurowissenschaftlicher Sicht spricht alles dafür, dass die nutzloseste Leistung, zu der Menschen befähigt sind – und das ist unzweifelhaft das unbekümmerte, absichtslose Singen –, den größten Nutzeffekt für die Entwicklung von Kindergehirnen hat. Und wer seine Singfähigkeit in der Kindheit entfalten konnte, der kann diese Effekte später über den ganzen Lebensbogen bis ins Alter nutzen. Denn Singen fördert in jeder Lebensphase die Potentialentfaltung des Gehirns."

Herzensklänge

Unser Herz ist ein sehr komplexes selbstorganisierendes System. Es schlägt 100.000-mal am Tag für uns und pumpt ca. 7.200 Liter Blut in 24 Stunden durch unser Kreislaufsystem. Dieses Wunderwerk produziert seine eigenen Hormone, um den Blutdruck zu regulieren, und verfügt über ein eigenes Nervensystem, das unabhängig vom Kopfgehirn Informationen verarbeitet und darauf reagiert.

Das Herz ist darüber hinaus auch der Sitz unserer Intuition und unsere Verbindung zu einer höheren Intelligenz. Unsere Umgebung können wir sowohl mit unserem Verstand wahrnehmen, der linear und logisch arbeitet, als auch mit unserem Herzen, das über das lineare Denken hinausgeht und Zugang zu einem umfassenderen, größeren Wissen hat.

Jüngste Forschungen haben ergeben, dass das Herzgehirn intuitive Informationen empfängt, bevor sie den Kopf erreichen. Gleichzeitig sendet und empfängt es Informationen in Form von biochemischen, biophysikalischen und elektromagnetischen Informationen und steht mit unserem gesamten Organismus im stetigen Austausch.

Sehr leicht kann das Herz alle anderen Systeme im Körper in seinen Rhythmus ziehen. Das führt zu einer Dysbalance, einer Inkohärenz. Hält sie über einen längeren Zeitraum an, kann sie uns krank machen. Diese Inkohärenz führt auch zu Störungen in unserem Immun- und Hormonsystem.

Kohärenz hingegen ist ein Zustand, in dem alle Systeme harmonisch und effektiv zusammenarbeiten. Herzkohärenz ist die physiologische Funktion des Herzens, in einem geordneten Rhythmus zu schlagen. Forscher bezeichnen diesen Zustand der Kohärenz als Herzintelligenz.

Unser Herz fühlt sich am wohlsten, wenn wir glücklich sind. Singen wir aus dem Herzen und aus der Freude heraus, ist sofort spürbar, wie unser ganzer Körper ins Schwingen gerät. Singen bewegt und gestaute Emotionen kommen in Fluss. In besonderer Weise freut sich unser Herz, denn mit den Klängen schwingt es sich harmonisch ein und auch unser Blutdruck kommt in eine gesunde Balance. Aus Sicht der chinesischen Medizin wird das Herz genährt, das Yin des Herzens gestärkt, sodass Herzblockaden sich lösen und Energiepotenziale freigesetzt werden können.

Das Herz ist für uns Menschen das wohl faszinierendste Organ. Es steht für unser Zentrum und ist das Symbol für Liebe und Verbundenheit.

Erschöpfung, Depression, Mutlosigkeit, Qualen der Seele, Kränkungen, der Drang, sich beweisen zu müssen, Perfektionismus, Angst, Trauer und Druck sind neben Fehlernährung, Bewegungsmangel und psychosozialen Faktoren die Hauptauslöser für Herzerkrankungen. Immer dann, wenn wir uns zu weit von unserem Herzen, dem Sitz der Liebe und der Verbundenheit, entfernt haben, können „herzöffnende“ Verfahren uns Schutz bieten.

Der Neurowissenschaftler Prof. Dr. Gerald Hüther schreibt in der Zeitschrift *Musiktherapeutische Umschau* (Ausgabe 1/2004) darüber, dass Musik als Therapie genutzt wird, um innere Spannungszustände aufzulösen, Resonanz- und Harmonisierungseffekte auszulösen und das Aufschaukeln unspezifischer Angst- und Erregungszustände zu unterbinden. Hierbei sind laut seiner Aussage drei beruhigende Wirkfaktoren von Bedeutung: Vertrautheit, Rhythmus und Ordnung. Vertrautheit ermöglicht eine Assoziation und das Aufkommen innerer Bilder, die ein Gefühl von Sicherheit und Geborgenheit vermitteln. Rhythmus führt, sofern ein „inneres Mitgehen“ möglich ist, zu kraftvollen Resonanzphänomenen. Zum Phänomen der Ordnung sagt er: „Diese Ordnung von Wiederholung und Wechsel, von Weiterentwicklung und Wiederfindung eines Themas erfüllt die entscheidenden Voraussetzungen für eine Aktivierung emotional-kognitiver Verarbeitungsprozesse: Überraschung durch Neuartigkeit, Vertrautheit durch Wiedererkennbarkeit und eigene Gestaltbarkeit durch Weiterentwicklungsfähigkeit. Am besten ausnutzbar und am effektivsten umsetzbar ist dieser Effekt im Rahmen musiktherapeutischer Improvisationen."

Singen stärkt unsere Lebensenergie und schafft ein Gefühl von Verbundenheit und innerem Frieden. Es vertieft und verlängert unsere Atmung und aktiviert dadurch den Parasympathikus, der für Beruhigung und Entspannung, die Verlangsamung der Herzfrequenz und die Senkung des Blutdrucks zuständig ist. Wir gewinnen an innerer Klarheit, vermeiden stressbeladene Muster und optimieren unsere Entscheidungsfähigkeit und emotionale Intelligenz. Das hat weitreichende, wohltuende und gesundheitsfördernde Auswirkungen auf unser gesamtes Körpersystem.

Mantrameditation und Mantrasingen

Wer einmal erleben durfte, wie sich Mantras und ihre Klänge auf unser Leben, unser Wohlbefinden, unser Lebensglück und unsere Kraft auswirken, der wird sie lieben lernen und zu einem festen Bestandteil seines Lebens machen wollen. Hier können wir spüren, dass mit dem Singen von Mantras noch ein weiterer vertiefender Aspekt hinzukommt, den man einen Wirkverstärker nennen könnte.

Mantrasingen ist eine Form von Meditation. Hierin ist die heilende Kraft sowohl des Singens als auch der Meditation enthalten. Wir tauchen ein in eine faszinierende Welt von Stille, Achtsamkeit, Transzendenz, Klang, Glückseligkeit, Einheitserfahrung, Vollkommenheit. Die heilsamen Wirkungen von Mantras, die sich ähnlich wie das Gefühl von tiefer Liebe und Glückseligkeit nur schwer in Worte fassen lassen, können wir nur erfahren.

Für ein Leben in Balance und Freude ist es von großer Bedeutung, alle Bereiche unseres Seins zu integrieren und in ein ausgewogenes Verhältnis zu bringen. Da wir uns in hohem Maße in einer kognitiven Intelligenz bewegen, dürfen wir mehr und mehr unsere Herzintelligenz wieder integrieren, und in dieser Hinsicht ist das Mantrasingen von unschätzbar großem Wert.

Der Gesangsforscher und Musikpsychologe Dr. Karl Adamek sagt:

„Beim Singen ist der Mensch Musiker und Musikinstrument in einem. Der Körper wird beim Singen Klangkörper; der Mensch kann sowohl Klang erzeugen als auch sich selbst damit in Schwingung versetzen. Zudem hat er ein Sensorium, das die Wirkung dieser Schwingung auf den Organismus und die Psyche wahrnehmen kann. Mit dem Singen verfügt der Mensch über ein durch nichts ersetzbares körpereigenes musikalisches Bio- und Psychofeedbacksystem."

„Genau wie es unserem Körper guttut, wenn wir ihm gute, gesunde Nahrung zuführen, nähren uns die Mantras: Wir müssen sie täglich in uns aufnehmen – nur dann können wir ihre wundersamen Kräfte empfangen."

Deva Premal & Miten

Gertrud Hirschi meint: „Das Mantra ist ein Werkzeug, das dem denkenden Menschen Hilfe, Rettung, Schutz und Zuflucht gibt; ihm weiter Befreiung von Anhaftendem (zum Beispiel Sorgen, Ärger, Trauer) und Läuterung, Reinigung und Klarheit schenkt. Und ihm eine klare Sicht ermöglicht für das, was wichtig, richtig, sinnvoll, gut und schön ist."

Der Yogatherapeut Remo Rittiner fügt hinzu: „Mantras bedeuten auch Schutz vor dem eigenen Geist, vor negativen Gedanken, und sie sind zugleich ein Instrument des Geistes, das uns mit unserer Gottheit, mit der Natur verbindet. Sie können uns, ob gesungen oder rezitiert, zurückführen an diesen unseren wahren Wesenskern, in unser tiefstes Inneres, an den Ort unserer Sehnsucht, unseren göttlichen Kern. Unser Selbst wird zutiefst berührt und die Klänge bringen uns zurück in unsere innere Balance. Der Körper wird über die Stimme mit der Atmung über den Ton eins, ein Gefühl von Einheit, Transzendenz, über den Geist hinaus und der Verbindung mit einer höheren Kraft. Beim Singen beginnt das Körpersystem, das zu 70 % aus Wasser besteht, zu schwingen und die Energie beginnt überall zu fließen, Blockaden, die ausgelöst waren durch Stress, können in den Fluss der Energie einsteigen und ein Resonanzfeld entsteht. Im wahrsten Sinne des Wortes geraten wir in ein Flow-Erleben und mit diesem befinden wir uns immer im gegenwärtigen Augenblick, in dem wir unglaubliche Magie verspüren können."

Das Mantrasingen ist somit eine Art von Kommunikation, die den Geist übersteigt. Wir richten unsere Aufmerksamkeit weniger auf die Worte, sondern befinden uns über die Klangschwingungen, die unser Geist-Körper-System auf sehr feinstofflicher Ebene erreichen, mehr mit unseren Gefühlen in Verbindung.

Ein Mantra hat mit seinen Vokalen, Konsonanten oder einer Keimsilbe eine ganz eigene Schwingung, die sich in ihrer besonderen Bedeutung unterschiedlich auf Körper, Geist und Seele auswirkt. Mantras können uns helfen, uns vom Denken zu befreien, indem ihre Schwingungen uns nach innen bringen und unseren Geist dann erheben.

„Ein Mantra ist eine mystische Energie, umhüllt von einer Klangstruktur", schreibt der Sivananda-Schüler Swami Vishnu Devananda. „Durch die kontinuierliche Meditation kann der Praktizierende sein inneres Potenzial entfalten und sich zunehmend seiner selbst und des Kosmos bewusst werden." Mantras sind wie ein Samen, rufen die Tiefe unserer Seele an und verbinden uns mit dem Göttlichen.

Mystiker und Gelehrte unterschiedlicher Religionen und Kulturen und auch der Benediktinermönch und Buchautor Pater Anselm Grün beschreiben diesen Ort als inneren Raum, in dem wir heil und frei sind. Es ist ein Raum des Friedens und der Ruhe, zu dem das eigene Über-Ich (der kognitive Verstand) mit all seinen Konditionierungen, Verurteilungen, Verletzungen und inneren Antreibern keinen Zutritt hat. Ein Raum, der schon immer in uns war und der immer sein wird. Diesen Raum, von dem wir sehr häufig abgeschnitten sind, können wir in der Stille, im Rückzug, in der Meditation wieder erfahren. Dabei brauchen wir die Ruhe nicht erst zu suchen, denn sie ist zu jeder Zeit gegenwärtig in uns und wir können uns jederzeit in diesen Raum hineinbegeben.

In der Stille können wir regenerieren und unsere geistigen Ressourcen wieder auffüllen.

Schon Platon wusste: „Musik und Rhythmus finden ihren Weg zu den geheimen Plätzen der Seele." Diese inneren Orte sind voller Magie, denn hier berühren wir den Sitz unserer Sehnsucht. Es ist der Ort unserer Herzensweisheit, Kreativität, Lebendigkeit, der Sitz unserer ewigen Essenz.

Mantras führen uns ins Jetzt – hier kann Transformation geschehen

Indem wir uns der Bedeutung der Mantras bewusst werden, werden wir uns der Unendlichkeit des Seins gewahr. Das gilt für das *Om*, das immer war und immer sein wird, ebenso wie für das Gayatri-Mantra mit seinem goldenen Licht, in dessen Fluss wir uns hineinbegeben und das uns ewig durchflutet. Wir können uns mit der Kraft der Visualisierung vorstellen, wie die Mantras uns durchströmen. Wir können hineinfühlen, wie es ist, ewig zu sein, von Licht durchwoben zu sein, selbst das Licht zu sein. Studien zeigen, dass unser Gehirn nicht unterscheiden kann, ob es tatsächlich eine Lebenserfahrung ist, die dieses Gefühl und diese Emotion hervorruft, oder ob das Gefühl nur aufgrund eines Gedankens produziert wird.

Das bedeutet umgekehrt auch, dass, wenn wir an einer vergangenen Erfahrung festhalten und sie im Kopf immer wieder durchspielen, unser Gehirn glaubt, dass sie immer noch Realität ist.

Wenn wir dieses Prinzip verstehen, können wir Meditation und Mantras als Chance nutzen, uns immer wieder selbst in den gegenwärtigen Moment zu holen. Sie können eine Chance sein, unser Gehirn langfristig neu zu formen.

Neurologische Erkenntnisse

Neuroplastizität

Eine allgemeine Erkenntnis der Neurowissenschaft lautet, dass das Gehirn formbar ist. Neueste Forschungen weisen darauf hin, dass das Gehirn sich ständig umbaut und sich an neue Erfordernisse anpasst. Diese Tatsache, die meditierende Buddhisten und Mönche schon lange wussten, bezeichnet man als neuronale Plastizität. Es ist die Fähigkeit des Gehirns, sich durch neue Erfahrungen, den Erwerb neuer Fähigkeiten und das Lernen neuronal immer wieder neu zu verschalten, zu vernetzen und bestehende Strukturen umzugestalten. Es ist ein Prozess, der den Menschen ein ganzes Leben lang begleitet.

Prof. Dr. Gerald Hüther schreibt in seinem Buch *Bedienungsanleitung für ein menschliches Gehirn*: „Jahrzehntelang war man davon ausgegangen, dass die während der Hirnentwicklung ausgebildeten neuronalen Verschaltungen und synaptischen Verbindungen unveränderlich sind. Heute weiß man, dass das Gehirn zeitlebens zu adaptiven Modifikationen und Reorganisationen seiner einmal angelegten Verschaltung befähigt ist. Ein menschliches Gehirn ist in der Lage, einmal entstandene Programme wieder aufzulösen oder zu überschreiben, sobald sie die weitere Entfaltung der geistigen und emotionalen Potenzen zu behindern beginnen. Um derartige Programmierungen wieder aufzulösen, müssen sie als bereits erfolgte Installationen bewusst gemacht und erkannt werden."

Somit steht für die Hirnforschung fest: Wer glücklich sein möchte, kann es lernen – in jedem Augenblick und zu jeder Zeit. Wir können uns in jedem Moment entscheiden, zu dem zu werden, der wir sein wollen. Wir können uns jederzeit ein neues Leben kreieren: vom alten „Ich" zum neuen „Ich". Mit dem Singen von Mantras haben wir also eine wunderbare Möglichkeit, unseren Geist zu trainieren und unsere Gesundheit zu fördern. Unser Gehirn ist ein wahres Wunderwerk.

Die Plastizitätsforschung setzt sich mit der Trainierbarkeit und Veränderbarkeit unseres Gehirns, Körpers und Verhaltens auseinander. In ihrem *ReSource Projekt* ist die Neurowissenschaftlerin Tanja Singer der Frage nachgegangen, wie wir das Zusammenspiel von Geist und Herz kultivieren können, um Stress und subjektiv wahrgenommener Einsamkeit entgegenzuwirken. Es ging darum, wie wir mithilfe unserer mentalen Einstellung unsere innere Welt so verändern können, dass wir selbst und infolgedessen auch die Gesellschaft gesünder werden. Ziel ist es, sowohl verstehend als auch fühlend in unsere Eigenverantwortung zu kommen. Zudem wurden Mitgefühl und Empathie trainiert.

Jeder ist in der Lage, sich die Realität selbst zu erschaffen, in der er leben möchte.

An der Studie der Hirnforscherin nahmen auch buddhistische Mönche teil, die als Experten für die Schulung des Geistes verstanden werden können. Einer von ihnen war Matthieu Ricard, ein promovierter Molekularbiologe und Assistent des größten Mitgefühlslehrers unserer Zeit. Über ihn und die anderen Teilnehmer wurden verschiedene Daten erhoben, darunter auch Hirnscans, um die Zentren für Mitgefühl und Empathie genauer zu untersuchen. Dabei handelt es sich um zwei unterschiedliche Bereiche im Gehirn. Mitgefühl wird als ein evolutionäres System verstanden, das stark mit Liebe, Fürsorge, Bindung, Wärme und Zuwendung verbunden ist, wohingegen Empathie als Resonanzgefühl verstanden wird. Im Rahmen der Studie wurde deutlich, dass es möglich ist, diese Zentren bewusst anzusteuern. Dies hat wiederum Auswirkungen auf unsere Stressverarbeitung und auch auf unser Immunsystem.

Achtsamkeitsbasiertes Training über einen Zeitraum von drei Monaten, in dem anderen mitfühlend und nicht-urteilend begegnet wird, führt dazu, dass man toleranter, flexibler, kooperativer, vertrauensvoller und altruistischer wird. Die Meditation selbst führt zu einer gesteigerten Aufmerksamkeit sowie zu mehr Mitgefühl und Empathie. Das Gehirn wird entsprechend umgebaut. So zeigte sich im Rahmen der Hirnscans, dass die Dichte der grauen Substanz in den Zentren des Mitgefühls, der Dankbarkeit und der Empathie deutlich dicker wurde. Diese Bereiche des Gehirns sind mit dem limbischen System assoziiert, das wichtig für die Regulation der Erregung in emotionalen Situationen ist. Je dicker diese Regionen sind, desto mehr neuronale Verschaltungen existieren. Einfacher gesagt: Je dicker diese Regionen sind, desto mehr soziale Intelligenz und Mitgefühl hat der Mensch.

Weitere Studien, darunter auch eine Studie von Wissenschaftlern des Massachusetts General Hospital, besagen, dass schon zwanzig Minuten

Meditation am Tag ausreichend sind, damit sie ihre Wirkung entfalten kann.

Meditation fördert die Zunahme der grauen Hirnsubstanz

Je öfter wir meditieren oder Mantras singen, desto dichter wird der Kortex (die Hirnrinde), sagen auch Forscher der University of California, Los Angeles (UCLA). Darüber hinaus verstärken sich die Windungen des Kortex, das Gehirn wird physisch dicker und Informationen werden schneller verarbeitet.

Das Nervensystem kann ebenfalls verändert werden, indem wir zum Beobachter unserer Körperempfindungen, Emotionen und Gedanken werden, unsere starren Reaktionsmuster erkennen und neue Sicht- und Verhaltensweisen kultivieren. Dadurch erlangen wir eine geistige Präsenz und Flexibilität, die der Hirnalterung entgegenwirken. Auch in Bezug auf Alzheimer und Demenz ist ein achtsamer Lebensstil als wichtiges Element der Prävention zu sehen.

So kann mithilfe der Mantrameditation auch Gedächtnisverlust vorgebeugt oder sogar rückgängig gemacht werden. Allein das Hören von Musik führt dazu, dass die Neubildung von Nervenzellen angeregt wird. Bei Menschen mit Alzheimer oder anderen Formen von Gedächtnisverlust, die an einer Studie der West Virginia University teilnahmen, führte die Mantrameditation nach nur drei Monaten zu signifikanten Verbesserungen des Erinnerungsvermögens und der kognitiven Leistungsfähigkeit. Auch nach einem halben Jahr waren die Fertigkeiten und das bessere Gedächtnis noch vorhanden oder hatten sich sogar weiter verbessert.

Unser Gehirn liebt Kohärenz und Rhythmus

Unser Gehirn besitzt die Fähigkeit, die Gehirnwellenfrequenzen auf natürliche Weise mit dem Rhythmus äußerer Reize zu synchronisieren. So können wir über den Rhythmus und eine entsprechende Frequenz unsere Gehirnströme so beeinflussen, dass wir vom Beta-Zustand (normales Wachbewusstsein) in den Alpha-Zustand (entspanntes Bewusstsein) oder in den Theta-Zustand (Meditation) wechseln.

Die Hirnforschung sagt, dass die Mantrameditation unser Gehirn aufgrund ihrer harmonischen Klänge und Rhythmen beruhigt und uns in den Zustand der Kohärenz bringen kann. Dabei spielt das Zusammenwirken zwischen verlängertem Atem und der Wiederholung der Mantras eine wesentliche Rolle. Es lässt unsere unregelmäßigen Gehirnwellenmuster gleichmäßiger werden. Folglich kann unser Gehirn sich auf den Rhythmus einschwingen, überschießende Spannung abgebaut werden und das Nervensystem (bei wachem und klarem Geist) in Balance kommen. Es ist ein Zusammenklingen von Herz und Gehirn, die in einer unmittelbaren Wechselwirkung zueinander stehen.

Sind wir in einem Zustand von Kohärenz, verändert sich unsere Biochemie im Gehirn. In diesem kohärenten Zustand steht unserer Potenzialentfaltung nichts im Wege. Gerald Hüther zufolge sind Kreativität und Selbstheilung nicht möglich, wenn sich unser Gehirn ständig in einem Durcheinander von Angst, Stress und Belastung befindet. Er betont, dass wir über das Singen unseren tiefsten Grundbedürfnissen einerseits nach Autonomie und Freiheit und andererseits nach Verbundenheit gerecht werden. Aus dieser Haltung heraus können wir auf eine herzöffnende Weise Gemeinschaft erleben, indem sich jeder mit seiner Einzigartigkeit einbringt und gemeinsam etwas Großes und Schönes entstehen kann. Wie wir bereits wissen, entsteht hierüber ein gemeinsamer Herzschlag aus einem Kohärenzerleben heraus.

Hüther betont in diesem Zusammenhang, dass dies das „Erfolgsgeheimnis" unserer Vorfahren und der Naturvölker war. Menschen brauchen einander, damit Entwicklung geschehen kann. Wir sind Individuen, Einzelwesen, aber ohne die anderen sind wir nichts. Daher ist das Schlimmste, was uns als Mensch geschehen kann, dass wir die Verbundenheit zu anderen Menschen verlieren.

Nur aus der Verbundenheit zu anderen heraus können wir uns weiterentwickeln.

Singen fördert die Entdeckerfreude, etwas gemeinsam gestalten zu können. Mutig sein, uns zeigen, uns einbringen in unserer Einzigartigkeit, so wie wir sind, wertfrei miteinander in Beziehung kommen, offen sein für die anderen und einander in unserer Individualität sehen und schätzen.

Kapitel 3
Schleichende Entzündungen – die unterschätzte Gefahr

Mithilfe moderner Diagnostik ist es leicht, die Funktionsqualität von Herz, Lunge, Bauchhirn (Mikrobiom), Zirbeldrüse und Omega-3-Fettsäuren festzustellen und Maßnahmen zu ergreifen, sie wieder so ins Lot zu bringen, dass uns unser gesamtes Potenzial zur Verfügung steht. Mit guter Ernährung, unterstützenden Heilkräuterrezepturen, Meditation, Bewegung und erholsamem Schlaf – und natürlich mit einer inneren Haltung der Fülle, dem „Glückspilzbewusstsein" – können wir Rahmenbedingungen schaffen, unter denen Selbstheilung und Weiterentwicklung auf jeder Ebene besser gelingen können.

In unserer durchgeschüttelten Welt geht es mehr denn je darum, eine Vision zu entwickeln und dabei alle biologisch angelegten Ressourcen zu nutzen, um die beste Version unserer selbst zur Entfaltung zu bringen. Wir sind eingeladen, uns der inneren Weisheit hinzugeben und uns von ihr tragen zu lassen – ohne Angst, aber im tiefen Vertrauen darauf, dass alles richtig ist, so wie es kommt.

Schleichende Autoimmunfeuer als Hindernis für ein langes, gesundes Leben

Was Menschen daran hindert, ihr volles Potenzial auszuleben, ist ein Entzündungsdruck, der sich über die Psyche und die Ernährung aufbaut und sich in schleichenden Entzündungsprozessen zeigt. Durchschnittlich sterben 2.500 Menschen pro Tag in Deutschland – bei 80 % dieser Fälle sind chronisch-degenerative Erkrankungen die Ursache. Diese Erkrankungen wiederum nehmen ihren Anfang meist in einer unnatürlichen Lebensweise, die stille Entzündungsprozesse im Körper auslöst. Genau genommen müssten Zucker, Nikotin, Alkohol und Zuchtfleischverzehr sofort von jedermann eingeschränkt werden.

Wir konsumieren im Durchschnitt 35 kg Zucker pro Jahr.

Wie ein durch Rajas und Tamas geprägter Lebensstil uns körperlich zerstört

Was haben so unterschiedliche Zivilisationskrankheiten wie Darmentzündungen, Arteriosklerose, Alzheimer, Arthritis, Diabetes oder Allergien gemeinsam? Fast immer liegt ihnen eine Entzündung zugrunde, die schleichend entsteht und oft lange Zeit unbemerkt bleibt. Es ist fast immer eine Autoimmunentzündung. Man kann sie mit einem Schwelbrand vergleichen, der langfristig das Leben einschränkt und sogar verkürzt. Die Gefahr, die von diesen Autoimmunentzündungen ausgeht, wird weitgehend unterschätzt.

Chronisch subklinische, also äußerlich kaum wahrnehmbare Entzündungen müssen heute als Hauptfaktor für das Entstehen langwieriger, chronisch-degenerativer Erkrankungen angesehen werden, die zu einem um acht Jahre verfrühten Tod führen. Was wir essen, wie wir uns bewegen, in welcher psychischen Verfassung wir uns befinden – all dies hat Einfluss auf unseren Organismus und kann uns gesund erhalten oder aber in eine körperliche Dysbalance bringen, die zu einem Autoimmunfeuer eskalieren kann.

Obwohl die Medizin enorme Fortschritte macht, müssen wir leider feststellen, dass sie uns nicht wirklich gesünder macht. Seit 1980 haben sich Zivilisationskrankheiten verdreifacht: Die Anzahl der an Diabetes erkrankten Patienten ist von 4 % auf 8 % gestiegen, Krebserkrankungen haben sich verdoppelt und speziell Darmkrebs sogar vervierfacht. Kardiovaskuläre Erkrankungen machen ein Drittel aller Krankheiten und Todesfälle aus. Obwohl alle diese Erkrankungen so vielschichtig sind und unterschiedliche Körperregionen betreffen, stellt sich die Frage, ob ihnen womöglich ein gemeinsamer Nenner zugrunde liegt. In unserem Körper können sich unbemerkt Entzündungen bilden, die zwar äußerlich kaum wahrnehmbar sind, sich jedoch dauerhaft festsetzen und chronifizieren können. In der Medizin und in der Naturheilkunde werden diese sogenannten stillen Entzündungen als Hauptrisikofaktoren für das Entstehen langwieriger chronischer und lebensbedrohlicher Erkrankungen angesehen.

Auswirkungen im gesamten System

Allerorts sind wir heute Giften ausgesetzt: Umweltgiften, Schwermetallen, Transfettsäuren oder Zucker in Nahrungsmitteln, um nur einige Beispiele zu nennen. Dringen permanent neue, die Selbstheilung überfordernde Giftstoffe (Toxine) in unser System ein, kommt es zu einer Chronifizierung des inneren Schwelbrandes: Äußerlich kaum wahrnehmbare Entzündungen entstehen, breiten sich langsam im Körper aus und können großen Schaden anrichten. Sie bahnen sich ihren Weg zu unseren Organen und verursachen hier eine langsame Zerstörung von Gewebe. Prinzipiell kann es jedes Organsystem treffen: den Darm (Colitis ulcerosa), die Innenwände der Gefäße (Arteriosklerose), Nerven und Gehirn (Alzheimer, Demenz), Knochen (Osteoporose), Gelenke (Arthritis), die Bauchspeicheldrüse (Diabetes), Schleimhäute (Allergien) oder unsere Reproduktionsorgane (Unfruchtbarkeit).

Trotz modernster medizinischer Errungenschaften leiden heute immer mehr Menschen an chronisch-entzündlichen Erkrankungen, die letztlich zu chronisch-degenerativen Erkrankungen führen.

Teilweise kommt es auch zu frühzeitigem Organversagen. Die Pharmaindustrie kann bei den genannten Beschwerdebildern häufig keine geeigneten Heilmittel zur Verfügung stellen – die Feuerwehr greift quasi erst dann ein, wenn das Haus schon zur Hälfte abgebrannt ist. Sogenannte nichtsteroidale Schmerzmittel (z. B. Ibuprofen) oder Kortikosteroide (Cortison) helfen zwar im akuten Fall sehr effektiv, bei einer vorbeugenden Langzeiteinnahme sind sie jedoch belastend für den Körper – abgesehen davon, dass sie die Ursachen völlig außer Acht lassen.

Versteckte Symptome mit nachhaltigen Folgen

Das Hinterlistige an stillen Entzündungen ist, dass sie nicht durch sichtbare äußere Zeichen wie Rötung, Schwellung und Überwärmung erkennbar sind. Der Prozess verläuft schleichend, die Symptome sind oft unspezifisch und eher allgemeiner Natur. Wegen der lang anhaltenden Dauer führt das nicht selten zu erheblichen Lebenseinschränkungen. Es stellen sich Erschöpfung, Schwäche und allgemeine Müdigkeit ein. Doch auch eine gegenteilige Symptomatik mit starker Ruhelosigkeit und Anspannung kann auftreten. Schlafstörungen oder Kopfschmerzen gehen ebenfalls gerne mit chronischen, unbemerkten Entzündungen einher. Darm und Magen reagieren mit Verdauungsstörungen oder Nahrungsmittelunverträglichkeiten. Die geschwächte Abwehr hat wiederkehrende Infekte zur Folge und es entwickeln sich Funktionsstörungen an den unterschiedlichsten Organen.

Die langfristigen gesundheitlichen Konsequenzen, die sich auf dem Boden der unbemerkten Entzündungen entwickeln, können massiv sein: So werden unter anderem Adipositas (Fettleibigkeit), Typ-2-Diabetes, Arteriosklerose (Arterienverkalkung), Herzinfarkt, Schlaganfall, viele Autoimmunerkrankungen wie Allergien oder Multiple Sklerose, Tumorerkrankungen, depressive Verstimmungen, Schlafstörungen, Demenz sowie ADHS (Aufmerksamkeitsdefizit-/Hyperaktivitätsstörung) und CFS (Chronic Fatigue Syndrome = chronisches Erschöpfungssyndrom) mit unbemerkten Entzündungen in Zusammenhang gebracht.

Wie entsteht eine stille Entzündung?

Prinzipiell sind zwei Hauptursachen für chronische Entzündungen maßgeblich: Stress infolge von psychosozialen und emotionalen Herausforderungen (Rajas) sowie Störungen im Mikrobiom (Bakterienbesiedelung) des Darms – ausgelöst vor allem durch eine regelmäßige Fehlernährung über einen langen Zeitraum, Nahrungsmittelunverträglichkeiten und/oder die häufige Einnahme von Medikamenten wie beispielsweise Antibiotika. Durch diese Mikrobiom-Dysbalancen können unterschiedlichste Endotoxine – Zerfallsprodukte von Bakterien, allen voran bakterielle Lipopolysaccharide (LPS) – über die gestörten Schutzmechanismen der Darmwand hindurch in den Blutkreislauf übertreten. Bereits bei geringen Endotoxin-Konzentrationen im Blut schüttet der Körper entzündungsfördernde Zytokine aus. Diese vom Körper produzierten Eiweiße locken beim Eindringen eines Erregers Immunzellen an den Infektionsort und sorgen für eine stärkere Durchblutung des betroffenen Gewebes. Hält die Belastung mit Lipopolysacchariden über einen längeren Zeitraum an, entwickeln sich verborgene Entzündungen, die langfristig das Gewebe massiv schädigen.

Auch Allergene und Umweltschadstoffe erhalten schleichende Entzündungsprozesse am Leben.

Entzündungsprozesse werden darüber hinaus auch durch erhöhten Zuckerkonsum, Transfettsäuren (unter anderem in Margarine, Bratfetten, Backwerk) sowie ein Übermaß an Omega-6-Fettsäuren gefördert.

Dem Entzündungsdruck auf der Spur

Um das Risiko einer bestehenden stillen Entzündung im Körper abzuschätzen oder ihren Verlauf zu beobachten, gibt es bestimmte Werte, die im Blut bestimmt werden können. Von besonderer Bedeutung in der Diagnostik ist das hochsensitive C-reaktive Protein (hsCRP). Der Nachweis dieses Markers ist 10-mal sensitiver als der des normalen CRP, das Hinweise auf akute Infektionen und Entzündungen liefert. Der Grenzwert des normalen CRP für eine Infektion oder Entzündung liegt in der Regel bei über 5 mg/l. Die Höhe des gemessenen Wertes korreliert dabei mit der Schwere der Infektion und kann Werte von über 200 mg/l erreichen. Bei einem hsCRP-Wert muss bereits oberhalb von 0,1 mg/l eine unterschwellige Entzündung befürchtet werden. Ab einem Wert von 0,5 mg/l ist sie ziemlich sicher anzunehmen (die Grenzwerte können laborabhängig variieren).

Akute Entzündungen sind kurz andauernde Selbstheilungsprozesse, in denen sich das System oft aus eigener Kraft wieder in Balance bringt. Potenziell gefährliche Stoffe werden beseitigt, Krankheitserreger getötet und geschädigtes Gewebe erfährt schnell und effektiv eine Selbstreorganisation. Die klassisch sichtbaren Zeichen der akuten Entzündung sind Rötung, Schwellung, Überwärmung, Schmerz sowie Funktionseinschränkungen. Mit anderen Worten: Wir spüren die Entzündung deutlich. Ist der Auslöser wieder beseitigt – normalerweise nach ein paar Tagen – und der Heilungsprozess vollendet, stoppt die Entzündung.

Chronische Entzündungen sind dagegen weniger spürbar und gehen langsam vonstatten, halten dafür aber deutlich länger an. Manchmal bleiben sie sogar dauerhaft bestehen und noch dazu komplett unbemerkt. Diese chronischen unterschwelligen (stillen) Entzündungen entstehen, wenn zum Beispiel auf Basis eines ungesunden oder unnatürlichen Lebensstils eine Belastung der nächsten folgt und der Körper diese nicht mehr ausreichend kompensieren kann. Die Entzündungen breiten sich dann verdeckt aus und werden nicht mehr wahrgenommen. Sie belasten den Körper enorm und er muss ohne Unterlass gegen sie ankämpfen.

Ursachen für stille Entzündungen:

- Stress/Adrenalindominanz (Überforderung durch ungünstige Glaubenssätze und einschränkende Gedanken)
- Mangel an Ausgleich (z. B. durch Entspannung, Sport, frische Luft)
- Sympathikotone Grundhaltung durch psychosoziale und psychoemotionale Belastungsfaktoren
- Störungen des Mikrobioms bzw. der Darmschutzbarriere (z. B. durch Antibiotika, Fehlernährung, zu wenig sekundäre Pflanzenstoffe)
- Umweltgifte (z. B. Elektrosmog, Schadstoffe, Nikotin, Pestizide, Weichmacher, Schwermetalle)
- entzündungsfördernde Nahrung
- Bakterien, Viren, Parasiten

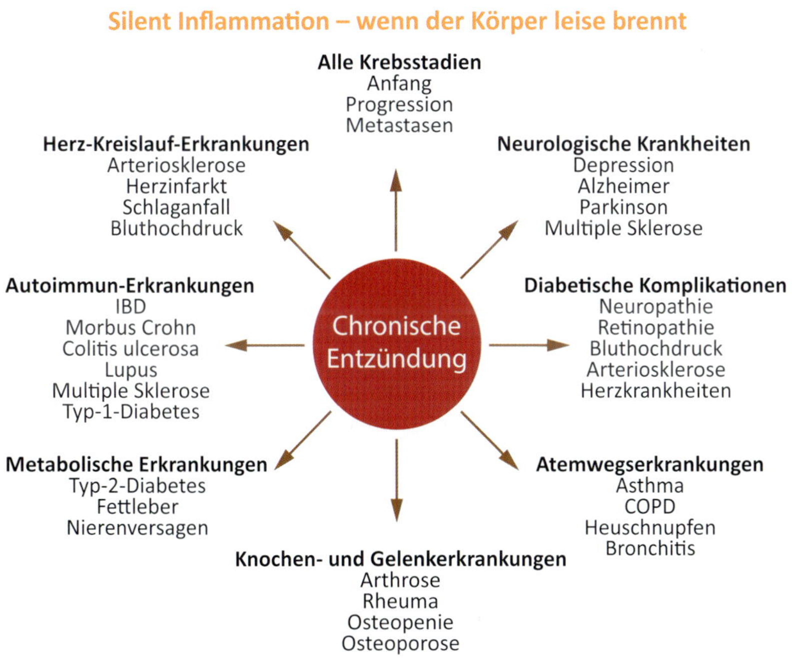

Abb. 10: Stille Entzündungen führen zu chronisch-degenerativen Erkrankungen

Verhältnis von Omega-6-Fettsäuren zu Omega-3-Fettsäuren

Auch das Verhältnis von Omega-6-Fettsäuren zu Omega-3-Fettsäuren bzw. von AA (Arachidonsäure) zu EPA (Eicosapentaensäure) und DHA (Docosahexaensäure) liefert wichtige Hinweise dafür, ob ein Übermaß an Omega-6 ständig neues Öl ins Feuer gießt und eine Entzündung am Laufen hält. Hohe Omega-6-Werte und niedrige Omega-3-Werte müssen als Hauptrisikofaktor für nicht erkennbare Entzündungen und damit auch für chronische Erkrankungen insbesondere im höheren Lebensalter angesehen werden. Je größer das Missverhältnis zwischen Omega-6 und Omega-3 ist, desto häufiger werden gewebsschädigende freie Sauerstoffradikale gebildet, desto stärker und dauerhafter vollziehen sich entzündliche Reaktionen und desto ausgeprägter wird das immunologische Gleichgewicht in Richtung überschießender Immunabwehr verschoben. Eine Fettsäureanalyse des Blutes gibt Aufschluss darüber, welches Fettsäureverhältnis im eigenen Körper vorherrscht.

Wirkungsweise von Arachidonsäure (Omega-6):

- fördert stille Entzündungen
- erhöht den Blutdruck
- verengt die Gefäße und führt zu Arteriosklerose und Thrombosen
- begünstigt die Entstehung von Herz-Kreislauf-Erkrankungen

Wirkungsweise von EPA und DHA (Omega-3):

- wirken entzündungshemmend
- senken den Blutdruck
- wirken gefäßerweiternd und hindern die Blutplättchen an Verklumpung
- senken schädliche Blutfettwerte (Triglyzeride)
- schützen vor Demenzerkrankungen
- wirken positiv bei Depressionen, Aggressionen und Hyperaktivitätsstörungen

Entzündungsfördernde Lebensmittel

Zu den Lebensmitteln, die eine entzündungsfördernde Wirkung haben, gehören unter anderem:

- Alkohol
- industrielle Speiseöle wie Sonnenblumenöl, Weizenkeimöl, Distelöl,

Palmöl, Margarine (enthalten einen hohen Anteil an Omega-6-Fettsäuren)
- Transfette in frittierten Speisen, Backwaren, Panaden, vielen Saucen, Müsliriegeln (entstehen beim industriellen Härten von Ölen sowie beim Erhitzen/Braten von ungesättigten Fettsäuren)
- verarbeitete Lebensmittel und Fertigprodukte wie Tiefkühlpizza, Fruchtjoghurt, gezuckerte Müslis, Süßigkeiten, Backwaren
- (glutenhaltiges) Getreide, Soja, Mais
- raffinierter Zucker und Fruktose
- verarbeitetes Fleisch (Wurst), Fleisch von Tieren, die mit Soja, Mais oder anderem Omega-6-Mastfutter gefüttert wurden
- Nahrungsmittel, auf die man mit Unverträglichkeiten oder allergisch reagiert
- Milchprodukte

Entzündungshemmende Lebensmittel

Zu den Lebensmitteln, die eine entzündungshemmende Wirkung haben, gehören unter anderem:
- Algen wie AFA, Chlorella, Knotentang und Spirulina sowie Algenöl
- Gewürze wie Ingwer, Kurkuma, Zwiebelgewächse, Knoblauch, Nelken, Rosmarin, Thymian, Pfeffer, Chili, Oregano, Petersilie, Brennnessel
- Obst mit hohem Gehalt an Polyphenolen, Flavonoiden und Antioxidantien: rote Beeren – vor allem Heidelbeeren, Himbeeren, Johannisbeeren, Maulbeeren, Holunderbeeren, Acai, Aronia, Goji, Cranberry
- Enzymfrüchte: Papaya, Ananas, Guave, Feige
- Grünes Gemüse: Spinat, Rosenkohl, Blumenkohl, Brokkoli, Paprika, Oliven, grüne Bohnen, Grünkohl, Mangold, Lauch, Fenchel
- Wurzeln: Astragalus, Ginseng, Maca, Ashwangandha, Taigawurzel, Yamswurzel

Wirkungsweise von Algenölen (Schizochytrium-Alge):

Mikroalgen fördern unsere Selbstheilungsprozesse in besonderem Maße und besitzen einen hohen vorbeugenden Stellenwert, insbesondere was unser Gefäßsystem betrifft. Leinöl, das hohe Mengen an Alpha-Linolensäure (ALA) enthält, wird zwar oft bei entzündlichen Erkrankungen empfohlen, ist allein aber keinesfalls ausreichend. ALA ist die Ausgangs-

Mikroalgen wie die Schizochytrium-Alge sind reich an Omega-3-Fettsäuren und wirken entzündungshemmend.

substanz für die beiden Fettsäuren EPA und DHA der Omega-3-Reihe. Allerdings wird ALA vom Körper nur in einem sehr geringen Maße zu EPA und DHA umgewandelt. Zudem hemmen ALA-reiche Öle das Enzym Delta-6-Desaturase, das Linolsäure in Gamma-Linolensäure umwandelt. Sie gehört zwar zu den Omega-6-Säuren, ist aber für unsere Gesundheit förderlich, da sie neben einer Unterstützung des Nervensystems auch entzündungshemmend wirkt. Ein Mangel dieser Fettsäure kann daher eine Entzündung sogar noch verstärken.

Vorbeugung und Therapie: 7 Schritte gegen schleichende Entzündungen

Die folgenden Punkte sind unerlässlich, wenn es darum geht, schleichenden Entzündungsprozessen im Körper vorzubeugen oder ihre Behandlung zu unterstützen:

1. Entscheidung/Absicht: Wie will ich leben? Bin ich wirklich bereit, etwas dafür zu tun?
2. Konsequente Nahrungsumstellung auf antientzündliche Ernährung:
   - Verzehr von 10 Portionen Obst und Gemüse (1 Portion = 80 g) pro Tag (oder *Ethno Health Eiweiß-Vitalkomplex*)
   - Einnahme von Omega-3-Algenöl (z. B. *Omega 3 plus* von *Ethno Health*, 5 ml pro Tag)
3. Sorgfältige Mundhygiene, da sich von hier Entzündungen ausbreiten
4. Pflege der Darmflora durch regelmäßige probiotische Kuren mit Bifido- und Laktobazillen (z. B. *Ethno Health Darmkraft*, 3x2 Kapseln pro Tag) und ausreichend Ballaststoffe (= Präbiotika), um die Verdauung und die Darmflora zu stärken
5. Konsequente Ausschaltung von Giften und sicher entzündungsfördernden Umweltfaktoren (Nikotin, Süßigkeiten, Übergewicht)
6. Entschleunigung, Atemübungen, Achtsamkeitstraining zur Stärkung des Vagusnervs (morgens 11 Minuten, abends 20 Minuten Mantrameditation)
7. Körperliche Bewegung oder Sport (2,5 Stunden pro Woche oder 20 Minuten pro Tag mit Puls über 100)

Stille Entzündungen lassen sich mit einer hochdosierten Heilkräuterrezeptur aus Curcuma (*Curcumin*), Ingwer (*6-Shogaol*), Weihrauch (*Boswellin*), Myrrhe (*Guggulu*), Weidenrinde (*Salicylate*) und ähnlichen Wirkstoffen effektiv behandeln. Zu Hilfe kommen dabei moderne Diagnoseverfahren wie der TNF-alpha-Hemmtest, mit dem sich individuell bestimmen lässt, welche der oben genannten Heilkräuter den Entzündungsmarker TNF-alpha am stärksten reduzieren. So lässt sich bei vielen Erkrankungen wie Rheuma, Krebs, Hashimoto oder Colitis ulcerosa individuell die richtige Heilpflanzenrezeptur finden, die dann wiederum als Infusion gegeben werden kann – und dies unter ständiger Kontrolle der Entzündungsmarker in Blut und Darm.

Eine konsequent gesunde Lebensweise verhindert schleichende Entzündungsprozesse im Körper.

Die folgenden *Ethno Health* Naturheilkräuter können zur Vorbeugung und Therapie bei allen Krankheiten dienen, die durch Entzündungen hervorgerufen werden:

- *Inflam-Komplex*
- *Immunkraft*
- *Omega 3 plus*
- *Bupleurum 9*
- *Darmkraft*
- *Zellschutz-Komplex*

Kapitel 4 Vegane Ernährung – Wichtiger Baustein auf dem Weg zur Freiheit

Schon das Genie des 20. Jahrhunderts, Albert Einstein, hat gesagt: „Nichts wird die Gesundheit der Menschen und die Chance auf ein Überleben auf der Erde so steigern wie der Schritt zur vegetarischen Ernährung."

Das sind erstaunliche Worte von Albert Einstein zu einer Zeit, in der man noch nicht so viel über die Zusammenhänge und Auswirkungen der Ernährung auf Gesundheit, Umwelt, Klima, Welthunger, Tier- und Menschenrechte wusste. Hätte Albert Einstein damals bereits über die jetzigen Erkenntnisse der modernen Wissenschaften verfügen können, so wäre seine Aussage mit Sicherheit leicht modifiziert erfolgt: „Nichts wird die Gesundheit der Menschen und die Chance auf ein Überleben auf der Erde so steigern wie der Schritt zur veganen Ernährung."

Die Ernährungsgewohnheiten der Industrienationen haben dramatische Auswirkungen auf die Gesundheit der Menschen, auf den Klimawandel, auf die Umwelt insgesamt, auf das Schicksal von Milliarden Tieren und Millionen hungernder Menschen.

So will ich an dieser Stelle für die vegane Ernährung oder, wie mein Freund Ruediger Dahlke es nennt, für das „Friedensessen" (Peace Food) werben. Jeder, der krank ist und gesund werden möchte oder dem Wachstum und Weiterentwicklung wichtig sind, kommt um eine Änderung seiner Essensgewohnheiten nicht herum. Das zeigen und bestätigen meine Erfahrungen mit meinen Patienten seit über 35 Jahren. Und dennoch bin ich kein Freund von Dogmatismus. Manchen kann es aber durchaus helfen, erst einmal flexivegan zu beginnen, indem Ziegen- und Schafskäse und zu besonderen Anlässen auch einmal Wild gegessen werden. So bleibt es jedem selbst überlassen, sich Schritt für Schritt einmal intensiver, einmal entspannter dieser Herausforderung zu nähern.

Wir müssen uns der Tatsache bewusst werden, dass gewöhnliches Essen kein „Peace Food" ist, sondern zerstörerisch wirkt, und dass wir durch das Erzeugen von Leid nicht zuletzt auch karmische Rahmenbedingungen schaffen, die spirituelles Wachstum, wenn überhaupt, nur bis zu einer bestimmten Stufe zulassen.

Die Kinder der Massai lernen schon früh: „Gegessen wird nur, was gesund und stark macht." Wozu auch sollte man Dinge essen, die einen krank machen?

Tatsächlich werden wir „schuldig", wenn wir zum Hunger der Ärmsten der Armen in den ärmsten Ländern der Welt beitragen, weil unsere reichen Länder ihnen ihre Nahrung als Tierfutter für unsere Schlachttiere wegkaufen. Auch die Qual, die unzählige Tiere in unseren Massentiergefängnissen und Großschlachthöfen erwartet, ist für sensible Menschen schwer erträglich und eine enorm große karmische Belastung für uns, die wir die Verantwortung dafür tragen.

Fast alle Traditionen gehen davon aus, dass wir selbst der Befreiung, der Erleuchtung, dem Himmelreich Gottes mehr als alles andere im Weg stehen. Buddha- oder Christus-Bewusstsein ist immer und überall und auch in jedem von uns. Wir nehmen es nur nicht wahr, weil es verdeckt ist. Es ist wie ein Licht, das in unserem Kern (Diamanten) leuchtet, aber Schichten, die den vielen Häuten einer Zwiebel gleichen, hindern dieses Licht daran, nach außen zu strahlen. Das liegt am Verschmutzungsgrad der Schichten durch Gifte, Schlacken und Negativität, die das übliche moderne Leben mit sich bringt. Tierische Produkte sind es vor allem, die unsere Zwiebelschalen verschmutzen, verkleben und unser Licht daran hindern, nach außen zu dringen. Wer den Prozess seiner Meditationsübungen mit dem Ziel der Erleuchtung voranbringen will, wird den Schritt zu pflanzlich-vollwertiger Ernährung als wertvolle Hilfe und wundervolle Unterstützung erleben.

Da wir alle untrennbar miteinander verbunden und wie in einem riesigen Netzwerk voneinander abhängig sind, ist auch klar, dass wir uns selbst, anderen Lebewesen und dem Planeten keinerlei Schaden zufügen sollten.

Spirituelle „Allverbundenheit" wird dann gelingen, wenn wir die Ignoranz (Tamas) ablegen und uns den sattvischen Prinzipien zuwenden. Das bedeutet wahrhaftes Hinschauen, Transparenz, Ehrlichkeit, Wohlwollen und Mitgefühl gegenüber uns selbst und allen Lebewesen. Dies zu erreichen, ist schwer vorstellbar, solange wir durch den Konsum von Fleisch, Wurst, Milch, Käse, Eiern und anderen Tierprodukten …

- … die Schöpfung durch eine bewusste Inkaufnahme des Leids und des Todes von Tieren missbrauchen und ihr Schaden zufügen.
- … die uns geschenkte Gesundheit mit gesundheitsschädlichen Tierprodukten ruinieren.
- … unseren Mitmenschen in der sogenannten „Dritten Welt" Nahrung vorenthalten und sie verhungern lassen, weil wir Nahrung vorrangig als Futter für unsere Masttiere brauchen.
- … daran mitwirken, die Umwelt zu zerstören, und durch Unterstützung der Nutztierhaltung eine Klimakatastrophe zu 50 % mit verursachen.

Vegan für die Gesundheit

Wir sind heute mit der Tatsache konfrontiert, dass Millionen von Menschen wegen massiver Fehlernährung insbesondere durch Fleisch, Milch, Milchprodukte, Eier, tierliche Fette und Proteine an Übergewicht, Bluthochdruck, Herzinfarkt, Angina pectoris, Schlaganfällen, Arteriosklerose, Osteoporose, Krebs, Diabetes, Alzheimer und weiteren chronischen Erkrankungen leiden und sterben.

Neben Transfettsäuren und Omega-6-Fettsäuren reichern sich vor allem Umweltgifte und Schwermetalle im Fettgewebe von Tieren an und schüren schleichende „Entzündungsfeuer".

Unzählige ernährungswissenschaftliche Untersuchungen der letzten Jahre offenbaren einen Zusammenhang zwischen dem Konsum von Tierprodukten und diesen schweren Erkrankungen. Die Belastung von Fisch mit Umweltgiften wie Dioxinen und Schwermetallen wurde in den letzten Jahren intensiv untersucht und in einem erschreckend hohen Ausmaß nachgewiesen.

Die Universitäten von Barcelona und Granada haben 2009 in verschiedenen Studien die Quecksilberbelastung von Kindern und Schwangeren untersucht und einen eindeutigen Zusammenhang zwischen Fischkonsum und Quecksilberbelastung festgestellt. Eine erhöhte Quecksilberkonzentration beeinträchtigte eindeutig die geistige Leistungsfähigkeit der Kinder (Gedächtnis, Sprache) und war mit einer Entwicklungsverzögerung verbunden.

Laut Untersuchungen des Schweizer Bundesamtes für Gesundheit (BAG) von 2009 und 2013 stammen 92 % der giftigen und krebsauslösenden Substanzen in der Nahrung (Dioxine und PCB) aus Tierprodukten. Milch und Milchprodukte sind mit einem Anteil von 54 % die größten

Lieferanten für diese Giftstoffe. Auch das deutsche Umweltbundesamt hat dies 2014 in einer Publikation festgestellt: Die Aufnahme der krebserregenden Umweltgifte Dioxin und PCB durch den Menschen erfolgt zu über 90 % mit der Nahrung über tierische Lebensmittel wie Milch, Fleisch, Fisch und Eier.

Natürlich ist es schrecklich zu erfahren, dass Milchprodukte nicht nur Krebserkrankungen den Weg bereiten, sondern auch der Osteoporose. Viele Frauen nehmen schließlich Milchprodukte zu sich, um genau das zu verhindern. In Ländern fast ohne Milchkonsum, wie in Japan, sind sowohl Osteoporose als auch Diabetes Typ 1 praktisch unbekannt geblieben. In Ländern mit einem noch höheren Milchkonsum als hierzulande, etwa in Finnland, haben beide Krankheitsbilder sich zu Volksseuchen entwickelt.

Professor Dr. T. Colin Campbell, Autor der Ernährungsstudie *The China Study*, erklärt die Vorteile einer veganen Ernährung so: „In der Tat zeigen diese Untersuchungsergebnisse, dass die große Mehrheit von vielleicht 80 bis 90 % aller Krebserkrankungen, Herz-Kreislauf-Erkrankungen und anderen Formen von degenerativen Erkrankungen einfach durch eine rein pflanzliche Ernährung verhindert werden können, zumindest bis ins sehr hohe Alter. Zudem existieren nun beeindruckende Belege, die beweisen, dass fortgeschrittene Herzerkrankungen, bestimmte relativ weit fortgeschrittene Krebsarten, Diabetes und einige andere degenerative Erkrankungen durch Ernährung rückgängig gemacht werden können."

Vegan für Menschenrechte

Weltweit hungern etwa eine Milliarde (1.000.000.000) Menschen. Jede Sekunde stirbt auf diesem Planeten ein Mensch an Hunger: 30 Millionen (30.000.000) Menschen im Jahr. Täglich sterben zwischen 6.000 und 43.000 Kinder an Hunger, während ca. 40 % der weltweit gefangenen Fische, ca. 50 % der weltweiten Getreideernte und über 90 % der weltweiten Sojaernte an „Nutztiere" verfüttert werden.

80 % der hungernden Kinder leben in Ländern, die einen Nahrungsüberschuss produzieren, aber die Kinder bleiben hungrig oder verhungern, weil der Getreideüberschuss an Tiere verfüttert oder exportiert wird. Die Verfütterung von pflanzlicher Nahrung zur Erzeugung gesundheitsschädlicher Tierprodukte ist eine Absurdität, ein Skandal

und eine Verschwendung der Superlative: Für die Erzeugung von nur 1 kg Fleisch sind je nach Tierart bis zu 16 kg pflanzlicher Nahrung und 10.000-20.000 l (!) Wasser notwendig. Über den Umweg der Tierprodukte werden also riesige Mengen an pflanzlichen Nahrungskalorien verschwendet, die dann den Menschen nicht mehr zur Verfügung stehen.

Aus der sogenannten „Dritten Welt" werden pflanzliche Nahrungsmittel für die „Nutztierhaltung" in die Industrienationen exportiert, obwohl Kinder und Erwachsene in diesen armen Staaten hungern und an Hunger sterben. Hier passt die bekannte Redewendung: „Die Tiere der Reichen essen das Brot der Armen." So kam es beispielsweise 1984 nicht deshalb zu einer Hungersnot in Äthiopien, weil die dortige Landwirtschaft keine Nahrungsmittel produziert hatte, sondern weil diese Nahrungsmittel nach Europa exportiert und dort an „Nutztiere" verfüttert wurden. Während der Hungerkrise, die viele zehntausend Menschen das Leben kostete, importierten europäische Staaten weiter Getreide aus Äthiopien, um damit Hühner, Schweine und Kühe zu füttern. Wäre das Getreide dazu verwendet worden, die äthiopischen Menschen vor Ort zu ernähren, hätte es keine Hungersnot gegeben. In Guatemala sind etwa 75 % der Kinder unter fünf Jahren unterernährt. Trotzdem werden jährlich weiterhin über 17.000 Tonnen Fleisch für den Export in die USA produziert.

Für die Mästung dieser Tiere sind gigantische Mengen an Getreide und Soja notwendig, die den unterernährten Kindern fehlen. Anstatt die hungernden Menschen auf der Welt zu ernähren, nehmen wir ihnen die Nahrung, um damit die gequälten „Nutztiere" zu mästen und unsere krank machende Sucht nach Fleisch, Eiern und Milch zu befriedigen. Durch den riesigen Bedarf der Tierindustrie an Soja und Getreide steigen zusätzlich noch die Preise dieser Nahrungspflanzen an, sodass sie für viele Menschen in den Hungerländern unerschwinglich werden.

„Es erscheint jetzt offensichtlich, dass eine vegane Ernährung die einzige ethische Antwort auf das weltweit dringlichste Problem sozialer Ungerechtigkeit ist."
- THE GUARDIAN, 2002

Vegan für Tierschutz und Tierrechte

In unserer Gesellschaft gilt es als völlig normal und angeblich als moralisch zulässig, Tiere zum Nutzen des Menschen auszubeuten (z. B. „Milchkühe"), zu quälen (z. B. Tierversuche und Massentierhaltung) und hinzurichten (z. B. „Schlachttiere" oder männliche Küken).

Die Evolution hat den Menschen mit den Fähigkeiten und Mitteln ausgestattet, diese Ausbeutung der Tiere zu realisieren und zu industrialisieren – ein privilegierender und verführerischer Umstand für den Menschen, weil er sich mit der Macht des Stärkeren das „Recht des Stärkeren" verleihen kann. Das „Recht des Stärkeren" ist somit die Grundlage für die Ausbeutung, das Quälen und das Töten von Tieren. Hinschauen und Mitgefühl – Fehlanzeige. Dabei sind doch Tiere unsere Freunde ... und Freunde isst man nicht. Der sogenannte „Tierschutz" versagt beim Schutz der „Nutztiere" völlig, denn er ist in Wirklichkeit bestenfalls ein „Kuscheltierschutz" für Hund und Katze.

Vegan für Klima und Umweltschutz

Albert Einstein hat nicht nur zu seiner Zeit bereits eine vegetarische Ernährung propagiert, sondern auch gesagt: „Zwei Dinge sind unendlich: das Universum und die menschliche Dummheit. Aber beim Universum bin ich mir nicht ganz sicher."

Und genau deshalb ist das Überleben auf der Erde in größter Gefahr. Die „Nutztierindustrie" mit ihrer Produktion von Fleisch, Milchprodukten und Eiern ist durch den Ausstoß von Treibhausgasen wie Methan und CO_2 noch vor dem gesamten globalen Verkehr (Pkw, Lkw, Schiffe, Flugzeuge, Bahn) und der gesamten Industrie der Hauptverursacher der globalen Erwärmung und damit des Klimawandels. Die für das Weltklima wichtigen tropischen Regenwälder werden für Weideflächen der „Nutztiere" und zum Anbau von Futterpflanzen gerodet. Die „grüne Lunge" der Mutter Erde wird in einem nie dagewesenen Ausmaß vernichtet.

Im Jahr 2009 stellte das renommierte *Worldwatch Institute* in einer Studie fest, dass der Konsum von Fleisch, Milch, Fisch und Eiern für mindestens 51 % der weltweit von Menschen verursachten Treibhausgasemissionen verantwortlich ist.

Eine neue Studie des *Institute for Agriculture and Trade Policy* (IATP) und der Umweltorganisation *GRAIN* kam 2018 zu dem Fazit: „Gemeinsam sind die fünf größten Fleisch- und Molkereikonzerne bereits heute für mehr Treibhausgasemissionen pro Jahr verantwortlich als die Ölkonzerne Exxon Mobil, Shell oder BP."

Eine Studie der Oxford University aus dem Jahr 2016 zeigt ganz klar die enormen Vorteile einer veganen Ernährung auf:

- Eine vegane Kost hätte zur Folge, dass insgesamt jährlich 8,1 Millionen Menschen weltweit vor dem Tod bewahrt werden können.

- Bei einer komplett veganen Lebensweise der Menschheit würden jährlich enorme Kosten gespart. Bei den Gesundheitskosten betrüge die Ersparnis bis zu 1 Billion Dollar, bei den Umweltkosten bis zu 570 Milliarden Dollar pro Jahr.
- Bei einer rein veganen Lebensweise läge die Einsparung bei den ernährungsbedingten Treibhausgasemissionen bis 2050 bei 70 %.

Die Weltmeere werden zunehmend leergefischt, sodass auch hier eine ökologische Katastrophe bevorsteht, da die Bestände vieler Fischarten kurz vor dem Kollaps stehen. Rund 40 % der weltweit gefangenen Fische werden an „Nutztiere“ verfüttert. Bis zu 80 % des Fischfangs kann sogenannter „Beifang“ sein. Weltweit werden jährlich 39 Millionen Tonnen Tiere tot oder verletzt als „Beifang“ ins Meer zurückgeworfen, darunter 300.000 Wale, 300.000 Seevögel, mehrere Millionen Haie, 650.000 Robben und 250.000 Meeresschildkröten.

Die Weltmeere werden in einem gigantischen Ausmaß als Müllkippe für Chemikalien und Plastik missbraucht. Ein Großteil der Fische ist mit Giftstoffen erheblich belastet, sodass der Konsum dieser Fische inzwischen ein erhebliches gesundheitliches Risiko für den Menschen darstellt. Dies gilt insbesondere für Schwangere und Kinder.

Ist vegane Ernährung wirklich gesund?

Die amerikanische Gesellschaft für Ernährung (*Academy of Nutrition and Dietetics*, AND) kommt zu dem Schluss, dass vegetarische Ernährungsformen einschließlich veganer Ernährung – sofern richtig durchgeführt – für Erwachsene, Kleinkinder, Kinder und Heranwachsende gesund und nahrhaft sind, chronischen Krankheiten wie Herzerkrankungen, Krebs, Übergewicht und Diabetes vorbeugen und ihre Behandlung unterstützen können. Nach mehreren vorangegangenen Empfehlungen veröffentlichte die AND im Dezember 2016 erneut folgende Stellungnahme:

„Es ist die Position der *Academy of Nutrition and Dietetics*, dass sachgerecht geplante vegetarische Ernährungsformen, einschließlich der veganen Ernährung, gesund sind, ernährungsphysiologisch bedarfsgerecht sind und gesundheitliche Vorteile bei der Prävention und Behandlung von bestimmten Krankheiten bieten. Diese Ernährungsformen eignen sich für alle Phasen des Lebenszyklus, einschließlich Schwangerschaft, Stillzeit, Kleinkindalter, Kindheit, Jugendalter, älteres Erwachsenenalter und für Sportler. Pflanzlich basierte Ernährungsformen sind umweltverträglicher als Kostformen, die reich an tierlichen Produkten sind, weil sie weniger natürliche Ressourcen verbrauchen und mit viel weniger Umweltschäden behaftet sind. Vegetarier und Veganer haben ein verringertes Risiko für bestimmte Erkrankungen wie ischämische Herzkrankheit, Typ-2-Diabetes, Bluthochdruck, bestimmte Arten von Krebs und Fettleibigkeit. Eine niedrige Aufnahme von gesättigten Fettsäuren und eine hohe Zufuhr von Gemüse, Obst, Vollkornprodukten, Hülsenfrüchten, Sojaprodukten, Nüssen und Samen (alle reich an Ballaststoffen und sekundären Pflanzenstoffen) sind charakteristisch für vegetarische und vegane Ernährungsformen, die niedrigere Gesamtcholesterin- und LDL-Cholesterin-Werte verursachen und eine bessere Kontrolle der Serum-Glukose ermöglichen. Diese Faktoren leisten einen Beitrag zur Verringerung chronischer Erkrankungen. Veganer benötigen zuverlässige Quellen für Vitamin B12 wie angereicherte Nahrungsmittel oder Nahrungsergänzungsmittel."

Professor Dr. Claus Leitzmann, einer der renommiertesten deutschen Ernährungswissenschaftler, schreibt: „Studien mit vegan lebenden Menschen, die weltweit, aber auch von uns durchgeführt wurden, zeigen, dass Veganer/innen im Durchschnitt deutlich gesünder sind als die allgemeine Bevölkerung. Körpergewicht, Blutdruck, Blutfett- und Cholesterinwerte, Nierenfunktion sowie Gesundheitsstatus allgemein liegen häufiger im Normalbereich."

Das Geschenk des Körpers zu feiern, ihn wertzuschätzen und zu achten und ihn nur mit besten Nahrungsmitteln zu versorgen, sollte unsere vornehmste Aufgabe sein.

Peace Food: „Friedensessen"

„Persönlich meide ich seit guten 50 Jahren Fleisch und fühle mich leistungsfähig, energiegeladen und froh, dass ich an all dem Elend in Tier-Zucht-Häusern, bei Tiertransporten und in Schlachthöfen keinen Anteil mehr habe, den Hunger in der Welt nicht mehr fördere und folglich mitverantworten muss. Seit zwölf Jahren lebe ich ganz ohne Tiereiweiß und genieße die sich daraus ergebenden Geschenke in vollen Zügen.

Mit ‚Peace-Food' lassen unangenehme Körperausdünstungen nach und man hat mehr und bessere Energie, was sich leicht anfühlt und gehobene Stimmung mit sich bringt, die wiederum auch unsere wie auch immer gearteten Meditationsübungen fördert.

Die Seele bleibt bei der Entstehung von Krankheitsbildern im Sinne von ‚Krankheit als Symbol' wichtig, und ich stehe selbstverständlich voll und uneingeschränkt zur Krankheitsbilder-Deutung. Aber die andere Hälfte der Medaille ist der Körper, das Haus, in dem die Seele wohnt. Wir sollten folglich gut zum Körper und zu unserer Seele sein. Ganz nebenbei helfen wir so noch vielen anderen fühlenden Wesen. Essen für den Frieden ist nicht nur einfach, sondern auch höchst wirksam.

Wir selbst werden rascher Freunde anderer Menschen und der Erde und zu einem Werkzeug des Friedens, wie es Franz von Assisi nahelegte und so wundervoll formulierte: ‚Herr, mache mich zu einem Werkzeug Deines Friedens.' Nie war das leichter als mit Peace-Food."

- Ruediger Dahlke

Kapitel 5
Hochdosis-Heilpflanzen-rezepturen der Weltmedizin für heitere Gemütsruhe, Gelassenheit und ein waches Bewusstsein

Anwendungsgebiete

Wir können mit Heilpflanzenrezepturen unseren Körper und unseren Geist unterstützen, damit die Mantrameditation ihre volle Kraft entfalten kann.

- So baue ich Stress und Unruhe im Geist ab und stärke meinen Vagusnerv: *Lung* (TTM)
- So fördere ich meine Konzentration und Fokussierung: *Ziziphus 9* (TCM)
- So beruhige ich meinen Geist und sorge für einen erholsamen Schlaf: *Schisandra 13* (TCM)
- So entspanne ich meinen Körper: *Ayurveda Balance*
- So begegne ich Müdigkeit, Abgeschlagenheit und Erschöpfung: *Wurzel-Komplex*
- So stärke und unterstütze ich meine Gehirnleistung: *Gehirnkraft*
- So komme ich aus Widerstand und Anspannung in Gelassenheit und Ruhe: *Bupleurum 9* (TCM)
- So harmonisiere ich meinen Omega-3-Stoffwechsel und stärke meine Wahrnehmungsorgane: *Omega 3 plus*

- So reinige ich den Darm und stärke mein Mikrobiom: *Darmkraft*
- So reinige ich die Zirbeldrüse und entgifte meine Zellen: *MSM Green*
- So stärke ich mein Immunsystem: *Immunkraft*
- So stärke ich meine Herzkraft und Herzensenergie: *Herzkraft*
- So dämme ich Entzündungen ein: *Inflam-Komplex*

Wirkungsweise der Rezepturen

Bupleurum 9 (TCM)

- **Wirkkomplex:** Hasenohrwurzel
- **Ziel:** Entkrampfung, löst Schmerzen, Entspannung
- **Anwendung:** Muskelverspannungen, Kopf-, Nacken- und Gelenkschmerzen, innere Anspannung, anhaltende Oberflächensymptome wie gleichzeitiges Fieber und Frösteln, oft mit Shaoyang-Symptomen wie Druck und Völlegefühl in Brust und Oberbauch, Stress, Reizbarkeit, Leberprobleme, Tinnitus, Schwindel, Bluthochdruck
- **Zusammensetzung:** Chinesische-Hasenohrwurzel-Extrakt 10:1, Pinellia-Extrakt 10:1, Pfingstrosenwurzel-Extrakt 10:1, Zimtkassie-Zweig-Extrakt 10:1, Baikal-Helmkrautwurzel-Extrakt 10:1, Panax-Ginseng-Extrakt 10:1, Chinesische-Dattel-Extrakt 10:1, Ural-Süßholzwurzel-Extrakt 10:1, Ingwerwurzel-Extrakt (enthält 5 Prozent Gingerole)

Schisandra 13 (TCM)

- **Wirkkomplex:** Lebensbaumsamen
- **Ziel:** klarer, ruhiger Geist, erholsamer Schlaf, starkes Herz
- **Anwendung:** Herzunruhe, Grübeln, Gereiztheit, Widerstand, Palpitationen, Müdigkeit, Schlafstörungen, Konzentrationsstörungen, Vergesslichkeit, Verdauungsbeschwerden, Nachtschweiß, Zungenulzerationen, Wechseljahresbeschwerden
- **Zusammensetzung:** Rehmanniawurzel-Extrakt 10:1, Chinesische-Spargelwurzel-Extrakt 5:1, Schlangenbartwurzel-Extrakt 5:1, Chinesische-Engelwurz-Wurzelextrakt 10:1, Wilde-Dornkirsche-Samen-Extrakt 4:1, Chinesische-Beerentraube-Extrakt 2:1 (Schisandra

chinensis), Chinesischer-Lebensbaum-Samen-Extrakt 10:1, Ballonblumenwurzel-Extrakt 10:1, Ningpo-Braunwurzwurzel-Extrakt 10:1, Rotwurzel-Salbei-Extrakt 10:1, Panax-Ginseng-Extrakt 10:1, Kokosmyzel-Extrakt 10:1, Kreuzblumenwurzel-Extrakt 10:1

Ziziphus 9 (TCM)

- **Wirkkomplex:** Wilde-Dornkirsche-Samen
- **Ziel:** Selbstvertrauen, fester Wille, Kraft
- **Anwendung:** Angst, Unruhe, Erschöpfung, Herzklopfen, Vergesslichkeit, Konzentrationsstörungen, Schlaflosigkeit, exzessives Träumen, Zwänge und Phobien, Blutarmut, Zurückgezogenheit, Appetitlosigkeit, Blässe, schwache Mitte
- **Zusammensetzung:** Kokospilz-Fruchtkörper-Extrakt 10:1 (Poria cocos), Tragant-Wurzel-Extrakt 10:1 (Astragalus membranaceus), Drachenauge-Extrakt 5:1 (Longan), Ginseng-Extrakt 10:1 (Panax ginseng), Wilde-Dornkirschen-Extrakt 4:1 (Ziziphus jujuba Mill), Chinesische-Engelwurzwurzel-Extrakt 10:1 (Angelica sinensis Diels), Kreuzblumen-Wurzel-Extrakt 10:1 (Polygala tenuifolia), Chinesische-Datteln-Fruchtextrakt 10:1 (Ziziphus jujuba Mill. var.), Ingwer-Wurzelstock-Extrakt 10:1 (Zingiber officinale), Alant-Wurzelextrakt 10:1 (Aucklandiae radix), Ural-Süßholz-Wurzelextrakt 10:1 (Glycyrrhiza uralensis Fisch)

Lung

- **Wirkkomplex:** tibetische Lung-Rezeptur, Originalrezept aus 20 tibetischen Heilpflanzen
- **Ziel:** klarer, entspannter Geist, sattvische Fokussierung, Kreativität, Gemütsruhe, Gelassenheit
- **Anwendung:** typische Lung-Krankheiten wie Stress, Unruhe, Erschöpfung, übermäßiges Denken, Ängste, Nervosität, Schlaflosigkeit, psychische Erkrankungen, Depressionen, Herzunruhe, Herzstolpern, Tinnitus, Schwindel, Schulter- und Nackenverspannungen, Zahnfleischschwund, Empfindungsstörungen, Anämie, Parkinson, Multiple Sklerose, Kummer, Traurigkeit, Unsicherheit, Konzentrationsstörungen

Ayurveda Balance

- **Wirkkomplex:** Haritaki (Terminalia Chebula)
- **Ziel:** Gelassenheit, Ausgeglichenheit, Gemütsruhe, innere Balance
- **Anwendung:** alle Stresserkrankungen mit Adrenalindominanz und Vagusschwäche

Wurzel-Komplex

- **Wirkkomplex:** unter anderem Angelikawurzel, Tragantwurzel, Ginseng, Ashwangandha
- **Ziel:** Stärkung von Lebenskraft und Leistungsfähigkeit, Erhöhung von Standfestigkeit und Selbstbewusstsein
- **Anwendung:** Burnout, körperliche und psychische Schwächezustände, generalisierte Erschöpfung, Schlafstörungen, Müdigkeit, innere Rastlosigkeit, depressive Grundstimmung, Antriebslosigkeit, Alterungsstörungen

Gehirnkraft

- **Wirkkomplex:** Ginkgo, Hericium
- **Ziel:** steigert die Konzentration und Fokussierung, fördert erholsamen Schlaf, verbessert die Hirndurchblutung
- **Anwendung:** Konzentrationsstörungen, Gedächtnisschwäche, Vergesslichkeit, innere Unruhe, Schlafstörungen, Durchblutungsstörungen, Hörverlust, Tinnitus, Schwindel, depressive Verstimmung, Stärkung der geistigen Leistungsfähigkeit

Darmkraft

- **Wirkkomplex:** Laktobazillen und Bifidobakterien + Zink und Inulin
- **Ziel:** Aufbau einer gesunden Darmflora, Stabilisierung der Schleimhaut, Stärkung des Mikrobioms, Regulierung der Darmfunktion, Stärkung des Immunsystems, Harmonisierung des Tryptophanstoffwechsels
- **Anwendung:** Blähungen, Meteorismus, Colitis ulcerosa, Morbus Crohn, Divertikulose, chronische Durchfallerkrankungen, akuter Durchfall, Verstopfung, unterstützt die Darmsanierung und den

Aufbau der Darmflora nach Antibiotika- oder Chemotherapie, bei Dysbiose und Fehlbesiedelung

Immunkraft

- **Wirkkomplex:** Schisandra, Camu-Camu
- **Ziel:** Erhöhung der Vitalität, Schutz vor Grippe, Stärkung des Immunsystems
- **Anwendung:** akute und chronische Infekte, Stärkung des Immunsystems, Vorbeugung vor viralen und bakteriellen Infektionen

Herzkraft

- **Wirkkomplex:** Carnitin, Granatapfel
- **Ziel:** Verbesserung aller Herzfunktionen, Optimierung der Sauerstoffzufuhr im Gehirn
- **Anwendung:** Herzmuskelschwäche, Hypotonie, Antriebslosigkeit, schnelle Erschöpfung nach körperlicher Belastung, flache Atmung, Koronarsyndrom, Schwindel, orthostatische Dysregulation, Alterungserscheinungen, Stabilisierung von Herz, Kreislauf und Blutdruck

Inflam-Komplex

- **Wirkkomplex:** unter anderem Tripterygium, Weihrauch, Curcuma, Schwarzkümmel
- **Ziel:** Entzündungseindämmung, Abschwellung und Mobilisierung entzündeter Gelenke, schmerzlösend
- **Anwendung:** schleichende Entzündungen, Hashimoto, Colitis ulcerosa, Morbus Crohn, Arthritis, Rheuma mit Schmerzen und Schwellungen an Hand- und Fußgelenken, morgendliche Gelenksteife insbesondere in den Handgelenken, Fibromyalgie

Omega 3 plus

- **Wirkkomplex:** Schizochytrium-Algen (DHA, EPA), Hanfsamenöl, Curcumin in öliger Form, Vitamin D, Vitamin E, Rosmarinextrakt
- **Ziel:** stabilisiert die Darmflora, bekämpft Entzündungen, fördert die

Gehirnfunktion, unterstützt die Wahrnehmungsorgane, fördert die Sehkraft, schützt vor oxidativem Stress, stärkt das Immunsystem
- **Anwendung:** stille Entzündungen, Arteriosklerose, chronisch allergische Erkrankungen

MSM Green

- **Wirkkomplex:** unter anderem Chlorella-Alge, Weizengras, Gerstengras, Luzernenkraut, Korianderblätter, MSM, Sango-Koralle, beta-Glucan, Brokkoli, Grünkohl, Weißkohl, Wakame, Knotentang, Bärlauch
- **Ziel:** Entgiftung des Körpers, Entschlackung, Leberreinigung, Schwermetallausleitung
- **Anwendung:** schleichende Entzündungen, Übergewicht, Fettstoffwechselstörungen, Leberfunktionsstörungen, Vergiftungen

Nähere Informationen zu den einzelnen Rezepturen finden Sie auf: https://ethno-health.com/de/ oder www.medicalparc.de

Damit die Naturmedizinrezepturen ihre volle Wirkkraft entfalten können, wäre es für eine nachhaltige Gesundheit wünschenswert, wenn gewisse Rahmenbedingungen geschaffen werden, unter denen Heilung besser gelingen kann. Dazu gehören Ernährung, Entgiftung, Bewegung und Entspannung und natürlich die Ursachenbearbeitung. Ein Verständnis der ganzheitlichen Prozesse rund um die Ursache der Symptome und das Erkennen der Botschaften des Körpers wären ein weiterer Schritt in einem eigenen Entwicklungsprozess hin zu mehr Lebenskraft, Leichtigkeit und innerer Freiheit.

Praktische Tipps für sattvische Souveränität im Alltag

- Gehen Sie grundsätzlich vor 23 Uhr ins Bett und stehen Sie morgens mit der Sonne auf.
- Essen Sie flexivegan und fasten Sie mindestens einmal im Jahr für 7-9 Tage.
- Suchen Sie sich Ihr passendes Mantra und meditieren Sie ohne Ausnahme täglich – gleich nach dem Aufwachen mindestens 11 Minuten und abends mindestens 20 Minuten.
- Praktizieren Sie konsequent Handy-Fasten. Sie müssen über Ihre Handynutzung bestimmen, nicht andere Menschen. Schalten Sie Mitteilungstöne grundsätzlich aus. Stellen Sie Telefonruftöne auf Mantra- oder Meditationsmusik ein. Beantworten Sie E-Mails nie über das Handy.
- Schmunzeln und lachen Sie täglich mehrfach – es gibt genügend Gründe. Lachen entspannt Ihre Gesichtsmuskeln.
- Tun Sie täglich etwas Verrücktes.
- Wenn Sie immer in Ihrer Komfortzone bleiben, werden Sie nie Ihr volles Potenzial erreichen. Fürchten Sie keine Rückschläge, wenn Sie die Komfortzone verlassen. So lernen Sie, wachsen schneller und stärken Ihr Selbstvertrauen.
- Beobachten Sie die vorherrschenden Gunas – identifizieren Sie Rajas und Tamas, wann immer Sie das Gefühl haben, dass etwas aus der Balance gerät.
- Nutzen Sie den „Gong der Achtsamkeit“, um einmal pro Stunde 10 tiefe Atemzüge zu trainieren und so den Vagusnerv und damit Ihre sattvischen Energien zu stärken.
- Nutzen Sie nach Möglichkeit die Heilkräfte hochdosierter Naturheilkräuterrezepturen, wann immer Sie sich im Ungleichgewicht fühlen.
- Lassen Sie sich vom Augenblick berühren, atmen Sie in ihn hinein und lassen Sie sich begeistern von dem, was Ihre Sinne Ihnen mitteilen. Staunen Sie und schmunzeln Sie immer wieder über sich selbst, wenn Ihnen wieder einmal etwas nicht gelingt.

Danksagung

Mit der Fertigstellung dieses Buches erfülle ich mir noch einmal ein lang gehegtes Herzensanliegen. Zu wichtig ist mir als Arzt die Einbeziehung spürbarer Entspannungs- und Meditationstechniken in den Regenerations- und Selbstheilungsprozess. Wann immer unser System aus dem Gleichgewicht geraten ist, sind wir heute nicht mehr liebevoll eingeladen, sondern dringend aufgefordert, die Gründe dafür zu erforschen, Krankheitsursachen zu erkennen und an der Wurzel auszuschalten. Die Mantramedizin, wie ich sie hier definieren möchte, liefert uns dafür wertvolle Werkzeuge, um unser Leben auf allen Ebenen neu auszurichten.

Und so bin ich sehr erleichtert, dass es mir gelingen durfte, trotz zeitlich oft herausfordernder Umstände dieses Buch mit Freude und Leidenschaft zu vollenden. Dies wurde nicht zuletzt möglich dank zahlreicher Unterstützer aus meinem Team, denen mein Dank gilt, allen voran Katja Rieper, die mir in allen logistischen Fragen und bei der umfangreichen Recherche eine große Hilfe war. Besonderer Dank gilt Sukadev Bretz, Gründer und Leiter der mitgliederstärksten europäischen Yogabewegung Yoga Vidya e. V., Forscher, Autor und Übersetzer zahlreicher vedischer Grundlagenwerke, der mich mit seiner umfassenden Fachkompetenz bei der Auswahl und Übersetzung der wichtigsten Heilmantras nachhaltig unterstützt hat, sowie Simran Kaur Wester, die mich bei der Zusammenstellung der besten Mantras aus der Kundalini-Yoga-Tradition beriet. Nachhaltiger Dank gilt natürlich meinen Freunden und spirituellen Begleitern Alf Lüchow und Remo Rittiner sowie meinem tibetischen Freund und Mönch Geshe Gendun Yonten, die mich unzählige Male auf ihre bezaubernde sattvische Weise immer wieder ermutigt und inspiriert haben. Mein Dank gilt ferner Damodari, Peter Hess, Ulrich Krause und vielen anderen, die mich am Rande begleitet haben.

Voller Stolz und Dankbarkeit blicke ich natürlich auf meine Familie, meine Frau und meine beiden Töchter Josefine und Annabel, die mir oft unsichtbar, dafür aber nachhaltig den Rücken gestärkt und freie Zeitfenster möglich gemacht haben.

ANHANG

Mantramedizin – Die Dr. Hobert Kur am Steinhuder Meer

Mit dem Besten aus Ost und West zu den Quellen der Kraft

Durch Rückzug und Entschleunigung Veränderungsprozesse einleiten und kreativ neu gestalten

Abtauchen vom Alltag, Eintauchen in die Ruhe inmitten der Natur rund um das Steinhuder Meer und sich in unserer Praxis für Gesundheit verwöhnen und stärken lassen.

Steinhude ist ein historischer Fischerort am Steinhuder Meer. Die teilweise unberührte Natur lädt ein, Abstand zu gewinnen und die innere Ruhe wiederzufinden. Dieser Ort gibt Ihnen durch seine exklusiven Besonderheiten genau das, was Sie jetzt brauchen, um Körper, Geist und Seele neu auszubalancieren, Kraft zu tanken und neue Ideen zu sammeln.

Tägliche Meditationen mit einem persönlich ausgewählten Mantra und intensive Gespräche helfen, den Blick auf das zu lenken, was von Natur aus in uns angelegt ist und sich entfalten kann, wenn wir nun den Raum dafür schaffen.

In perfekter Atmosphäre bieten wir Ihnen ein bewährtes Kurprogramm zum Aufbau, zur Stärkung und zur Anregung Ihrer Selbstheilungskräfte. Im Mittelpunkt stehen dabei individuell auf Ihre körperliche Situation abgestimmte Anwendungen.

Erkenne, wer du wirklich bist – was du wirklich willst!

Gemeinsam mit Ihnen nehmen wir uns die Zeit, Ihre Lebensumstände und anstehenden Themen zu durchleuchten, um das wirklich Wesentliche hinter all den scheinbar wichtigen Dingen Ihres Lebens herauszustellen. Gleichzeitig beginnen wir, die Kräfte und Hindernisse, die zwischen Ihnen und einem gesunden und erfüllten Leben stehen, zu definieren und Sie in die Lage zu versetzen, diese zu transformieren.

Ursachen erkennen und ausschalten

Für Ihre körperlichen Beschwerden und Blockaden finden wir Ursachen und beginnen, diese mit einem auf Sie zugeschnittenen Behandlungskonzept auszuschalten. Mit modernsten Laboruntersuchungen können wir z. B. schleichende, energiefressende Entzündungsprozesse aufdecken und behandeln. Eine regelmäßige Kontrolle der Entzündungsparameter sichert dabei den messbaren Therapieerfolg.

Alles, was kommt, kann auch wieder gehen

Mit hochdosierten Naturmedizin-Infusionen (z. B. Curcuma, Resveratrol, DMSO) und verschiedensten Stärkungsinfusionen (z. B. Vitamine, Mineralien, Homöopathie), begleitet vom Besten aus der Traditionellen Chinesischen Medizin (insbesondere Akupunktur und Kräuterrezepturen), dämmen wir Entzündungsprozesse ein und stabilisieren Ihr System.

Die täglichen Anwendungen aus Infusionen, Akupunktur, Gesprächen und Entspannungstherapien dienen der Stärkung und inneren Neuausrichtung Ihres Systems. Mantrameditation mit einem individuellen Mantra und Yoga werden Ihren Aufenthalt in Steinhude intensiv begleiten, um Sie auf allen Ebenen in Ihre Balance zu bringen.

Der Kuraufenthalt ist auf 5, 7 oder 12 Tage ausgelegt (Ausnahmen sind möglich).

Im Anschluss an Ihren Aufenthalt stehen Ihnen Dr. Hobert und sein Team zu ausgewählten Zeiten zur Verfügung, um Ihren Neuausrichtungsprozess nachhaltig zu begleiten.

Buchung: www.drhobert.de oder kur@drhobert.de

Nützliche Adressen

Praxis Dr. med. Ingfried Hobert
Leinenweberstraße 19
31515 Steinhude am Meer
Tel. 05033-95030
www.drhobert.de

EthnoMed-Akademie
Dr. Ingfried Hobert
www.ethnomed.de

- Coaching-Programme, insbesondere Ausbildung zum Ethno Health Coach und zum Transformations-Coach
- Reisen und Online-Workshops mit Dr. Ingfried Hobert und Ruediger Dahlke
- Mantra-Challenge mit Deva Premal und Dr. Ingfried Hobert
- Online-Seminare mit Dr. Ingfried Hobert, Ruediger Dahlke, Daniela Herzberg, Antje Titelmeier u. v. a.

Ethno Health B.V.
www.medicalparc.de

- Informationen und Beratung zu Hochdosis-Heilkräuterrezepturen

Remo Rittiner
Yoga, Yogatherapie und Meditation
www.ayuryoga.ch

Sukadev Volker Bretz
Gründer und Leiter von Yoga Vidya e.V.
Vorsitzender des Bundes der Yoga Vidya Lehrer e. V.
www.yoga-vidya-kompakt.de

Ruediger Dahlke
TamanGa Lebensgarten
A - 8462 Gamlitz
www.tamanga.at

Simran K. B. Wester
Ausbilderin Kundalini Yoga
www.simran.de

ava chiba DIVINE ART
www.avachiba.com

Dr. phil. Geshe Gendun Yonten
31515 Steinhude am Meer
www.tibet-health.com

Alf Lüchow
Advaita Vedanta
alfluechow@web.de

Wissenschaftliche Studien

Verlangsamung des Alterungsprozesses

Einfluss der Meditation auf die Telomerase-Aktivität der Immunzellen

Originaltitel: Intensive meditation training, immune cell telomerase activity, and psychological mediators

Link zur Studie: https://pubmed.ncbi.nlm.nih.gov/21035949/

In dieser Studie wurden die Auswirkungen einer dreimonatigen Meditationsklausur auf die Telomerase-Aktivität sowie zwei weitere Faktoren untersucht, die zum Erleben von Stress beitragen: wahrgenommene Kontrolle und Neurotizismus. Außerdem wurde untersucht, ob die durch die Meditationspraxis entwickelten Qualitäten erhöhte Achtsamkeit und Lebenssinn für die Veränderungen der beiden stressbezogenen Variablen und der Telomerase-Aktivität verantwortlich waren. Als Ergebnis kann festgehalten werden, dass Meditation sich positiv auf die Telomerase-Aktivität auswirkt. Die Daten deuten darauf hin, dass die Zunahme der wahrgenommenen Kontrolle und die Abnahme der negativen Affektivität zu einer Steigerung der Telomerase-Aktivität beitragen, die sich auf die Länge der Telomere und die Langlebigkeit der Immunzellen auswirkt. Weiterhin wird durch die Meditationspraxis auch der Lebenssinn beeinflusst, der sich wiederum direkt auf wahrgenommene Kontrolle und negative Emotionalität und somit direkt und indirekt auch auf die Telomerase-Aktivität auswirkt.

Alter des Gehirns und Meditation: Jüngeres Gehirn bei Langzeit-Meditierenden

Originaltitel: Estimating brain age using high-resolution pattern recognition: Younger brains in long-term meditation practitioners

Link zur Studie: https://pubmed.ncbi.nlm.nih.gov/27079530/

In dieser Studie ging es darum, ob die Praxis der Meditation mit einem geringeren Alter des Gehirns in Zusammenhang steht. Dazu wurden 50 Langzeit-Meditierende und 50 Kontrollprobanden untersucht. Es wurde festgestellt, dass das Gehirn von Meditierenden im Alter von 50 Jahren ca. 7,5 Jahre jünger war als das Gehirn der Kontrollprobanden. Weitere Ergebnisse deuten darauf hin, dass Meditation sich positiv auf die Erhaltung des Gehirns auswirkt, zur Verlangsamung der Alterung beiträgt und effektiv vor altersbedingter Atrophie schützt.

Meditation verlangsamt altersbedingten Verlust grauer Hirnsubstanz

Originaltitel: Forever young(er): potential age-defying effects of long-term meditation on gray matter atrophy

Link zur Studie: https://www.frontiersin.org/articles/10.3389/fpsyg.2014.01551/full

In dieser Studie wurde der Zusammenhang zwischen Alter und grauer Hirnsubstanz in einer großen Stichprobe von Langzeit-Meditierenden und Kontrollprobanden ähnlichen Alters und Geschlechts untersucht. Dabei wurde festgestellt, dass der altersbedingte Verlust der grauen Hirnsubstanz bei Meditierenden weniger ausgeprägt war als bei den Personen in der Kontrollgruppe.

Fluide Intelligenz und funktionelle Hirnstruktur bei älteren Meditierenden

Originaltitel: Fluid intelligence and brain functional organization in aging yoga and meditation practitioners

Link zur Studie: https://www.frontiersin.org/articles/10.3389/fnagi.2014.00076/full

Artikel zur Studie: https://www.uni-giessen.de/ueber-uns/pressestelle/pm/pm77-14

Laut dieser Studie nimmt die sogenannte fluide Intelligenz, die für das Lösen neuartiger Aufgaben benötigt wird, bei Personen, die Yoga praktizieren und meditieren, langsamer ab als bei Personen ohne diese Praxis, aber mit gleicher Bildung und vergleichbar gesundem Lebensstil.

Psychische Gesundheit

Auswirkung von Yoga-Meditation auf pflegende Angehörige demenzkranker Menschen

Originaltitel: A pilot study of yogic meditation for family dementia caregivers with depressive symptoms: effects on mental health, cognition, and telomerase activity

Link zur Studie: https://onlinelibrary.wiley.com/doi/10.1002/gps.3790

In dieser Studie ging es um die Auswirkungen einer kurzen täglichen Yoga-Meditation auf die psychische Gesundheit, kognitive Leistungsfähigkeit und Telomerase-Aktivität der Immunzellen bei pflegenden Angehörigen demenzkranker Personen. Die Teilnehmer wurden in zwei Gruppen unterteilt. Über einen Zeitraum von 8 Wochen hörte eine Gruppe täglich 12 Minuten lang Entspannungsmusik, während die andere Gruppe Kirtan Kriya praktizierte.

Die Pilotstudie ergab, dass eine kurze tägliche Meditationspraxis bei pflegenden Angehörigen demenzkranker Personen zu einer Verbesserung der geistigen und kognitiven Leistungsfähigkeit und zu einer Verringerung der depressiven Symptome führen kann. Diese Verbesserung geht mit einem Anstieg der Telomerase-Aktivität einher, die auf eine Verringerung der stressbedingten Zellalterung hindeutet.

Demenz

Auswirkung von Meditation auf Ruhezustandsnetzwerk und Hippocampus bei leichter kognitiver Beeinträchtigung

Originaltitel: Meditation's impact on default mode network & hippocampus in mild cognitive impairment: a pilot study

Link zur Studie: https://www.ncbi.nlm.nih.gov/pmc/articles/PMC4022038/

Die Pilotstudie konnte zeigen, dass eine achtsamkeitsbasierte Stressreduktion (mindfulness-based stress reduction; MBSR) bei Erwachsenen, die für eine Demenzerkrankung besonders anfällig sind, Atrophien im Bereich des Hippocampus reduzieren und die funktionelle Konnektivität in den Hirnregionen verbessern kann, die vom Krankheitsprozess besonders stark betroffen sind. Die Studie liefert einen ersten Hinweis darauf, dass bei einer Erkrankung, für die es keine Standardtherapie gibt und die zu Alzheimer führen kann, diese Form der Intervention mit begrenzten Nebenwirkungen potenziell von Nutzen sein kann.

Entzündungen

Meditation bei Patienten mit Reizdarmsyndrom und entzündlichen Darmerkrankungen

Originaltitel: Genomic and clinical effects associated with a relaxation response mind-body intervention in patients with irritable bowel syndrome and inflammatory bowel disease

Link zur Studie: https://journals.plos.org/plosone/article?id=10.1371/journal.pone.0123861

Artikel zur Studie: https://www.esanum.de/today/posts/studie-zeigt-wirksamkeit-von-meditation-bei-darmerkrankungen

Die Ergebnisse dieser Studie sprechen dafür, dass Meditation bei Patienten mit Reizdarmsyndrom und entzündlichen Darmerkrankungen krankheitsspezifische Messwerte, Angstgefühle und Schmerzen verbessern kann. Spezifische Veränderungen in der Genexpression, die sich auf wichtige Immunprozesse und Entzündungswege auswirken, deuten außerdem darauf hin, dass Meditation den negativen Auswirkungen von Stress entgegenwirken kann.

Meditation und Achtsamkeitstraining beim Reizdarmsyndrom

Originaltitel: Mindfulness training reduces the severity of irritable bowel syndrome in women

Link zur Studie: https://pubmed.ncbi.nlm.nih.gov/21691341/

Artikel zur Studie: https://www.reizdarmtherapie.net/reizdarm-yoga/

Diese randomisierte, kontrollierte Studie hat gezeigt, dass Achtsamkeitstraining im Rahmen einer Gruppe zu einer wesentlichen Verbesserung der Schwere von Darmsymptomen, verbesserter Lebensqualität und einem geringeren mit der Erkrankung verbundenen Leidensdruck führt. Die positiven Auswirkungen halten mindestens drei Monate nach dem Gruppentraining an.

Meditation reduziert Entzündungsprozesse im Körper und beeinflusst die Genexpression

Originaltitel: What is the molecular signature of mind-body interventions? A systematic review of gene expression changes induced by meditation and related practices

Link zur Studie: https://www.frontiersin.org/articles/10.3389/fimmu.2017.00670/full

Artikel zur Studie: https://www.gesundheitsstadt-berlin.de/so-beugt-yoga-entzuendungen-vor-11463/

In einer Analyse von 18 Studien konnten Wissenschaftler der Coventry University die Hypothese untermauern, dass Entspannungstechniken wie die Meditation eine Veränderung der Genexpression bewirken. Die Ergebnisse lassen darauf schließen, dass der Körper durch die Herabregulation bestimmter Gene weniger Entzündungsbotenstoffe ausschüttet, während andere Gene, die den Stoffwechsel und das Immunsystem anregen, vermehrt aktiviert werden.

Meditation verändert Histon-Deacetylasen und die Expression von Entzündungsgenen

Originaltitel: Rapid changes in histone deacetylases and inflammatory gene expression in expert meditators

Link zur Studie: https://pubmed.ncbi.nlm.nih.gov/24485481/

Artikel zur Studie: http://grenzwissenschaft-aktuell.blogspot.com/2014/01/studie-beweist-erstmals-meditation.html

In dieser Studie wurden die Auswirkungen einer eintägigen intensiven Achtsamkeitsmeditation bei sehr erfahrenen Meditationsteilnehmern auf die Ausprägung entzündlicher Gene untersucht. Die Kontrollgruppe ging über den gleichen Zeitraum ruhigen, aber nicht meditativen Beschäftigungen nach. Ein wesentliches Ergebnis besteht darin, dass bereits nach acht Stunden die Expression entzündungsfördernder Gene im Vergleich zur Kontrollgruppe verringert war.

Schmerzen

Meditation reduziert chronische Nackenschmerzen

Originaltitel: Mindfulness-meditation-based pain relief is not mediated by endogenous opioids

Link zur Studie: https://pubmed.ncbi.nlm.nih.gov/26985045/

Artikel zur Studie: https://www.zentrum-der-gesundheit.de/krankheiten/schmerzen/tipps-gegen-schmerzen/meditation-bei-nackenschmerzen 150000022

Diese Studie konnte zeigen, dass regelmäßige Meditation eine wirksame Behandlung zur Linderung chronischer Nackenschmerzen sein kann, die infolge der damit verbundenen seelischen Belastung zu Folgeerkrankungen wie Depressionen führen können.

Meditation hilft bei Migräne

Originaltitel: Effect of different meditation types on migraine headache medication use

Link zur Studie: https://www.tandfonline.com/doi/full/10.1080/08964289.2015.1024601

Artikel zur Studie: https://www.scinexx.de/news/medizin/meditation-hilft-bei-migraene/

In dieser Studie konnte gezeigt werden, dass Meditation die Häufigkeit von Migräne reduziert. Dazu wurden 92 meditationsunerfahrene Personen in unterschiedliche Meditationsformen und progressive Muskelentspannung eingeteilt, um die Häufigkeit, die Schwere von Kopfschmerzen und die Einnahme von Schmerzmitteln zu untersuchen. In der Gruppe, die eine spirituelle Meditationsform praktizierte, nahm die Häufigkeit der Migräne am stärksten ab. Ebenso verbesserte sie die Schmerztoleranz und reduzierte den Verbrauch von Analgetika.

Meditation verringert Schmerzempfindlichkeit

Originaltitel: Neuroimaging of meditation's effect on brain reactivity to pain

Link zur Studie: https://www.ncbi.nlm.nih.gov/pmc/articles/PMC2170475/

Artikel zur Studie: https://www.wissenschaft.de/erde-umwelt/weniger-schmerz-mit-meditation/

Diese Studie konnte zeigen, dass Menschen, die regelmäßig meditieren, weniger empfindlich auf Schmerz reagieren. Dies ist auf einen Rückgang der Aktivität in den Schmerzzentren des Gehirns zurückzuführen.

Gayatri-Mantra

Einfluss des Gayatri-Mantras nach Schlaganfall

Originaltitel: The influence of Gayatri Mantra and emotional freedom technique on quality of life of post-stroke patients

Link zur Studie: https://www.ncbi.nlm.nih.gov/pmc/articles/PMC7500173/

In dieser Studie wurde bei 46 Schlaganfallpatienten mit eingeschränkter Lebensqualität der Einfluss des Gayatri-Mantras und sogenannter Emotional Freedom Techniques (ein in den USA entwickeltes Konzept, dt. Techniken emotionaler Freiheit) auf die Lebensqualität der Patienten untersucht. Die Studie hat gezeigt, dass Gayatri-Mantra und EFT die Lebensqualität von Patienten nach einem Schlaganfall erheblich verbessern können. Alle

Probanden der Gruppe zeigten nach der Behandlung eine deutliche Verbesserung, während in der Kontrollgruppe keine Verbesserung eintrat.

Einfluss des Gayatri-Mantras auf die Aufmerksamkeit

Originaltitel: Comparison of effect of Gayatri Mantra and poem chanting on digit letter substitution task

Link zur Studie: https://www.ncbi.nlm.nih.gov/pmc/articles/PMC3807963/

In dieser Studie mit 60 Schülern (30 Jungen und 30 Mädchen) im Alter von 12-14 Jahren wurde untersucht, welchen Einfluss das Chanten des Gayatri-Mantras und die Rezitation von Gedichtzeilen auf den Zahlen-Symbol-Test haben. Die Studie konnte zeigen, dass das Chanten des Gayatri-Mantras zu einer erheblichen Verbesserung der Aufmerksamkeit beitragen kann.

Einfluss des Gayatri-Mantras auf Aufmerksamkeit, Gedächtnis und mentale Verfassung bei jungen Sportlern

Originaltitel: Gayatri Mantra chanting and its effect on attention, memory, anxiety and mental state in young athletes: a prospective study

Link zur Studie: https://www.sumathipublications.com/index.php/ijcrpp/article/view/348

In dieser prospektiven Studie wurde bei 45 jungen Sportlern die Wirkung des Gayatri-Mantras auf Aufmerksamkeit, Gedächtnis und mentale Verfassung untersucht. Als Ergebnis kann festgehalten werden, dass das Chanten des Gayatri-Mantras eine zentrale Rolle für das Wohlbefinden spielen und signifikante Auswirkungen auf Aufmerksamkeit, Gedächtnis und die mentale Verfassung von Menschen haben kann.

Mantra OM

Auswirkung von Bhramari Pranayama und OM auf die Lungenfunktion gesunder Personen

Originaltitel: Effect of Bhramari pranayama and OM chanting on pulmonary function in healthy individuals: a prospective randomized control trial

Link zur Studie: https://www.ncbi.nlm.nih.gov/pmc/articles/PMC4097894/

Die Ergebnisse dieser Studie sprechen dafür, dass Bhramari Pranayama (Bienenatmung) und das Chanten des Mantras OM die Lungenfunktion bei gesunden Personen wirksam verbessern können.

Neurokognitive Aspekte beim Hören der Silbe „OM“

Originaltitel: Neuro-cognitive aspects of “OM” sound/syllable perception: a functional neuroimaging study

Link zur Studie: https://www.tandfonline.com/doi/full/10.1080/02699931.2014.917609

Es wird angenommen, dass der Klang „OM“ inneren Frieden und Ruhe bewirkt. Das Hören von „OM“ führt zu einer kortikalen Aktivierung in entsprechenden Bereichen des Gehirns. Die Ergebnisse der Studie deuten darauf hin, dass das Hören von „OM“ neuronale Systeme aktiviert, die an emotionaler Empathie beteiligt sind.

Vegetative Veränderungen während der OM-Meditation

Originaltitel: Autonomic changes during “OM” meditation

Link zur Studie: https://www.ijpp.com/IJPP%20archives/1995_39_4/418-420.pdf

Die vegetativen Veränderungen wurden in einer kleinen Studie an sieben Personen mit fünf bis zwanzig Jahren Meditationserfahrung untersucht. Alle Probanden nahmen an zwei unterschiedlichen Sitzungen teil: Meditation (einschließlich Chanten von „OM“) und Kontrolle (nicht zielgerichtetes Denken). Die Ergebnisse der Studie zeigten bei den Meditierenden eine statistisch signifikante Reduktion der Herzfrequenz während der Meditation.

Meditation und Herz-Kreislauf-Funktionen

Wirkung von Pranayama und Meditation auf die Herz-Kreislauf-Funktion

Originaltitel: Effect of short-term Pranayama and meditation on cardiovascular functions in healthy individuals

Link zur Studie: https://www.ncbi.nlm.nih.gov/pmc/articles/PMC3221193/

Diese Studie belegt die positiven Auswirkungen einer kurzzeitigen (fünfzehntägigen) regelmäßigen Pranayama- und Meditationspraxis auf Herz-Kreislauf-Funktionen bei gesunden Personen unabhängig von Alter, Geschlecht und BMI. Nach 15-tägiger Praxis von Pranayama und Meditation konnte eine signifikante Verringerung der Ruhepulsfrequenz, des systolischen Blutdrucks, des diastolischen Blutdrucks und des mittleren arteriellen Blutdrucks aufgezeigt werden.

Hirnforschung

Regelmäßige Meditation über einen längeren Zeitraum bewirkt eine höhere Dichte der grauen Substanz im Hirnstamm

Originaltitel: Long-term meditation is associated with increased gray matter density in the brain stem

Link zur Studie: https://pubmed.ncbi.nlm.nih.gov/19104459/

Artikel zur Studie: https://www.dasgehirn.info/handeln/meditation/die-neurowissenschaft-der-meditation

Die Ergebnisse dieser Studie zeigen, dass Menschen, die über einen längeren Zeitraum regelmäßig meditieren, strukturelle Unterschiede in den Hirnstammregionen aufweisen, die mit kardiorespiratorischer Kontrolle zu tun haben. Mithilfe der Magnetresonanztomographie konnte bei erfahrenen Meditierenden eine höhere Dichte der grauen Substanz in diesen Bereichen des Hirnstamms im Vergleich zu altersgleichen Nicht-Meditierenden festgestellt werden. Dies könnte eine Erklärung für einige der kardiorespiratorischen parasympathischen Wirkungen und Merkmale sowie für die kognitiven, emotionalen und immunreaktiven Effekte liefern, über die in mehreren Studien zu unterschiedlichen Meditationspraktiken berichtet wurde.

Achtsamkeitspraxis erhöht die Dichte der grauen Hirnsubstanz

Originaltitel: Mindfulness practice leads to increases in regional brain gray matter density

Link zur Studie: https://www.ncbi.nlm.nih.gov/pmc/articles/PMC3004979/

Artikel zur Studie: https://www.achtsamleben.at/forschung/strukturelle-und-funktionelle-veranderungen-durch-achtsamkeit-meditation/

Die Ergebnisse dieser Studie deuten darauf hin, dass eine achtsamkeitsbasierte Stressreduktion (mindfulness-based stress reduction) mit Veränderungen in der Konzentration der grauen Substanz in den Hirnregionen verbunden ist, die an Lern- und Gedächtnisprozessen, Emotionsregulierung, selbstreferenziellen Prozessen und der Einnahme von Standpunkten beteiligt sind.

Wirkung von Achtsamkeitsmeditation auf das Gehirn

Originaltitel: How does mindfulness meditation work? Proposing mechanisms of action from a conceptual and neural perspective

Link zur Studie: https://journals.sagepub.com/doi/10.1177/1745691611419671

Diese Studie berichtet über eine Vielzahl neurowissenschaftlicher Befunde, die darauf hindeuten, dass eine Achtsamkeitspraxis mit neuroplastischen Veränderungen in verschiedenen Bereichen des Gehirns verbunden ist.

Meditation verbessert langfristig Konzentrationsfähigkeit und kognitive Fähigkeiten

Originaltitel: Cognitive aging and long-term maintenance of attentional improvements following meditation training

Link zur Studie: https://link.springer.com/article/10.1007/s41465-018-0068-1

Artikel zur Studie: https://www.springer.com/gp/about-springer/media/research-news/all-english-research-news/meditate-regularly-for-an-improved-attention-span-in-old-age/15570240
https://www.sciencedaily.com/releases/2018/04/180405093257.htm
https://www.ucdavis.edu/news/7-year-follow-shows-lasting-cognitive-gains-meditation

Die Studie belegt, dass eine intensive und regelmäßige Meditationspraxis sowohl die Fähigkeit, die Aufmerksamkeit aufrechtzuerhalten, als auch die Reaktionshemmung dauerhaft verbessern kann.

Unterschiedliche Aktivierung bestimmter Hirnbereiche bei Meditierenden und Nicht-Meditierenden

Originaltitel: Differential engagement of anterior cingulate and adjacent medial frontal cortex in adept meditators and non-meditators

Link zur Studie: https://www.sciencedirect.com/science/article/abs/pii/S030439400700451X

Das Ergebnis dieser Studie zeigt eine unterschiedliche Aktivierung bestimmter Hirnbereiche (anteriorer Gyrus cinguli und angrenzender medialer Frontalcortex) bei erfahrenen Meditierenden (Vipassana, durchschnittliche Praxis 7,9 Jahre, 2 Stunden täglich) und Nicht-Meditierenden. Die stärkere Aktivierung des anterioren Gyrus cinguli bei Meditierenden könnte auf eine stärkere Verarbeitung ablenkender Ereignisse hinweisen. Die erhöhte Aktivierung im medialen präfrontalen Kortex könnte auf eine stärkere emotionale Verarbeitung bei Meditierenden hindeuten.

Alterseffekte auf das Volumen der grauen Substanz und die Aufmerksamkeitsleistung in der Zen-Meditation

Originaltitel: Age effects on gray matter volume and attentional performance in Zen meditation

Link zur Studie: https://pubmed.ncbi.nlm.nih.gov/17655980/

In dieser Studie wurde untersucht, wie sich eine regelmäßige Meditationspraxis auf die normale altersbedingte Abnahme des Volumens der grauen Hirnsubstanz und der Aufmerksamkeitsleistung auswirkt. Dies erfolgte bei 13 regelmäßig praktizierenden Zen-Meditierenden und 13 Kontrollpersonen mittels voxelbasierter Morphometrie und einer computergestützten Aufgabe zur Überprüfung der Fähigkeit zu anhaltender Aufmerksamkeit. Während die Kontrollpersonen die erwartete negative Korrelation des Volumens der grauen Substanz und der Aufmerksamkeitsleistung mit dem Alter aufwiesen, zeigte sich bei den Meditierenden keine signifikante Korrelation der beiden Messungen mit dem Alter. Der Effekt der Meditation auf das Volumen der grauen Substanz war am deutlichsten im Putamen, einer Hirnstruktur, die stark an die Aufmerksamkeitsverarbeitung beteiligt ist. Diese Ergebnisse deuten darauf hin, dass eine regelmäßige Meditationspraxis eine neuroprotektive Wirkung haben und den mit dem normalen Alterungsprozess verbundenen Abbau kognitiver Fähigkeiten verringern kann.

Achtsamkeitsmeditation bewirkt Veränderungen im Gehirn und in der Immunfunktion

Originaltitel: Alterations in brain and immune function produced by mindfulness meditation

Link zur Studie: https://journals.lww.com/psychosomaticmedicine/Abstract/2003/07000/Alterations_in_Brain_and_Immune_Function_Produced.14.aspx

In dieser Studie wurde die elektrische Aktivität des Gehirns vor, unmittelbar im Anschluss an und noch einmal 4 Monate nach einem 8-wöchigen Schulungsprogramm in Achtsamkeitsmeditation gemessen. 25 Probanden wurden in der Meditationsgruppe untersucht. Eine Kontrollgruppe (N = 16) wurde zu den gleichen Zeitpunkten wie die Meditierenden untersucht. Am Ende des 8-wöchigen Zeitraums wurden die Probanden beider Gruppen mit einem Grippeimpfstoff geimpft. Die Ergebnisse zeigten bei den Meditierenden im Vergleich zu den Nicht-Meditierenden eine (bereits zuvor mit positivem Affekt in Verbindung gebrachte) signifikant erhöhte linksseitige anteriore Aktivierung sowie eine signifikante Erhöhung der Antikörpertiter gegen den Grippeimpfstoff. Das lässt darauf schließen, dass Achtsamkeitsmeditation nachweisbare Auswirkungen auf die Gehirn- und Immunfunktion hat und sie positiv verändern kann.

Meditation verändert die weiße Hirnsubstanz

Originaltitel: Mechanisms of white matter changes induced by meditation

Link zur Studie: https://pubmed.ncbi.nlm.nih.gov/22689998/

Artikel zur Studie: https://www.spiegel.de/wissenschaft/mensch/hirnforschung-meditation-verbessert-nerven-a-838296.html

Diese Studie zeigt, dass Achtsamkeitsmeditation die Nervenfasern bestimmter Gehirnregionen bereits nach vier Wochen verändern kann. Die Ergebnisse legen nahe, dass sich in einem vorderen Bereich der Hirnrinde die Isolierung der Nervenzellfortsätze (Axone) nach dem Meditationstraining deutlich verbessert, was eine schnellere Durchleitung von Signalen zur Folge hat. Der sogenannte anteriore cinguläre Cortex wird allgemein mit der Kontrolle von Wahrnehmung und Emotionen sowie mit der Fähigkeit, Konflikte zu lösen, in Verbindung gebracht.

Längsschnitteffekte der Meditation auf die funktionelle Konnektivität des Gehirns im Ruhezustand

Originaltitel: Longitudinal effects of meditation on brain resting-state functional connectivity

Link zur Studie: https://www.nature.com/articles/s41598-021-90729-y

Die Studie wies nach zweimonatiger Meditationspraxis bei Meditationsanfängern eine erhöhte funktionelle Konnektivität im Aufmerksamkeitsnetzwerk, zwischen Ruhezustandsnetzwerk und Aufmerksamkeitsnetzwerk sowie zwischen Ruhezustandsnetzwerk und visuellem Kortex auf. Die Ergebnisse deuten darauf hin, dass Meditation zu einer Verbesserung des raschen Wechsels zwischen nicht fokussiertem Denken und fokussierter Aufmerksamkeit sowie deren Aufrechterhaltung beitragen kann.

Weitere Titel aus dem Verlag Via Nova:

Die Ethno Health Apotheke

Die besten Heilpflanzenrezepturen unserer Erde
Indikationen, Anwendungen, Wirkungen
Dr. med. Ingfried Hobert

5. Auflage

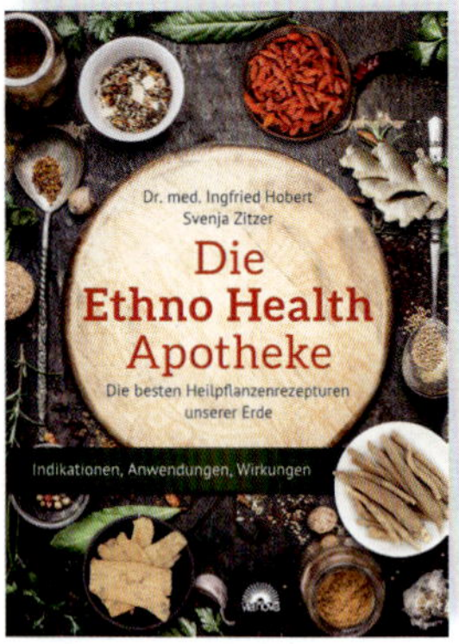

Klappenbroschur, 320 Seiten, 100 vierfarbige Fotos, ISBN 978-3-86616-398-0

Was der Ethnomediziner Dr. Ingfried Hobert in langjähriger Arbeit in diesem Buch zusammengefasst hat, ist wirklich einmalig: Aus der „Naturschatzkiste" unseres Planeten hat er das traditionelle Heilwissen der Völker und Kulturen aus allen Zeiten und Kontinenten zusammengetragen und mithilfe modernster wissenschaftlicher Methoden und ausgewählter Spezialisten nach heutigem Stand geprüft. Das Ergebnis ist phänomenal: hocheffektive Heilpflanzenmischungen und vielfältige Rezepturen aus den verschiedensten Regionen der Welt, die wirklich helfen. Ein einzigartiges Heilwissensbuch, das uns auf ganz natürliche Weise in allen Bereichen unseres Lebens wirkungsvoll unterstützen kann. Diese genialen Rezepturen stärken die Lebenskräfte, regen die Selbstheilungsprozesse an, schenken Heilung, strahlende Gesundheit und Transformation. Dieses Buch gehört wie die Hausapotheke in jeden Haushalt!

Ethno Health Apotheke – KOMPAKT

Die 50 besten Naturmedizinrezepturen der Welt
Dr. med. Ingfried Hobert

2. Auflage

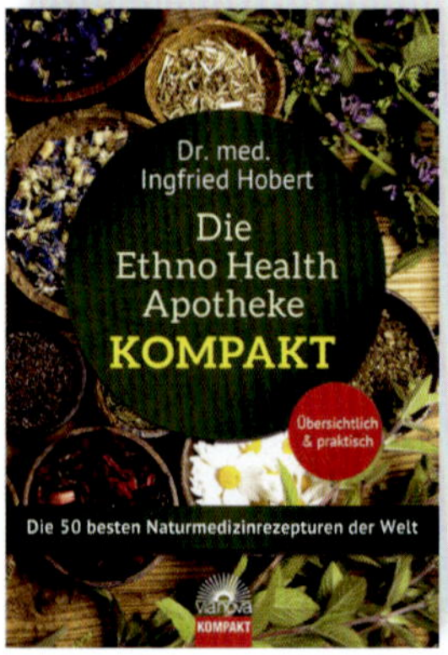

Via Nova Kompakt, 224 Seiten, 32 farbige Fotos, ISBN 978-3-86616-439-0
E-Book: ISBN 978-3-86616-416-1

Erstmals wurden in diesem Nachschlagewerk die wirksamsten Rezepturen der Naturheilmedizin aus allen Kulturen und Ländern dieser Erde zusammengestellt. Übersichtlich geordnet nach den am häufigsten auftretenden Krankheiten und Symptomen unserer Zeit, bekommt der Leser hier kompaktes Heilwissen von unschätzbarem Wert an die Hand – ausschließlich für den praktischen Gebrauch und die sofortige Anwendung gedacht. Alle naturheilmedizinischen Empfehlungen in diesem Buch wurden in langjähriger Arbeit von dem bekannten Ethnomediziner Dr. Ingfried Hobert gewissenhaft erforscht und wissenschaftlich geprüft. Ein kompakter Ratgeber der globalen Naturheilkunde, der in keiner Hausapotheke fehlen sollte! Mit zahlreichen Hinweisen für nachhaltige Gesundheit und natürliche Heilung.

Heilgeheimnisse aus Tibet

Verborgene Kraftpotenziale mobilisieren
Dr. med. Ingfried Hobert

3., überarbeitete Auflage
mit neuer Ausstattung

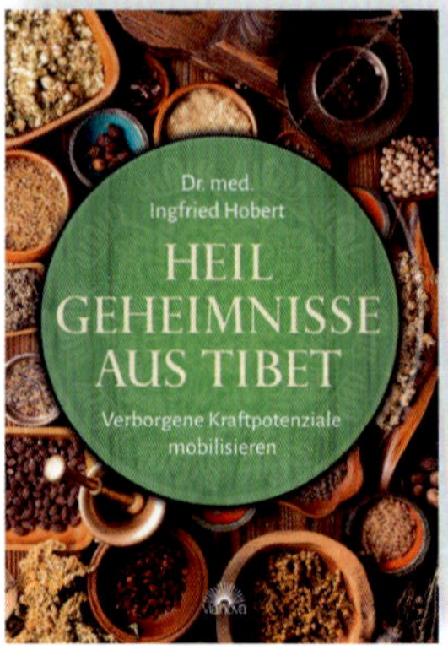

Klappenbroschur, 272 Seiten, ISBN 978-3-86616-545-8

Entdecken Sie die transformative Kraft tibetischer Lebensweisheit für Ihre Gesundheit und Vitalität. Dieses Buch nimmt Sie mit auf eine berührende Reise, auf der altes Heilwissen aus Tibet mit unserem modernen Leben verwoben wird, um ungeahnte innere Potenziale zu entfesseln. Es beleuchtet mit großer Tiefe und breitem Wissen, wie wir durch die Schatten unseres Unbewussten navigieren können, um die darin verborgenen schmerzlichen Wahrheiten zu erkennen und zu heilen. Mit jedem aufgedeckten Geheimnis öffnet sich eine Tür zu unseren inneren Kraftquellen, die es uns ermöglichen, nicht nur unsere Perspektive, sondern auch unsere Gesundheit und unser Wohlbefinden radikal zu verwandeln. Dieses Buch ist mehr als nur eine Lektüre. Es ist ein Wegweiser zu einer tiefgreifenden Selbstentdeckung und Heilung, indem es uns lehrt, die Schmerzen und Herausforderungen des Lebens als Schlüssel zu unserer ungenutzten Lebenskraft zu sehen.